中药炮制技术及核心要点

马 红◎主编

颜 悦 吴 磊◎副主编

张广富 罗 帅
张明珠 潘 凉◎编委

中国健康传媒集团

中国医药科技出版社

内容提要

本书作者基于深厚的中医药理论功底、长期的工作实践和对中药炮制行业的准确认知，结合中药饮片炮制一线工作的深刻体会，不仅将目前中药炮制的整体情况、发展及存在问题进行了全面解读，而且重点对常用的七大炮制方法、154种典型中药的炮制关键技术进行了详细讲解，将中药炮制理论和方法从书本上的炮制规范落实到实际操作中，从而确保炮制成品的质量；并配以彩色图谱，清晰直观地展示炮制后的成品性状，有助于读者学习。本书的特点是理论与实践相结合，用通俗易懂的语言，深入浅出地将深奥的中医药理论与中药炮制技术进行系统阐述，既有传承，又有创新，适合中药炮制从业人员、中医药院校师生、中医师、中药师、愿意自己动手进行临方炮制的医疗机构和广大中医药爱好者阅读参考。

图书在版编目（CIP）数据

中药炮制技术及核心要点 / 马红主编 . —北京：中国医药科技出版社，2024.4
ISBN 978-7-5214-4580-0

Ⅰ.①中… Ⅱ.①马… Ⅲ.①中药炮制学 Ⅳ.① R283

中国国家版本馆 CIP 数据核字（2024）第 084532 号

美术编辑 陈君杞
版式设计 南博文化

出版　**中国健康传媒集团** | 中国医药科技出版社
地址　北京市海淀区文慧园北路甲 22 号
邮编　100082
电话　发行：010-62227427　邮购：010-62236938
网址　www.cmstp.com
规格　710×1000mm $^1/_{16}$
印张　21 $^1/_4$
字数　424千字
版次　2024年4月第1版
印次　2024年4月第1次印刷
印刷　北京侨友印刷有限公司
经销　全国各地新华书店
书号　ISBN 978-7-5214-4580-0
定价　**59.00 元**

获取新书信息、投稿、为图书纠错，请扫码联系我们。

中药炮制的关键技术

壬卯年秋

金世元

国医大师金世元题字

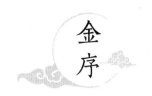

金序

中医药学是中国古代科学的瑰宝，也是打开中华文明宝库的钥匙。中华民族几千年都是靠中医药治病救人，中药是中医治病的重要手段之一，中药的依法炮制又是保证中药质量和疗效的核心。特别是经过抗击新冠肺炎疫情、非典型肺炎等重大传染病之后，我们对中医药的作用有了更深的认识。当前，中医药振兴发展迎来天时、地利、人和的大好时机。

习近平总书记在2015年12月18日致中国中医科学院成立60周年的贺信中说："希望广大中医药工作者增强民族自信，勇攀医学高峰，深入发掘中医药宝库中的精华，充分发挥中医药的独特优势，推进中医药现代化，推动中医药走向世界，切实把中医药这一祖先留给我们的宝贵财富继承好、发展好、利用好，在建设健康中国、实现中国梦的伟大征程中谱写新的篇章。"在这个指示精神鼓舞下，广大中医药工作者做着不懈的努力。

中药炮制不仅是一门技术，还是对品德与技术要求并重的工作。"人命至重，有贵千金，一方济之，德逾于此"。无论是中药饮片还是中成药都离不开中药炮制这一环节，所以中药炮制的生产过程是否规范、是否符合中医药基础理论是中药事业健康发展的重要基础性工作。"炮制虽繁必不敢省人工，品味虽贵必不敢减物力"的传统古训至今仍不过时。可是现在，科学技术进步了，但中医药的基础理论与文化却淡薄了，少数人甚至为了追求利润，不惜减工序、减物力。

马红、颜悦、张明珠等三位专家都是我的弟子，跟随我学习的过程中都颇有心得，他们各自发挥自己的特长，从理论到实践，全面梳理，系统总结，由马红教授执笔，完成了《中药炮制技术及核心要点》一书。

这本书遵循传统中医药理论，不仅用中医药基础理论阐述了中药的四气五味、升降浮沉、归经、有毒无毒等药性理论，还用中医思维阐释了中药炮制理论，在医药分家的当代，让中药回归中医，让中药人不偏离正轨，具有非常重要的作用。

这本书在系统介绍炮制发展历程的基础上，又深入分析了炮制传承中的利弊，以及中药炮制的现状及成因，涉及中药炮制的方方面面，内容丰富，非常难得。

　　我常和弟子们说："听过不如看过，看过不如干过"，离开实践，干不好中药炮制。这本书非常可取之处主要在立足于实践、立足于炮制一线，把中药炮制中的关键环节，尤其是很多炮制书本中一语带过或没有讲述的内容，都进行了详尽的描述，并把药典及炮制规范的制法、传统制法与现代制法一起呈现出来，让读者对每一种中药的炮制方法都有一个清晰的认识，并单列"守正创新点"一个条目，可使读者对现代炮制技术有更深刻的认识。

　　看到此书，非常欣慰，特作此序，以示祝贺！

国医大师　金世元

2022 年 3 月

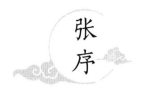

张序

　　辨证论治是中医之魂，饮片炮制是中药之根。只有在传承中医药经典理论内涵的基础上继承传统炮制技术，才能真正地深入解析中药炮制的科学内涵，坚持中药饮片炮制生产工艺、研究、临床应用三位一体，多元思辨，不断提高中药炮制的学术水平。

　　《中药炮制技术及核心要点》一书以中药炮制为核心，分总论与各论两部分，总论部分从中药炮制的源流、用中医思维认识中药、用中医思维理解中药炮制、炮制工具与设备、中药炮制专业的发展与创新五个方面进行了论述。在各论部分，就临床中最为常用的154种中药炮制品种做了生产技术及规范的详细介绍。

　　中药炮制是一门技术性、实践性很强的学科，离不开炮制工具与设备，也离不开具体操作的各个环节。该书在总论里集中介绍了传统炮制工具和现代饮片厂常用的加工方法及设备，为更清晰地论述各论中不同炮制技术做好准备工作，避免重复或喧宾夺主。本书作者深入中药炮制的一线现场，掌握炮制操作的真实情况，把书本上的规范操作落到实处，打通了炮制技术传承的"最后一公里"。此书在中药炮制的传承与守正创新，以及在现代炮制技术的系统全面介绍方面，具有非常重要的意义。

　　马红教授是北京中医药大学中药系1985级的优秀学生，当时我是中药系的系主任。她热爱中药，以中药学为第一志愿入学。她敏而好学，对与中药相关的内容都展现出极大的兴趣，学习成绩优异。毕业后边工作边钻研，一直致力于中医药的传承与发展，现在欣闻她的著作《中药炮制技术及核心要点》一书即将出版，由衷地高兴并谨表祝贺。此书不仅对中医、中药专业人士具有重要参考价值，对中医药爱好者正确认识中药炮制也有很好的启迪作用。

2023年4月

前言

中医药的发展与时代息息相关，中药炮制也是如此。随着国家改革开放和现代化建设发展，东西文化交流越发频繁与深入，西医的思维与治疗手段迅速成为了国内医疗市场的主要力量，中医药在一定时段一定范围内被部分人误解为只能保健不能治病甚至有迷信的色彩。进入中国特色社会主义发展的新时期、新阶段，随着人民生活水平的不断提高，对身体健康的需求日益提高和对生命感受的重新认识，尤其是国家倡导文化自信，中医药又迎来了发展的重大机遇。正确地认识、看待中医药，挖掘、整理、保护、发展中医药，被提到了新的高度。

长期以来，中药学科在很多方面不断发展，取得了不少令人瞩目的成果，但在基础理论研究和中药发挥治疗作用方面的研究仍较薄弱，中药的使用甚至渐渐偏离了传统中医的理论体系，有越来越向生化药学方面靠拢的趋势。自古以来，"医靠药治、药为医用，医药结合、形成合力"。中药是中医治病不可分割的一部分，想要弄懂中药治病原理，离不开中医思维，而片面的西药思维不具备中药的理论与文化，无助于中药传承的行稳致远，甚至会成为中医药整体发展的"致命伤"，这一点亟须调整和转变。

中药炮制是中药从药材走向药品的必然阶段，也是中药增效减毒、治病救人的重要过程，是决定中药质量的关键环节，是使中药实现"安全、有效、稳定、可控"的重中之重。

就中药炮制而言，它是一门实践性很强的学科，也是一门复杂的、有很多理论支撑的技艺。国医大师金世元教授就反复强调："听过不如见过，见过不如干过。"但毋庸讳言的现状是，中药炮制正在被逐渐淡化，许多宝贵的传统炮制方法濒于失传，产业化使中药炮制中的技艺文化被简单的机械操作所代替，以至于即使是高等院校毕业的中药专业人士也是从书本上得来炮制规程，停留在"听过"的阶段，没有几个人能"见过"，更别提精通炮制操作了。而对一线操作人员来讲，炮制操作仅仅是一个谋生手段，炒药与炒菜并无二致，由于中医药理论水平所限，即使是高年资的技术非常过硬的炮制人员，也难有能力总结归纳整理并传承炮制技艺。

多年一线的工作经历，使作者见证着中药饮片和中药人的一些变化：中药饮片越来越干净了、越来越漂亮了，曾经的薄片变成了厚片或者变成了碎渣；有的饮片不仅颜色变得越发鲜艳，而且个头也越来越大；有的饮片特有的气味越来越淡甚至消失；有的饮片破碎后从外观上已经几乎分辨不出来，这些饮片的性状虽然与传统饮片鉴别标准相比发生了比较明显的变化，但仅仅是被选定的成分含量检测结果这一项是达标的，就会被判定为合格品。

临方炮制也逐渐从药房中消失了，走进药房不再能听到铜缸子捣药时发出的清脆悦耳的碰撞声，取而代之的是饮片厂越来越"贴心"的服务——提前把药捣碎包好；年轻的调剂人员甚至不再能通过眼看、鼻闻、手摸、口尝辨别饮片的真伪优劣，只靠斗签或小包装上的饮片名称抓药，更谈不上分辨炮制是否恰到好处。

按西药的方法习惯认识中药，不理解中药治病的原理，简单甚至教条地执行调剂规程，甚至会对医生的临证特殊处方要求不以为然，认为调剂规程中没要求先煎或后下的药物医生处方为先煎或后下是医生笔误，擅自省略或更改医嘱而全然不知对疗效的影响。

这些变化无疑与时代的变迁、技术手段的进步和对中药认识的局限等许多因素有关，但内在质量是否符合中医药的传统理论要求、这些中药材在饮片厂是如何完成炮制过程而成为中药饮片的，这些都是极易被忽视但又非常重要、值得深究的问题。

针对这些问题，遵循"实践、认识、再实践、再认识"的认识论规律，作者深入炮制生产一线，去深入考察研究药物是怎么炮制的，学习、研究、分析其中的"门道"。经过实践，发现了理论与实践存在明显的鸿沟，如果不迅速架起桥梁，长此以往，这一鸿沟将会割裂中药炮制的理论与实际操作，从而影响饮片炮制效果，进而影响临床疗效。

作者发现虽然炮制规范在不断更新与完善，但从炮制规范到生产出成品这"最后一公里"，仍有很多环节和技术需要规范、许多技巧和经验需要挖掘整理，以保持传统炮制技艺的完整性与原汁原味。例如炒黄、炒焦这些操作术语在《中华人民共和国药典》（以下简称《中国药典》）或《中药材炮制规程》（以下简称《炮制规程》）中只是一带而过，但针对中药的不同品种、不同产地、不同的质地、不同的数量，如何恰当地把操作落到实处等，并没有具体的操作指导。而在中药饮片厂的大部分一线炮制人员并不清楚操作的目的和意义，只是按照师傅的传授机械重复，导致在炮制关键环节的处理上未必能做到位。

现在的很多中医药专业的学生或者是想要了解中药炮制方面知识的人，只能通过一些古籍、教材、《中国药典》来学习炮制方面的知识。但现代运用中医思维研究传统炮制理论的书籍为数不多，《中国药典》和《炮制规程》以及教科书中炮制方法一项过于简单概略，里面很少提及具体操作工艺，尤其是规模化、产业化生产以后，从生产一线总结出的炮制技术方面的书籍仍然空缺。这样不仅让新学者无所适从，也容易因个人理解差异以讹传讹，造成炮制成品质量相差较大的后果。

此外，中药产业化使工人分工越来越细，一人往往只负责一道或几道工序，整个炮制过程让饮片产生什么样的变化、这些变化对饮片的功效有何影响，越来越不被炮制工人关心，尤其是在炮制过程中有很多细节和处理的技巧，没能形成规范体现出来。正是基于对一线调研的认识思考，才使作者有了把这些经验整理并总结归纳出来的初衷。这些老药工们长期实践积累出的技艺细节以及由此挖掘、分析和总结形成的技术和工艺都是非常珍贵的，可以让学习者、传承者们得到一个非常直观的、可以具体指导"如何去做"的借鉴。

所以，把传统中药炮制理论与现代炮制实践紧密结合起来，补齐现在理论与实际脱节的短板，拂去中药炮制这颗明珠上的些许灰尘，为中医药同道或广大中医爱好者展现中药炮制中古贤的真意和正确操作是十分必要和紧迫的。这是作者编著这部书的出发点和目的。考虑到中药发展的现状和中医药本身的特性，作者觉得有必要在正本清源的基础上，先让读者建立中医思维，从而全面认识中药，进而厘清中药炮制发展过程，在中药炮制这一领域做一个比较系统的梳理。为此，全书分为总论与各论两部分，总论介绍中药炮制理论知识，各论选择常用中药材介绍具体炮制操作技术。

总论部分从中药炮制的源流、用中医思维认识中药、用中医思维理解中药炮制、炮制工具与设备、中药炮制专业的发展与创新等五个方面进行了系统论述。其中"用中医思维认识中药"一章，向非中医专业的人士着重介绍了如何以中医的基本思维方式——"象思维"理解药性中的四气五味、升降浮沉、归经、有毒无毒，扭转主要以化学成分认识中药的习惯，并把这一思维引入中药炮制，来帮助中医、中药人员及中医药爱好者进一步理解中药炮制理论的形成与应用。为了让读者更全面地了解中药炮制这一国家非物质文化遗产，分别从传统的炮制工具到现代的炮制设备、中药炮制专业的发展与创新两个方面进行了系统介绍，尤其是"中药炮制专业的发展与创新"一章，作者从饮片需求量增加催生炮制产业变革、产地加工这一炮制环节的兴衰、炮制人才培养的多种渠道等几个方面进行了详尽的研究与分析，对中药炮制做了全面的梳理。

各论部分，在品种选择上，就临床中最为常用的154种中药炮制品种做了详细的介绍，虽然相较于上千种中药材显得数量不多，但都是具有代表性的典型品种，掌握一个可以类推一批，这154种中药炮制方法基本可以满足临床炮制需要。

针对当今炮制行业重书本学习、轻实践传承的现状，本书设计的内容涵盖药品来源、炮制作用、《北京市中药饮片炮制规范》或《中国药典》中的炮制方法、传统炮制方法、现代炮制方法、现代制法与传统制法之间守正与创新的工艺操作等，其中现代制法中又对加工机器设备的选择、参数的设定、工艺制法中关键细节的处理进行了详细的介绍与描述，里面包括了很多炮制一线的实践经验与绝招，会使读者对中药炮制的认识不再停留在纸上，最终达到把符合中医药理论的炮制技艺传承下去的目的。

炮制加工离不开炮制工具与设备，虽然在每味中药的制法中提到了加工设备，但基于其中的共性，特将设备的内容单设为一章，在总论中统一加以介绍，以免在分论中重复介绍或喧宾夺主。

本书获得了著名中医药学家、国医大师金世元教授，著名中药学家、原北京中医学院中药系主任张世臣教授的充分肯定与推荐并欣然作序，在此表示衷心的感谢！

作者水平有限，存在缺点和不足在所难免，尤其面对浩如烟海的中医药宝库和全国各地众多不同特色的炮制方法，肯定有偏颇、不足之处，还望同道批评指正，共同为中医药的传承尽绵薄之力。

马　红

2023年12月

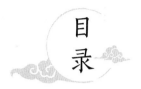

目录

❀ 总 论 ❀

第一章　中药炮制的源流 ································· **002**

第一节　春秋战国至宋代的中药炮制 ·················002

第二节　金元明时期的中药炮制 ·····················005

第三节　清代、民国时期的中药炮制 ·················007

第四节　我国当代中药炮制的发展 ···················009

第二章　用中医思维认识中药 ························· **018**

第一节　概述 ·····································018

第二节　中医药的"象思维" ························019

第三节　中药的"气" ·····························028

第四节　中药的"味" ·····························030

第五节　中药四气五味的作用差异 ···················035

第六节　药象中升降浮沉的作用趋势 ·················037

第七节　药物归经与药象 ···························040

第八节　药物的有毒与无毒 ·························043

第三章　用中医思维理解中药炮制 ····················· **045**

第一节　五行生克制化理论对中药炮制的指导 ·········045

第二节　炮制对药性的影响 ·························046

第三节　中药炮制对中药配伍的影响 ···················049

第四节　中药炮制对药物升降浮沉及归经的影响 ···················050

第五节　中药炮制对药物毒性的影响 ···················051

第六节　中药炮制与中医临床相辅相成 ···················053

第四章　炮制工具与设备···················**055**

第一节　概述 ···················055

第二节　传统炮制工具与设备 ···················056

第三节　现代炮制设备 ···················061

第四节　其他设备 ···················087

第五章　中药炮制专业的发展与创新···················**089**

第一节　需求量加大催生炮制变革 ···················089

第二节　人工栽培品需要炮制工艺进行调整 ···················093

第三节　产地加工推动炮制变革 ···················095

第四节　中药炮制人才的培养 ···················102

第五节　守正创新发扬光大 ···················112

各　论

第六章　净制···················**118**

第一节　概述 ···················118

第二节　洁净 ···················119

第三节　挑选 ···················132

第四节　修拣 ···················136

第七章　切制···················**152**

第一节　概述 ···················152

第二节　薄片 ···················155

第三节　厚片 ···················165

第四节　段 ……………………………………………………… 179

第五节　块 ……………………………………………………… 191

第六节　丝 ……………………………………………………… 194

第八章　蒸煮法 ……………………………………………… 201

第一节　概述 …………………………………………………… 201

第二节　蒸法 …………………………………………………… 202

第三节　煮法 …………………………………………………… 210

第九章　炒制 ………………………………………………… 214

第一节　概述 …………………………………………………… 214

第二节　清炒法 ………………………………………………… 215

第三节　加辅料炒 ……………………………………………… 231

第十章　炙法 ………………………………………………… 247

第一节　概述 …………………………………………………… 247

第二节　酒炙 …………………………………………………… 248

第三节　醋炙 …………………………………………………… 253

第四节　盐炙 …………………………………………………… 260

第五节　姜炙 …………………………………………………… 268

第六节　蜜炙 …………………………………………………… 271

第七节　油炙 …………………………………………………… 280

第十一章　煅法 ……………………………………………… 282

第一节　明煅法 ………………………………………………… 282

第二节　煅淬法 ………………………………………………… 284

第三节　闷煅法 ………………………………………………… 286

第十二章　特殊炮制方法 …………………………………… 288

第一节　发芽法 ………………………………………………… 288

第二节　发酵法 ………………………………………………… 289

　　　　第三节　胆汁制法……………………………………………………………292

　　　　第四节　水飞……………………………………………………………………295

　　　　第五节　制霜……………………………………………………………………297

主要参考文献……………………………………………………………………… 300

致谢……………………………………………………………………………… 301

彩插……………………………………………………………………………… 302

总论

第一章 中药炮制的源流

中药炮制是中医药的重要组成部分，有悠久的历史，几千年来为中医防病治病提供了丰富的物质基础。"炮制"在古代是指制药的总称，在现代多指单味药材加工成饮片。其中"炮"字代表各种与火有关的加工处理技术，而"制"字则代表更广泛的加工处理技术。

中药的炮制被前人称为炮炙。但"炮炙"二字仅代表了中药整个加工处理技术中的两种火处理的方法，并不能概括其他中药炮制方法。为了保留古代炮炙的原意，又能更确切地反映整个中药处理技术，现统称为炮制。

中药炮制虽然是对中药材进行蒸、炒、炙、煅，但与食品的蒸、煮、炒、炖等加工方法不同，中药炮制遵循中医思维与中药理论，是一门系统性、完整性、复杂性的学科，关乎人的健康与生命，不可随意对待。

中药炮制的发展大致可分为四个阶段。春秋战国至宋代是中药炮制技术的起始和形成时期；金元明时期是炮制理论的形成时期；清代至民国时期是炮制品种和技术的扩大应用时期；现代（1949年以后）是炮制振兴、发展、变革时期。

第一节 春秋战国至宋代的中药炮制

一、春秋战国时期的中药炮制

我国现存的第一部医书《黄帝内经·灵枢·邪客》中记载的半夏汤中的"治半夏"即炮制过的半夏。伯高曰："其汤方，以流水千里以外者八升，扬之万遍，取其清五升，煮之，炊以苇薪，火沸置秫米一升，治半夏五合，徐炊，令竭为一升半，去其滓，饮汁一小杯，日三稍益，以知为度，故其病新发者，覆杯则卧，汗出则已矣。久者，三饮而已也。"意思是说是用千里长流水八升，先煮此水，用杓扬之千万遍，然后沉淀澄清，取上面的清水五升，用芦苇做燃料再煮之，水沸后，放入秫米一升，制半夏五合，继续用火慢慢地煎熬，煎至药汤浓缩到一升半时，去掉药渣即成。每次服用一小杯，每日服用三次，逐次稍微加量，以见效为度。若是新病，服药后很快就能入睡，出汗后病就痊愈了。病程较长的，须服三剂才能痊愈。这里用的"治半夏"就是经过炮制加工过的半夏，而不是生半夏。

在此时期的中国第一部药书《神农本草经》序中写道："药……有毒无毒，阴干暴干，采造时月，生熟，土地所出，真伪陈新，并各有法……"。其中的"阴干暴干""生熟"便是对采收药材的加工方法。

成书于春秋战国时期的《五十二病方》，是我国现存较早的一部方书，是最早有炮制内容记载的方书。书中包括了净制、切制、水制、火制、水火共制等炮制内容，并记载有药物具体的操作方法。

二、汉代的中药炮制

在汉代，中药炮制技术有了较大的发展，对中药炮制的目的、原则已初步确立，并出现了大量的炮制方法和炮制品。当时的炮制方法已非常之多，如蒸、炒、炙、煅、炮、炼、煮沸、火熬、烧、研、挫、捣、酒洗、酒浸、酒蒸、苦酒煮、水浸、汤洗、刮皮、去核、去足翅、去毛，等等。同时，炮制理论也开始创立。东汉名医张仲景的《伤寒杂病论》和《金匮要略》两书中都有关于炮制的记载，这时候的炮制往往是方剂中的加工标注，多呈现在药物品名的脚注中，已有70种之多，并与药物配伍及煎煮服用方法相关。他也认为药物"有须根去茎，有须皮去肉，或须肉去皮，又须花去实，须烧、炼、炮、炙，依方炼采。治削，极令净洁"。由此可知，在汉代，人们对中药炮制的目的和意义已有了一定的认识。

三、南北朝时期的中药炮制

南北朝时期，陶弘景的《本草经集注》记载了很多炮制方法，包括加辅料等炮制工艺，对入药的原材料种类和纯度提出了明确的要求，他指出在药物制作过程中，将"咬咀"改为"细切"，咬咀是将药咬碎之后有利于将药效发挥出来，加工方法比较粗陋，他认为对于黏性药物应当切细，或先捣烂。

《雷公炮炙论》是我国第一部炮制专著，记载了300种药物的炮制方法与技术，系统总结了前人药物炮制的经验和方法，将整个中药炮制的技术水平大大提高。对药料洁净、药物破碎、研粉及干燥、炮制等均有详细的论述。所列的方法主要有蒸、煮、炒、焙、炮、煅、浸、飞等。其中蒸又分为清蒸、酒浸蒸、药汁蒸；煮分为盐水煮、甘草水煮、黑豆汁煮；炙分为蜜炙、酥蜜炙、猪脂炙、药汁涂炙；浸分为盐水浸、蜜水浸、米泔水浸、浆水浸、药汁浸、酒浸、醋浸等，对于药物炮制改变药性、炮制注意事项、炮制时药料的选择以及药物鉴别和制药时所用辅料及数据均有记录，为临床用药的炮制提供了非常宝贵的经验，其中许多炮制方法一直沿用至今。

四、唐代的中药炮制

在经济、文化与技艺较发达的唐代，中药炮制更被人们所重视。

《新修本草》是我国历史上第一部药典，全书共54卷，载药844种，是国家组织修改颁行的书籍，其中包括很多的炮制方法，比如炼、煮、烧、熬、煨、燔、作蘖、作豉、作大豆黄卷等，并载有许多矿物类药如玉石玉屑、丹砂、云母、石钟乳、矾石、硝石等矿物类药的炮制方法，是炮制技术受到政府保护的开端。

在唐朝廷的支持下，当时的药物炮制学术逐渐达到顶峰，比如药王孙思邈对药物的炮制之法做出总结，他提出："有须烧炼炮炙，生熟有定，一如后法，顺方者福，逆之者殃……依方炼治，极令净洁。"《备急千金要方》中记载，"诸经方用药，所有熬炼节度皆脚注之，今方则不然，于此篇具条之，更不烦方下别注也。"不仅把炮制方法单独提出来一条一条进行说明，在处方中仍然以脚注的形式注明，不怕重复，可见对炮制的重视程度。其众多的理论与实践，丰富了隋唐时期的药物炮制方法。炮制之术逐渐形成国家标准。

五、宋代的中药炮制

中药的炮制在宋代发展较快。北宋官方重视文化产业的发展，尤其重视图书文献的整理和出版。其中医书的数量和规模达到了前所未有的程度，三大官修方书《太平圣惠方》《太平惠民和剂局方》《圣济总录》的问世，更是官修医书的标志性成果。

《太平圣惠方》是我国第一部由官方组织编写的大型综合类方书。该书由宋太宗赵炅命翰林医官王怀隐等收集整理前代治病经验，以及后世验方、时方、异域外来药品等，自太平兴国三年至淳化三年，历时14年编撰而成。

《太平圣惠方》卷第二《论合和》有专章讨论炮制，还涉及炮制的效果及急用的变通炮制技术的介绍。"凡合和汤药，务在精专，甄别新陈，辨明州土，修制合度，分两无差，用得其宜，病无不愈。若真假非类，冷热相乖，草石昧其甘辛，炮炙失其体性，筛罗粗恶，分剂差殊，虽有疗疾之名，永无必愈之效。""临病济急，不更冗繁，易为晓了也。"

"凡草有根茎枝叶，皮骨花实，诸虫有毛翅皮甲头足尾骨之属，有须烧炮炙，生熟有定，一如其法。顺方者福，逆方则殃。"

《太平惠民和剂局方》（简称《局方》），是我国宋代政府编成并颁布的第一部成药典。其修转校订前后经历了约170年，雏形原是北宋"熟药所"的配方簿，最早曾名《太医局方》。后经历了数次增补修订，正式定为《太平惠民和剂局方》

宋朝官府颁行的《太平惠民和剂局方》设有炮制技术专章，强调凡有修和依法炮制，专门讨论炮制技术，收录了185种中药的炮制方法和要求，并逐渐注意到药物经炮制后性味功效的改变。炮制方法有很大改进，炮制目的多样化，开始进入了从减少副作用到增加和改变疗效，提出对药物要"依法炮制""修制合度"，将炮制列为法定的制药技术，对保证药品的质量起到了很大的作用。

北宋寇宗奭撰写的《本草衍义》，原名《本草广义》，刊于公元1116年（宋政和六年）。为药论性本草，共20卷。卷一至卷三为序例，论述本草起源、五味五气、摄养之道、治病八要、药物剂量、炮炙诸法、州土所宜、蓄药用药之法，以及单味药运用的若干典型医案等。卷四至卷二十为502种药物的各论（《嘉祐本草》467种和附录35种），参考有关文献及寇氏自己的辨药、用药经验，作进一步辨析与讨论。其内容涉及各种药物的名义、产地、形色、性状、采收、真伪鉴别、炮制、制剂、药性、功能、主治、禁忌等以及用药方法等方面，并结合具体病例阐明作者本人的观点，纠正前人的一些错误，对药物性味、作用、鉴别、炮制之法有了新的发现。

唐慎微《重修政和经史证类备用本草》重辑了《千金方》《雷公炮炙论》《日华子本草》《本草衍义》等著作的炮炙方法，颇有参考价值。

第二节　金元明时期的中药炮制

一、金元时期的中药炮制

金元时期是中医理论发展的一个重要时期，称为"新学肇兴"。这一时期由于长期的战乱，人民生活贫苦，疾病流行，奠定了出现金元四大家—刘完素、张从正、李杲、朱震亨的社会基础。由于实践的丰富，不少医家深入研究古代的医学经典，结合各自的临床经验，自成一说，来解释前人的理论，逐渐形成了不同的流派，刘主寒凉，张主攻下（汗、吐、下三法），李主补土（补脾），朱主养阴，大大丰富了中医理论。金元四大家的学说标志着中医发展的一个新阶段，而且对后来的中医发展产生了深刻的影响。

中药炮制的理论研究也随之发展较为突出。王好古少时曾经与李杲一同受业于张元素（年辈较李氏为晚），后来又从师兄李杲学医，尽得张、李二家之传，成为易水学派又一名家。他特别重视药物炮制前后的不同应用及炮制辅料的作用，开始总结各类炮制作用。在《汤液本草》中引用东垣用药："黄芩、黄连……病在头面及手梢皮肤者，须用酒炒之，借酒力以上腾也；咽之下，脐之上，须酒洗之；在下生用。大凡生升熟降，大黄须煨，恐寒则损胃气，至于川乌、附子须炮以制毒也。""当归酒洗取发之意，大黄酒浸入太阳经，酒洗入阳明经"等，均为有关中药炮制理论的重要论述。

二、明代的中药炮制

明代对医药比较重视，其医药学方面的进步超过了以往任何时代。在中药炮制技术方面有较大的进步，在炮制理论上也有显著的建树。出现了许多药物炮制新品种，如《普济方》的茶汤炒檀香，《本草纲目》的砂仁制熟地黄，明代贾所学撰《药品辨义》的糖拌炒石膏等。在继承前人炮制经验的同时，炮制理论继续发展，炮制品种极大丰富，炮制应用不断扩大，炮制技术更加完备，成为炮制学科的创新发展时期。

（1）朱橚等撰写的《普济方》是我国最大一部方书。共收集61739首方。全书大致分为12部分，卷1~5为方脉，卷6~12为运气，卷13~43为脏腑，卷44~86为五官，卷87~250为内科杂病，卷251~267为杂质，卷268~272为杂录和符禁，卷271~315为外伤科，卷316~357为妇科，卷358~408为儿科，卷409~424为针灸，卷425~426为本草。编次条理清晰，内容十分丰富，自古经方，本书最为完备。在六经药性中提到炮制内容有当归身行血，尾止血、治上酒浸，治下酒洗等。在方剂、药品、脚注均有炮制方法。

（2）葛可久在《十药神书》中首先提出炭药止血的理论。大抵血热则行，血冷则凝，见黑则止。著名的"十灰散"就是该书的方剂之一，由大蓟、小蓟、荷叶、侧柏叶、茅根、茜根、山栀、大黄、牡丹皮、棕榈皮十味药组成。诸药配伍，本身具有凉血、止血、清降、祛瘀的作用，炒炭存性的目的是在原有功效的基础上加强收敛止血之力。临床常用于治疗上消化道出血、支气管扩张及肺结核咯血等属血热妄行者。炒炭止血的理论应用，至今仍作为止血常用的方剂应用于临床。

（3）陈嘉谟著《本草蒙筌》对炮制方法有较系统的说明，后世炮制多以为据。该书在总论中多处涉及炮制内容，其中最有意义的就是制造资水火，第一次对炮制方法进行了很有意义的理论归纳，分水制、火制、水火共制三法。这种分类法直到今天还在使用。《本草蒙筌》中系统地论述了若干炮制辅料的作用原理，如酒制升提，姜制发散，入盐走肾脏软坚，醋制入肝经止痛，米泔制去燥性和中，乳制滋润回枯、助生阴血，蜜炙甘缓难化、增益元阳，麦麸皮制抑酷性、勿伤上膈，乌豆汤、甘草汤制曝，并解毒至令平和……他还明确地指出中药的效应贵在炮制。

（4）李时珍的《本草纲目》是中国古代最大型的药学著作，载药1892种，其中有330味药记有"修治"专目。在"修治"专目中，综述了前代炮制经验，还有很多药物，如木香、高良姜、芫蔚子、枫香脂、樟脑等炮制方法则是李时珍个人的经验记载，在炮制方法上有所发展，例如独活，雷敩曰："采得细锉，以淫羊藿拌，二日后，暴干去藿用，免烦人。"李时珍认为此法不切实用，认为"此乃服食家治法，寻常去皮或焙用尔。"对前代有问题的方法，李时珍也加以指正。例如，砒石，"医家皆言生砒经见火则毒甚，而雷氏（雷敩）治法用火煅，今所用多是飞炼者，盖皆欲求速效，不惜其毒也。"全书记载炮制方法近20种，有水制、火制、水火共制、加辅料制、制霜、制曲等法。其中多数制法，截至2016年仍为炮制生产所沿用，如半夏、天南星、胆南星等。

（5）缪希雍撰《炮炙大法》是继《雷公炮炙论》之后第二部炮制专著。收载了439种药物的炮制方法，用简明的笔法叙述各药出处，采集时间，优劣鉴别，炮制辅料，操作程序及药物贮藏，大部分内容能反映当时社会生产实际，在前人的基础上有所发展，正如作者所说的"自为阐发，以益前人所未逮。"并将前人的炮制方法归纳为：炮、爁、煿、炙、煨、炒、煅、炼、制、度、飞、伏、镑、㕮、晒、曝、露十七种方法，即称雷公炮炙十七法。

（6）龚延贤的《寿世保元》全书分为十卷，内容涉及脏腑、经络、诊法、治则、药性、病证、方剂、民间单验方、急救、气功、食疗、养生、杂治、灸法等，其中述及炮制理论问题时曾说："炒以缓其性，泡以剖其毒，浸能滋阴，炼可助阳，但制有太过不及之弊。"他一生行医60余年，享年90余岁。

（7）李中梓撰写的药学著作《本草通玄》，将药物分为草、谷、木、菜、果、寓木、苞木、虫、鳞、介、禽、兽、人及金石等14部，共收药物341种。重点叙述了每种药物的临床应用。对炮制的操作注意事项、辅料制的目的，净选的目的均作了精辟概括，指出"制药贵在中，不及则无功，太过则伤性。……酒制升提，盐制润下，姜制温散，醋取收敛……去穰者宽中，抽心者除烦。"

总之，元、明时期，在前人炮制作用解释的基础上，经系统总结而形成理论，是中药炮制理论的形成时期。

第三节　清代、民国时期的中药炮制

一、清代的中药炮制

多在明代的理论基础上增加炮制品，并有专项记载炮制方法和作用，但也有对某些炮制的不同认识。到清朝末年时期（1900~1911），清王朝处于政治、经济和军事极度衰败的最后阶段。自主经营的中药集散地祁州、亳州等药材市场已经形成，祁州药行设有"切药棚"，从而促进了中药的沟通、交流和经营。

清代刘若金的《本草述》三十二卷，依《本草纲目》的分类次序，编集691种药物，分为水、火、土、金等30部。精选每种药的传统论述并各家学说，尤其重视用阴阳升降的理论与脏腑经络的关系解释药性，而且注重前人临床实践的总结，在历代本草理论著作中具有一定的影响。

赵学敏的《本草纲目拾遗》，距《本草纲目》刊行已近200年。其书以拾《本草纲目》之遗为目的，共十卷，载药921种，其中《本草纲目》未收载的有716种，包含了不少民间药材，如冬虫夏草、鸦胆子、太子参等，以及一些外来药品，如金鸡纳（喹啉）、日精油、香草、臭草等。本书除补《纲目》之遗以外，又对《纲目》所载药物备而不详的，加以补充，错误处给予订正。本书对研究《本草纲目》与明代以来药物学的发展，起到了重要的参考作用。作为清代最重要的本草著作，受到海内外学者的重视。

张仲岩的《修事指南》是一本炮炙专书。总论制药之法；分论详细记载了232种炮制方法，系统地叙述了各种炮制方法，条目清晰，较为醒目。本书主要参考了雷敩的《雷公炮炙论》并广泛吸取了各家本草著作中有关炮制的文献资料，是非常切于实用的炮炙专书。该书均表明了此时期是中药炮制品种和技术的进一步扩大应用时期。

在清朝晚期的10年间，中药饮片品种、炮制技术以及炮制理论等，尚无明显发展和新的创制，也未见出版中药炮制专著或涉及炮制内容的中医药著作，基本是沿用了元、明时期的炮制理论和技术。

二、中华民国时期的中药炮制

中华民国时期（1912~1948年）从1914年起，英、美、法、德、日等世界列强，相继来中国倾销西药。1925年南京政府汪精卫声称："国医言阴阳五行不重解剖，在科学上毫无根据，不但国医不准营业，全国中药店也应限期歇业。"当时，上海的西医余岩（云岫）闻风响应，拼命攻击传统医药学遗产。到1929年，南京政府任命余岩为中央卫生委员会委员，同年在该委员会首次会议上通过了余岩、汪大燮等12人所谓的《废除旧医以扫除医药卫生之障碍》的提案，要求中医进行登记，限于1930年底止；禁止报纸登载中医药方面的广告；停办中医药学校；令全国中医院改称医室。此行引起全国人民和中医药界的反抗。最后国民党政府终于在全国强大的舆论压力下，不得不同意将"余汪议案"宣布无效，成药管理规则暂缓执行，才得以保留中医药。

民国时期的中药饮片炮制方面高质量的专著甚少，仅见杨熙龄撰写的《著园药物学》，涉及炮制、鉴别及用药等内容，而以炮制制剂最有价值。其子杨叔澄著有《中国制药学》，书中对中药传统炮制制剂经验进行整理。另有王一仁于1935年撰写的《饮片新参》，以中药饮片为研究对象，亲自尝验，以定形色性用。此书虽然内容单薄，毕竟是唯一的中药饮片专著。另有张骥的《雷公炮炙论》辑本，虽不甚全面，也是当时唯一的该书辑本。

综上可见，中华民国时期由于内乱外战，中药饮片行业在这样一个极为艰难的社会背景下，不可能有所发展。因此，中药饮片炮制在这个历史阶段，基本处于停滞状态。

第四节　我国当代中药炮制的发展

中华人民共和国成立以后，党和政府十分关心和重视中药炮制的整理和研究，在毛泽东同志指示"中国医药学是一个伟大宝库，应当努力发掘，加以提高"的指引下，尤其在国家实施"七五""八五"计划期间，中药炮制发展到一个崭新阶段，取得了许多显著成就和重大突破。

有数据显示，我国共有关键词为"中药饮片"的现存企业40.15万家。从地域分布来看，广东省以5.09万家夺得魁首，其中广州有1.71万家。2011年以来的十年之间，中药饮片企业注册量逐年增长，2015年注册量激增，共3.94万家，同比增长111%。随后几年间增速缓慢，2020年受疫情拉动中药饮片使用量影响，中药饮片企业注册量快速增长，共注册中药饮片企业6.04万家，同比增长47.7%。

据国家中医药管理局印发的《2020年中医药事业发展统计提要报告》可知，在中医药教育方面，2020年全国有高等中医药院校44所，设置中医药专业的高等西医药院校150所，比2019年增加17所；设置中医药专业的高等非医药院校250所，比2019年增加23所。全国高等中医药院校毕业生数为21.1万人，招生数为26.2万人，与2019年相比分别增加5.2%、5.3%。全国高等中医药院校专任教师较2019年增加了4.5%，高学历者所占比例增加明显。

2020年全国共有中等中医药学校39所，设置中医药专业的中等西医药学校135所，比2019年增加11所；设置中医药专业的中等非医药院校204所，比2019年增加15所。

在中医药科研方面，2020年全国中医药科研机构从业人员共计23132人，在研课题共4056个，比2019年增加2.0%；发表科技论文7222篇，较上年增长9.2%。

在获得财政拨款方面2020年中医机构获得财政拨款达981.9亿元，比2019年增加71.2%；占卫生健康部门财政拨款13331.5亿元的7.4%，比2019年的6.5%有所增加。

以上数据均表明，中医药事业获得了很大的发展。以下按照中药炮制的学习继承、中药饮片的炮制生产、国家不断推动与炮制相关的中药产业高质量发展、中药炮制研究取得丰硕成果等四个方面分别叙述。

一、中药炮制的学习继承

中药炮制的学习继承大致分为如下三种方式：

1.师徒相承　建国初期，中药炮制学的继承方式，基本仍沿袭老药工师傅带徒弟的学习形式，由师傅口传心授，操作示范，耳濡目染，心领神会，着重结合工作实践，学习中药炮制的基本理论、知识和技能。自20世纪80年代开始，传承模式在理论传承方面有了提升，在大学开始招收中药炮制研究生，如中国中医研究院中药研究所中药炮制研究室的导师王孝涛研究员、原思通研究员，辽宁中医学院中药炮制教研室的导师傅宝庆教授，南京中医药大学中药炮制教研室的导师叶定江教授，山东中医学院中药炮制教研室的导师吕文海教授等。从20世纪90年代起，国家正式开展"全国名老中医药专家带徒工作"，继第一批之后，又举办第二批名师带高徒。如湖北中医药大学中药炮制教研室的导师陈绪伦教授，中国中医研究院中药研究所的导师王孝涛研究员，山东省中医药研究所中药炮制研究室的导师冯宝麟研究员、王琦研究员等。从而培养出一批又一批，既掌握传统中药炮制基本理论和技术，又具备现代科学技术，从事炮制科学研究素质和能力的跨世纪科技人员。

国医大师金世元教授不断探索学术经验传承新模式，在国医大师的口传身教下，弟子们全面、深刻理解中药，无论是种植采收、炮制加工、调剂煎煮，都遵循着自身的规律。金老亲自带着弟子们上山采药，认识有生命的中药；带弟子们下中药饮片厂，体验中药炮制的全过程；给弟子们讲课，传授中医药理论；96岁高龄仍勤学不辍，激励弟子不断学习、实践、再学习、再实践，做到了活态传承。

2.学校培养及教材编纂　自20世纪50年代起全国各省市相继创建了高等中医学院和中等中医药学校，随之先后创办了中药系和中药专业，开设了"中药炮制学"专业课，设立了中药炮制教研室。

1979年由成都中医学院，编写出版了全国高等医药院校试用教材《中药炮制学》。

1985年编写出版了第二版高等医药院校教材《中药炮制学》。

1996年编写出版了普通高等教育中医药类规划教材《中药炮制学》，在第二版教材基础上，增加了中药饮片工业管理专章及实验指导，充实了现代研究内容。

1988年编写出版全国中等中医药学校教材《中药炮制学》，教材以突出实践操作的内容为特色，以培养学生的动手能力为主旨，因此对具体操作和工具使用作了较详细的叙述，并在书后附有"实验指导"篇，作为技术操作练习。中药炮制不仅成了全国各中医药院校的专业课，也是国家科研的重点研究方向。

3.举办培训班　中华人民共和国成立以来，从中央到地方各有关部门，先后举办了不同形式的中药炮制人员培训班，中药研究班，中药炮制学师资培训班等，从而培养了许多业务骨干，提高了从业人员的业务素质、技术水平和工作能力，以及师资的教学水平和科研能力，保证了中药饮片质量和中药炮制学教学质量及科研工作的开展，推动中药炮制事业的迅猛发展。

二、中药饮片的炮制生产

（1）20世纪50年代初，中药饮片业仍为个体开业，沿袭前店后厂，作坊式手工生产，分散经营。虽有大品种季节性集中加工炮制，但其炮制方法不统一，生产规模有限，远不能满足人民防病治病之需。公私合营后，随着中医药事业的迅速发展，中药饮片用量大增，为此，全国各市地药材部门于1955年前后陆续建立了中药饮片厂或中药饮片加工部；中药制药厂也建有前处理车间。生产设备初步过渡到机械生产，扩大了生产能力，提高了饮片产量。

（2）1985年，针对全国各中药饮片厂多年来普遍存在的厂房简陋，设备陈旧，技术落后，且缺乏严格的质量标准和检测方法的状况，国务院第62次常委会上特别指出，在中药饮片生产上要有一个显著改善，这对中药饮片生产和提高质量，起到了巨大的促进和保证作用。全国重点技术改革44个中药饮片厂，技改总体要求为"改造厂房，更新设备，合理布局，扩大品种，提高生产，降低成本，保证质量，文明生产"。各饮片厂努力做到饮片不落地，使全国中药饮片生产，呈现出崭新面貌，取得了突破性进展。

（3）随着改革开放，中药饮片产业的市场容量不断增大，中药饮片行业及加工行业已进入一个全面快速发展的新时期。根据数据统计，2011年中国中药饮片加工行业实现产品销售收入853.72亿元，同比增长56.11%；实现利润总额64.42亿元，同比增长65.34%。2012年1~6月中国中药饮片加工行业实现销售额432.89亿元，同比增长29.21%，实现产品销售利润60.53亿元，同比增长37.23%，利润总额为31.44亿元，同比增长28.81%。

在中医和中药逐步融入国际市场的趋势下，我国中药饮片加工行业进出口额都保持着较好的增长态势。据中国海关统计数据，2011年我国中药饮片行业进口额为1.04亿美元，同比增长了65.04%；中药饮片出口产品共有27种，出口额为7.27亿美元，同比增长了17.52%；2021年前三季度，我国中药材及饮片进口总额达4.1亿美元，同比增长102%，出口总额9.7亿美元，同比增长2.9%，进出口开启又一轮增长通道。

我国中药饮片的市场需求具有深厚基础。同时，随着世界自然疗法的兴起，化学药品的局限性和毒副作用逐渐被人们所认识，中医药的科学性、理论价值、显著疗效正日益被国际上认识和采用，使得国际市场对中药的需求增加。相对于化学药，中药产品具有更长的生命周期，随着临床实践的长期检验，中药饮片市场愈发显示出强大的生命力和影响力。

三、国家不断推动与炮制相关的中药产业高质量发展

1.加强中药资源保护与利用　加强中药材种质源头管理，推广优良品种，从根本上稳定和提高中药材质量，促进中药材种业健康快速发展。公布实施中药材种子管理办法。

中药材野生变家种及替代品研究取得突破，生态种植加快推广，中药材种植科

学化、规范化水平不断提高，将道地药材作为发展重点，中药追溯系统应用范围不断扩大。

支持珍稀濒危中药材人工繁育。推动提升开展中药材林下种植、野生抚育和仿野生栽培等生态种植，构建中药材绿色生态种植技术体系。制定了中药材采收、产地加工、野生抚育及仿野生栽培技术规范和标准。

2022年完成了第四次全国中药资源普查，摸清了中药资源家底，建立了全国中药资源共享数据集和实物库，并利用实物样本建立中药材质量数据库，编纂《中国中药资源大典》。

2.加强道地药材生产管理 制定发布全国道地药材目录，构建中药材良种繁育体系。加强道地药材良种繁育基地和生产基地建设，鼓励利用山地、林地推行中药材生态种植，优化生产区域布局和产品结构，开展道地药材产地和品质快速检测技术研发，以稳定提升中药材质量为目标，集成创新、示范推广一批绿色生产技术和种植模式，制定技术规范，形成全国道地药材生产技术服务网络，加强对道地药材的地理标志保护，培育一批道地药材知名品牌。

3.提升中药产业发展水平 完善支持激励配套政策。积极沟通协调各相关部门，从制度建设、政策制定、资金投入等多个方面协同推进，为中药材种植、中药工业、流通产业高质量发展提供更好的支撑。

健全中药材种植养殖、仓储、物流、初加工规范标准体系。鼓励中药材产业化、商品化和适度规模化发展，推进中药材规范化种植、养殖。鼓励创建以中药材为主的优势特色产业集群和以中药材为主导的农业产业强阵。

4.加速中药生产工艺、流程的标准化和现代化 继续推进中药炮制技术传承基地建设，探索将具有独特炮制方法的中药饮片纳入中药品种保护范围。研究推进中药材、中药饮片信息化追溯体系建设，强化多部门协同监管。加快中药制造业数字化、网络化、智能化建设，加强技术集成和工艺创新，提升中药装备制造水平。

5.加强中药安全监管 健全中药标准体系，强化中药标准管理，进一步完善国家药品标准形成机制，不断优化以《中国药典》为核心的国家药品标准体系。建立和完善以临床为导向、符合中医药特点的中药质量标准、技术规范和评价体系，加快在全国范围内中药材质量追溯体系的推广与建设，促进中药临床疗效提升。

提升药品检验机构的中药质量评价能力，建立健全中药质量全链条安全监管机制，建设中药饮片外源性有害残留物监测体系。加强中药饮片源头监管，严厉打击生产销售假劣中药饮片、中成药等违法违规行为。建立中成药监测、预警、应急、召回、撤市、淘汰的风险管理长效机制。

6.中药科技创新不断深入 国家中医药管理局、科技部等部门持续加大中药的科技投入，加强道地药材、中药炮制、质量保障、新药研发等方面的研究；积极配合国家药监局改革完善符合中医药规律的中药审评审批制度，建立中医药理论、人用经验和临床试验"三结合"的审评证据体系，进一步激发了中药科技创新的活力。

四、中药炮制研究取得丰硕成果

1.炮制文献研究　中华人民共和国成立以来，中药炮制文献研究的内容，包括《雷公炮炙论》等炮制专著及《伤寒论》等古籍有关炮制内容的考证与评价，在中药单味药炮制及炮制大类的历史演变考证等方面，也做了大量研究工作，发表了许多论文，编写出版了不少著作，取得了显著成就。

如《古今中药炮制初探》专著，通过历代中药炮制文献考证和现代研究报道的综合分析，分别对中药炮制的历史、应用、技术、理论的演变和发展，以及现代炮制研究的成就和问题，进行了较系统的分析、讨论，并提出了中药炮制研究展望。全书内容包括：中药炮制的历史演变；中药炮制的现代研究；中药炮制的基本技术；单味中药炮制研究；中药炮制研究展望等五个部分。

《历代中药炮制法汇典》（古代部分），收集了自春秋战国时期至清代期间的中药460余种的主要炮制文献，每味中药分为处方用名、炮制方法、炮制作用等项内容记述，是中药炮制研究的重要工具书之一。

从20世纪70年代开始，对单味中药进行了炮制文献考证，如"半夏炮制历史沿革的探讨"总结出半夏的传统炮制方法70余种。历代采用的辅料有生姜、白矾、皂角、甘草等，生姜、白矾两种辅料应用最为广泛，其目的为降低毒性，即消除使人呕吐、失音、咽喉肿痛的副作用，并缓和药性。

通过诸多单味药炮制沿革考证，大致搞清了古人对这些中药进行加工炮制的目的、作用、要求等，以及炮制方法发展演变的基本规律和特点；为深入探讨炮制原理，发展炮制理论，改革炮制工艺，制订饮片质量标准，创制新型饮片，提供了历史资料和传统根据。

自20世纪80年代开始，对中药炮制大类进行了较多文献考证，如"中药炮制酒制法沿革探讨""中药醋制初探""中药炭药探讨""中药蜜制沿革探讨""矿物药炮制历史沿革的探讨""中药盐制沿革探讨"等。

通过不同中药炮制大类的文献研究，了解了中药净制类的炮制意图，在于清除杂质或除去非药用部位，及有毒副作用部分，使饮片纯净和安全，保证质量和药效。有的则是为分开大小个，或将不同药用部位分别入药。

酒制类的炮制方法有酒蒸、酒炒、酒浸等十多种。古人认为酒大热，助药性，行药势，通经络等。经酒制后，欲借酒力，引药上行，达至巅顶、皮肤末梢等病所，且可改变药性，去腥、防腐，以便贮存，利于粉碎等作用。

蜜制起源于蜂蜜配伍药用。蜜制类的炮制方法有蜜炙、蜜水浸等制法，其炮制作用是多方面的，并不仅限于润肺止咳。

有毒中药的炮制方法很多。古人采用水制法、火制法、水火共制法及制霜法等，都能达到保证饮片安全有效的目的。

中药炭药类的制法较少，但均严格要求"存性"，制炭后大多用于各种出血症。如棕榈炭，血余炭等；也有制炭后不用于止血的，如蔓荆子炭等；还有不少中药生用、制炭用均可止血，如小蓟、大蓟等。

由于出血的原因复杂，部位不同，故认为古人总结出的"大抵血热妄行，血见黑则止"的炭药止血理论，尚不够确切和完善，也不能一概而论。从而基本搞清了这些炮制大类原始意图、炮制技术、质量要求、炮制作用、理论和应用概况以及发展演变的基本规律，为运用现代科学技术进行实验研究、指导临床合理用药提供了文献依据。

2.炮制经验整理 中华人民共和国成立后，从事中药炮制教学、科研、医疗、生产等科技人员，陆续开展了传统炮制经验的继承整理工作，各地对散在于本地区的具有悠久历史的炮制经验进行了整理，陆续编写出版发行了40余部中药炮制专著。

如《中药炮制经验介绍》，作者张炳鑫、朱晟，1957年由人民卫生出版社出版。该书收载中药226种，详细介绍了现行炮制操作方法和经验，是一本中药炮制工艺书。

《中药炮制经验集成》，由中医研究院中药研究所、北京药品生物制品检定所组织编著。本书总结历代药物炮制资料和经验，结合全国28个大中城市有关中药炮制法，予以综合整理编成。共收录常用中药501种。1963年由人民卫生出版社出版。1973年又将本书进行了修订，删去古代资料部分，改写了其中的部分内容，共收录中药482种，重印出版。该书较系统地搜集整理了历代及现有主要的中药炮制传统经验，反映出中药炮制技术的基本内容、特点和原理。

《北京市中药饮片切制经验》由任应秋、冉小峰等著于20世纪50年代初，报道了古今传统炮制技术的基本内容。全书共载568种中药的780种切制法，按药用部位分根及根茎、叶、花、果实种子等十一类。每药按常用名、炮制法、功能主治等项介绍。书末附药名索引。将北京地区现代的中药饮片切制经验进行了汇编，反映了地方中药炮制经验特色。

《中药炮制经验集成》作者王孝涛，是一本非常重要的古代流传的中医炮制经验集，是我国有史以来现存中药炮制经验最为丰富和完整的著作，1963年出版。书中共收录了36种中药炮制方法，作者将这些方法细心分类梳理，并经过实践积累，是研究我国古代传统炮制药方、深耕中医核心理论的重要资料，同时也为推进当代药物治疗提供重要的参考意义。

《四川中药饮片炮制经验集》四川省卫生厅编。1960年四川人民出版社出版。全书共两部分。总论部分介绍中药炮制的意义与目的，收集常用修治法10种，常用炮制法四类共32种，并分别总结各种炮制法的用途和经验；各论部分总结了四川省常用中药364种和常用加工炮制品589种炮制法。药物以品名首字的笔画顺序排列，每药按炮制、成品性状、药效等项介绍。书末附炮制分类索引。

《山东中药炮制经验汇编》，由山东省中医药研究所编写。作者汇集了山东省各地经验和资料并印发各专区、市征求了补充意见，并实地调查了四个市、九个专区，搜集整理了分散在各地老药工的丰富实践经验，进行了再次汇集、核对，修订而成。本汇编是为中药炮制研究和逐步统一炮制规程提供基础资料而编写的。共收集中药509种，附录14种，共523种。按药用部位分类编写，汇编成书。

除此之外，全国各省份，甚至专区、县都组织编写了当地的炮制经验集，虽没有正式出版，但都是传统炮制经验的承载者，它们有的是油印手册、有的是手抄本。所幸的是，这些珍贵的资料已经由有识之士进行收集整理并准备结集出版，为中药炮制的传承留下宝贵资料，供后人研究。

《历代中药炮制法汇典》由王孝涛、叶定江等编著。此书系在《历代中药炮制资料辑要》基础上改编而成，分古代部分及近现代部分2册。古代部分载药460余种，按药用部分分类。每药分述其处方用名、炮制方法、炮制作用等内容，编者收集160余种古医药书籍的资料予以编纂。近现代部分共载药540余种，体例与古代部分多同，资料以博采各省市炮制规范及相关医药书为主，是迄今为止内容最丰富之炮制资料汇编。书末附参考文献及药名索引，江西科学技术出版社于1986年出版其古代部分，1989年出版近现代部分。

《中药炮制》（全本），作者邓来送、刘荣禄。1993年出版。书分总论、各论两部分，总论主要参考高等院校中药炮制教材，介绍中药炮制的起源和发展、炮制的意义和目的、炮制的依据及其对药物成分的影响、炮制的常用辅料、药物的贮存、炮制的古今分类方法等知识，着重介绍现代炮制常用法，即修制、切制、水制、火制、水火共制和其他制法。各论结合前人积累下来的经验，具体介绍三百多种常用中药炮制的方法。

总之，全国各地通过对当地近代中药炮制经验的搜集整理，有的正式出版发行，有的汇辑成册作为当地的炮制规范，取得了显著成绩，既在很大程度上保留了传统炮制技术，规范了当地的炮制生产，也为《中国药典》收载炮制项，编订中药炮制规范等，提供了技术资料和文字依据。

3.炮制工艺的整理 中药炮制是一个复杂的门类，中药炮制工艺是历代逐渐发展和充实起来的，丰富而繁杂，将炮制工艺进行整理，有利于去粗取精，传承发展。很多著作都体现了炮制工艺的整理工作。

《中药饮片炮制述要》一书，述及中药饮片炮制160余种，是一本专述中药饮片炮制技术及其炮制品应用的著作。

《中药临床生用与制用》，书中选择了176味具有明显或较明显与生药功用、主治不同的中药，重点记述临床应用部分，在配伍应用中多数引用成方。

《中药材炮制与烤制法》，编者用较多篇幅介绍了"烤制法"（或称烘烤法）。全书收载中药385种，其中140余种饮片炮制，运用了"烤制法"，能达到传统火制法要求的品种占95%以上。烤制法具有干净、卫生、方便、有利于中药饮片炮制规范化等优点。

《中药饮片切制工艺学》，编者首次把饮片切制工艺的理论独立分科，强调了中药饮片切制过程的重要性。总论重点论述了中药饮片切制工艺的基本理论、工艺程序、机械设备及原理、生产管理、质量标准等。各论以片型为纲，分述217种中药饮片的切制工艺及质量标准等内容。

《中药炮制学》（丛书）分总论、各论两部分；力求全面、系统地总结历代炮制理论，炮制方法、临床应用、科研成果，反映了当前中药炮制的成就和发展前景，为中药炮制教学、科研，提供了参考资料。

4.炮制实验研究 传统中药饮片及炮制品的质量判定依靠眼看、手摸、鼻闻、口尝的方式，受人的经验水平及主观因素影响较大，饮片质量难以保证。中华人民共和国成立以来，广大科技工作者，运用现代科学技术、方法和理论，如化学、药理学等手段，积极开展了中药炮制实验研究，运用药物分析手段，对饮片中的化学成分及重金属、农药进行定量分析，制定质量标准，对控制饮片质量具有积极意义。

自20世纪50年代后期至20世纪60年代，对炮制实验研究的思路、方法和途径进行了探索性科研；20世纪70年代则是炮制实验研究的范围逐步展开；到20世纪80年代的炮制实验研究，已是进入较成熟阶段；20世纪90年代的炮制实验研究，发展到了高峰。研究内容，包括净制、切制、炮制、原理、理论、质量标准、检测方法，以及临床、设备等方面。

如炮制药理研究，小鼠镇痛实验，证明口服延胡索粉末，有止痛作用。小鼠热板法实验，证明延胡索的生物碱成分，具有显著提高痛阈的作用。

再如炮制原理研究，如乌头有大毒，主要毒性成分为乌头碱，由于双酯型乌头碱性质不稳定，遇水或加热容易被水解（或分解）成毒性极低的乌头次碱和乌头原碱。乌头炮制过程中，毒性降低的程度，决定于毒性强的乌头碱的分解程度，与其总生物碱总量无关。故干热处理可使乌头碱分解，浸漂处理可使乌头碱水解或溶出从而降低乌头碱在乌头中的含量，湿热处理则可加速乌头碱水解为苯甲酰乌头原碱及氨基醇，毒性也随之降低。因此古今采用的水制法，水火共制法炮制乌头，皆可达到去毒目的，炮制辅料不起解毒作用。

肉豆蔻的药理作用和毒性主要表现在挥发油部分，除去挥发油的肉豆蔻残渣，几乎没有药理作用，挥发油中肉豆蔻醚和黄樟醚，有明显的药理作用和明显的毒理作用，关键在剂量。肉豆蔻经炮制可使肉豆蔻醚和黄樟醚降低而减毒，甲基丁香酚和甲基异丁香酚增加而增强其止泻作用。

可见，炮制实验研究，从分子层面揭示了部分中药的炮制原理，印证了传统炮制方法的科学性。

炮制作为一门古老的制药技术，植根于传统中医药理论，经过代代相传，发展到今天，不断促进我国中医药的发展。中药炮制经过上千年的发展创新和传承而来的传统技艺，也被列入第一批国家级非物质文化遗产传统医药名录。我们应当遵循中医药理论体系，继承中药传统炮制技术和理论基础，同时应用现代科学技术，探讨炮制原理，改进炮制工艺，制定饮片质量标准，提高中药饮片质量，保证临床用药安全有效，从而不断创新与发展。

5.制定炮制规范 随着中药饮片生产规模不断扩大，并逐步实现机械生产，亟待统一炮制工艺，保证饮片质量。全国各省、市行政主管部门，自20世纪50年代末开始，先后编订出版了"中药饮片炮制规范"，如北京、上海、吉林、河南、云南、陕西、山东等，共计25部炮制规范，其中《上海市中药炮制规范》，已修订再版4次，北京、贵州、四川、湖南、浙江等省、市的中药炮制规范，也已修订再版2次。在各省、市中药炮制规范中，《山东省中药炮制规范》（1990年版），收载常用中药654种，每味中药分为14项记述，并首次收载有新炮制工艺和饮片质控标准，如棕榈、枳壳等，颇具地方特色。

从1963年版至1990年版的4部《中国药典》，都将明显不同的生品和制品分列，如川乌、制川乌，草乌、制草乌，何首乌、制何首乌，巴豆、巴豆霜。1995年版又新增有生姜、干姜、炮姜，甘草、制甘草，半夏、法半夏，地黄、熟地黄，红芪、制红芪。这些法典法规是中药饮片生产，中成药厂前处理，中医临床用药的主要依据。我国历版《中国药典》，均收载有中药炮制通则和单味中药的炮制项。

1988年受国家卫生部委托，由王孝涛研究员主持，编写出版了我国第一部《全国中药炮制规范》，共收载常用中药554种，每味中药分9项内容记述。附录中收录有"中药炮制通则""全国中药炮制法概况表""中药炮制方法分类表"。本规范既体现了全国统一制法，又照顾到地方特点。

2023年1月9日，经国家药品监督管理局批准，国家药典委颁布了第一批包括车前子、槐花等在内的22个国家中药饮片炮制规范，在国家层面，为中药饮片生产工艺、流程的标准化，为后续中药饮片的炮制规范统一提供了保障。

第二章　用中医思维认识中药

第一节　概　述

中药是在中国传统医药理论指导下经过采集、炮制、制剂，用于预防、治疗疾病的物质，其主要来源于植物、动物、矿物，以植物居多，故有"诸药以草为本"的说法。按照中医理论，中药治病是利用自然之物的气与味、阳与阴的属性以及升降浮沉功能之偏，来纠正人体脏腑、经络、阴阳之气，一气周流功能属性之偏。中药理论和中医一样，都是以"象思维"为发源，并贯穿在诊疗的始终，脱离象思维的中药无法与中医理论形成一个整体，无论在药品质量还是在应用中，都像失去灵魂的一堆废砖烂瓦，难当大任。

医药分家后，中药师们更多学习的是中药的"形而下"的部分，对四气五味、性味归经、功能主治的理解仅仅停留在近似死记硬背的层面，知其然不知其所以然。在中药鉴定（经验鉴定和理化鉴定）方面更倚重于理化鉴定，对中药的性状与功效的内在联系大多不知，中医理论基础支持比较薄弱，难以树立起中医思维，往往就药论药，提起一味中药马上想到的是其"有效成分是什么"，其"药理作用是什么"，"是否与西药的某某成分协同或拮抗"等，而且似乎对这些内容知道得越多越详细，表明其中药知识越丰富，水平越高。这类情况不是个别现象，带有一定的普遍性。为此，需要从中医药文化的精髓出发，努力从中药学机制和应用的角度，真正将中药学里的中医思维挖掘和展示出来，在此基础上，再谋求守正创新，方能走上中药发展的正路。

《黄帝内经》是我国医学宝库中现存成书最早的一部医学典籍。是研究人的生理学、病理学、诊断学、治疗原则和药物学的医学巨著。其医学理论是建立在我国古代道家理论的基础之上，在中国传统阴阳五行、理法数术、取象比类思想指导下，形成了基于天文地理等自然科学的中医药理论体系，建立了阴阳五行，藏象，五运六气，经络气血，本草等学说。这些中医药学说，都基于同一个阴阳五行理论，阴阳五行理论与藏象、气血经络、本草等学说同气相求，同宗同体不可分割。

中药工作者也应该勤求古训，学习经典，熟悉中医理论，建立中医思维，才能真正了解中药，成为名副其实的中药人。

第二节　中医药的"象思维"

一、什么是"象思维"

"象"是中国古代哲学思想的基本思维单元与形式，即主要通过以"象"类物、缘"象"比附来认识世界。"象思维"即取象比类思维方式，取象比类思维方式与现代科学方法论中的类比思维相似。类比与归纳、演绎、分析、综合、假说、想象等逻辑思维方法共同构成自然科学研究的主体方法。相比而言，西方自然科学研究中更多使用了归纳、演绎的逻辑推理方式，而"象思维"的思维方法，则在中国古代自然和社会科学研究中有更广泛的应用。

象思维与中国文字语境相关。物象、具象思维与形象、概念思维可以互动，其原象即大象无形、大音无声之象是具有原发创生之象，心理情感心灵之象，是道通为一的整体动转混沌之象，天人合一、物我合一、知行合一之象，体现了寥廓幽玄的宇宙观，"观"是范畴大则识仁，大一无外内含小一，小一无内寓有大一，大一小一中和则礼归于仁。大德曰生则生生不息又厚德载物。中医学以象数易气神一体为原创思维，以疗效为优势。

人们普遍认为，世界是有着严密的逻辑推理和运转规律的，凡是没有经历过逻辑推理，即便被经验和实践都检验过的，那也是片面的，缺乏科学性。但实际上，看似有逻辑可循的世界，人们并不十分清楚，也难以探究它是否真正的有逻辑。很多时候，逻辑是抽象的，逻辑推理是有条件的，比如数学永远是正确的，但是在现实生活中，却很难找到与数学公理完全符合的事物。以局限的有条件的逻辑推理来衡量评判无限的大千世界和精妙的生命难免会管中窥豹，甚至大相径庭。

"象"所表现的内容是事物所呈现的内容，既有物质层面的，也有非物质层面的，无法拆分。也就是说，象是一个统一的整体，象思维就是整体思维，全局思维。正因如此，象思维是不人易于掌握的，因为没有标准，相较于只有一个标准的科学的思维，较难被现代的人们所接受。而人们要想跳出固有的思维，跳跃至另一类思维或上升到更高的思维层级，又不是一蹴而就的。

二、中医里的象思维

"象思维"是中医学重要的原创思维方法，在形成并丰富中医药学理论、构建中医学理论体系中发挥了重大作用，在中医学术备受关注。中医学广泛地运用了"象"的概念与方法，从"现象""形象""意象""象征"等方面来认识人体，其有关认识对中医理论体系的形成起到了决定性的作用，以至于成为中医药学标志性思维之一——象思维，有学者甚而称中医学为"唯象医学"或"象数医学"。但正如其他任何一种科学方法一样，"象思维"存在自身的优势，也存在着与不足，正确理解运用这一思维方法，对研究、传承、发展中医学理论至关重要。

（一）"象思维"的观察对象

1. 自然之象　最早提出"象思维"思维方式的文献是《周易》。《周易》以取象为基础，以卦象来表示，透过现象看本质，找出事物其中的规律。《易传·系辞下》记载："古者包牺氏之王天下也，仰则观象于天，俯则观法于地，观鸟兽之纹，与天地之宜，近取诸身，远取诸物，于是始作八卦，以通神明之德，以类万物之情。"提到观天地之象，以及近取身之象，远取物之象作八卦，以比拟万物情状之义，表达了取象比类的基本含义，是对"象思维"的最早描述。

我国古人为观测天象，把天球赤道和黄道一带的恒星分成二十八个星组，称为二十八宿。二十八宿中，每七宿为一组：东方为苍龙，南方为朱雀，西方为白虎，北方为玄武。东方苍龙包含了角、亢、氐、房、心、尾、箕七宿，生动地勾勒出一条龙的形象：角宿作龙头，亢宿为脖颈，氐宿为胸膛，房宿为龙腹，心宿是龙身，尾宿和箕宿共同代表龙尾。"龙抬头"反映的就是角宿从东方地平线升起的形象，像是"龙头"抬了起来。

作为古人的一种分类和分析事物的方法，以象喻理是《周易》的一大特色。象其实就是指现象，即"易者，象也。象也者，像也""夫象，圣人有以见天下之赜，而拟诸其形容，象其物宜，是故谓之象"（《周易·系辞传》）。如《易传》有言："见乃谓之象，形乃谓之器。"子曰："书不尽言，言不尽意。""圣人立象以尽意，设卦以尽情伪，系辞焉以尽其言，变而通之以尽利，鼓之舞之以尽神。"意思是说文字不能把话都写全，话也不能把心中的意思都说全。那么圣人的意思就不能完全了解了吗？孔子说："圣人设立象，用以全面表现难以表达的意思。设立了卦，全面表现难以说清的真伪性情。附上卦爻辞全面表达自己要说的话。通过变化流通全面表现它的利益，鼓舞它动起来，全面表现它的神奇。"

《黄帝内经》继承了古代哲学把"象"作为思维方法的思想，并引入原属于哲学概念的阴阳、五行，通过取象比类来说明人体本身及人与自然的关系。阴阳、五行都是源于自然界的物象。如阴阳应象为日月或水火，《黄帝内经》记载："水火者，阴阳之征兆也。"还认为"阴阳者，有名而无形"，且无限可分，因而提出"天地阴阳者，不以数推，以象之谓也"。五行则是把自然界中的木、火、土、金、水作为构成万物的基本元素，且分别应象为"曲直""炎上""稼穑""从革""润下"，用于说明事物的属性与联系。

古代哲学认为，阴阳为"天地之道"，万物皆由阴阳二气合成，如《黄帝内经》观察天地变化时认为："清阳为天，浊阴为地。地气上为云，天气下为雨。"在认识人与自然的关系时，认为"与天地相应，与四时相副，人参天地""人与天地相参也，与日月相应也""与天地如一"。

在描述天人相应的具体方式时，指出"阳气者，一日而主外，平旦人气生，日中而阳气隆，日西而阳气已虚。""朝则人气始生，病气衰，故旦慧……夜半人气入藏，邪气独居于身，故甚也。""月始生则血气始精，卫气始行，月廓满则血气实，肌肉坚；月廓空则肌肉减，经络虚，卫气去，形独居。""月满则海水西盛，人血气积……至其月廓空则海水东盛，人气血虚。""天地温和，则经水安静；天寒地冻，则经水凝泣；天暑地热，则经水沸溢。"由此表达了人天同源、人天同构，进而人天同象、人天同道的观点。

古人还认为，各种事物和现象的发展变化，都是五种基础性物质不断运动和相互作用的结果，其运动秩序都要受五行生克制化法则的统一支配。中医学以五行特性为纲，进而推演出脏腑与自然界五方、五季、五味、五化、五音等的通应之象，如《素问·阴阳应象大论篇》记载："东方生风，风生木，木生酸，酸生肝，肝生筋，筋生心……在色为苍，在音为角，在声为呼，在变动为握。"由此构建了人体内外环境相互联系的五行系统，确立了人与自然相统一的整体观念。

2.人体之象 中医学是通过观察外在的征象，推测内在的脏腑变化来认识人体的，《黄帝内经》记载为："视其外应，以知其内脏"，即"司外揣内"。《丹溪心法》对此总结说："欲知其内者，当以观乎外；诊于外者，斯以知其内。盖有诸内者形诸外。"

《黄帝内经》中述及的"藏象"实指脏腑之象，如王冰言："象，谓见于外，可阅者也"；张介宾亦言："象，形象也，藏居于内，形见于外，故曰藏象。"《素问·六节藏象论篇》中所言："心者，生之本，神之变也；其华在面，其充在血脉，为阳中之太阳，通于夏气"，其中即包含了气象（其华在面）、形象（其充在血脉）、法象（阳中之太阳，通于夏气）。因此，《黄帝内经》所言的藏象系统，就是通过生命活动之象的变化和取象比类的方法，说明脏腑之间及与整体之间的相互联系和相互作用规律。

人体生命活动的外在表现统称为"神"。中医学通过望、闻、问、切的形式，对神加以感知和区分，并通过藏象学说中的系统、整体关联性判断脏腑的"常"与"变"。如"得神"之象为：神志清楚，语言清晰，面色荣润含蓄，表情丰富自然；目光明亮，精彩内含；反应灵敏，动作灵活，体态自如；呼吸平稳，肌肉不削，另有舌象淡红荣润，运动自如；脉象不浮不沉、不快不慢、从容和缓、节律一致，往来柔和，沉取有力（即具备"胃、神、根"）。异于此者则属于"失神"之象，如两目晦暗，目无光彩，面色无华，精神萎靡，意识模糊，反应迟钝，手撒尿遗，骨枯肉脱，形体羸瘦等，而病脉中的十怪脉（釜沸脉、解索脉、雀啄脉、麻促脉、鱼翔脉、虾游脉、屋漏脉、弹石脉、转豆脉、偃刀脉）的记述，更是非常生动、形象。

此外，《内经》还对一种特殊的意象——梦象进行了分析解读，认为梦的产生都有相应的内在基础，如《灵枢·淫邪发梦》记载："阴气盛则梦涉大水而恐惧，阳气盛则梦大火而燔焫，阴阳俱盛则梦相杀。上盛则梦飞，下盛则梦堕。甚饥则梦取，甚饱则梦予。肝气盛则梦怒，肺气盛则梦恐惧、哭泣、飞扬，心气盛则梦善笑恐畏。"

3.药物之象 中药大部分源于天然。其生于天地之间，禀受天地之气，依自然环境，循生长规律，独具特性、有别于其他万物。这些有形或无形的特质，即称为药象，包括四气象、五味象、升降象、色象、部位象、形状象、质地象、习性象、时象、地象等。此为古人认识药物自然属性的重要思维方式，对把握药物的功效与应用有重要指导意义，因而业内一直有"用药法象"的观点。

《侣山堂类辩》对药象有很详尽的认识，谓："五气分走五脏，五味逆治五行，皮以治皮，节以治骨，核以治丸，子能明目，藤蔓者治筋脉，肉者补血肉，各从其类也。如水草、石草，其性主升；梢杪子实，其性主降；甘香之品，能横达于四旁；寒热之气，性浮沉于上下，在土之根，本乎上者亲上，本乎下者亲下；在外之枝干，在根者治本，在枝者行于四肢。此物性之自然也。"

《本草备要》也有类似观点："药之为枝者，达四肢；为皮者，达皮肤；为心为干者，内行脏腑；质之轻者，上入心肺；重者，下入肝肾；中空者，发表；内实者，攻里；枯燥者，入气分；润泽者，入血分。此上下内外，各以其类相从也。"

《本草从新》言之更为简明："凡药各有形、性、味、质。其入诸经，有因形相类者，如连翘似心而入心……有因性相从者，如润者走血分，燥者入气分，本乎天者亲上，本乎地者亲下之类；有因气相求者，如气香入脾，气焦入心之类；有因质相同者，如头入头，干入身，枝入肢，皮行皮，又如红花苏木汁似血而入血之类。自然之理可以意得也。"

国医大师金世元教授的著作《金世元中药材传统鉴别经验》一书中，"五象七原"的学术思想贯穿始终，"鉴别五象"即为鉴别药材的形、色、气、味、质；"思辨七原"包括辨别药物品种来源、野生家种、生长年限、产地所出、采收季节、加工炮制、贮藏保管；还要"明悉物性"，即明悉药物的生长规律和自然属性。每一条中均包含着药物不同的"象"，各种明显的和需仔细辨别的，甚至需凭多年经验才能感知的药物的"象"综合在一起，共同反映药物的真伪优劣。

此外，民间有谚云"中空草木可治风，叶枝相对治见红，叶边有刺皆消肿，叶中有浆拔毒功。"古人在使用柴胡时，因其入肝经，治半表半里之少阳证，故以部分在地上、部分在地下的根头部分为质优，以象半表半里。如果没有象思维，就难以理解同类植物或同一株植物不同部位的功用特点。

（二）中医"象思维"的思维方式

象思维是古人认识生命、健康和疾病的一种思维方式。它主要包括三种思维方式，基于"象"的含义的不同，"象思维"的思维方法的具体应用也表现为几种不同的方式。以形象思维为根本，以意象思维为特征，以应象思维为法则。

（1）根据事物的现象推演、认识、比附未知事物现象的过程，即所谓从特殊到特殊、从个象到个象的类比推理方式。

这种从事物的现象，推演、类比其他未知事物现象的过程，在科学方法论中属于类比推理从"特殊到特殊"的类推方法。《素问·示从容论篇》称之为"援物比类"，《易传·系辞上》之"引而伸之，触类而长之，天下之能事毕矣"是这种推理方式的最初描述。

《内经》中存在大量以"援物比类"的方法认识人体生命规律的内容，其类比之"象"有天象、地象、气候象、生物象、颜色象、社会象、生活经验象等。这一方法的应用是以天地之象为主体，即《易传·系辞上》所谓"是故法象莫大乎天地"。

如《素问·生气通天论篇》借助于自然界中太阳的作用，推演、认识人体阳气的作用与重要性；《素问·阴阳应象大论篇》以天地云雨之气的转化，提炼出人体水液代谢的规律，言"地气上为云，天气下为雨；雨出地气，云出天气"。

《素问·五脏别论篇》以天地的动与静，比拟认识人体脏腑的不同功能状态，认为五脏"藏精气而不泻"，六腑"传化物而不藏"；《素问·八正神明论篇》以日月的盈亏，比拟、认识人体气血的虚实，并据此决定采用的补泻治疗方法等。

其次是基于大量自然事物表现的征象，类推人体生理、病理规律，如《素问·阴阳应象大论篇》根据自然气象的不同特征，"观物取象"，观察自然界的风由空气流动引起，"风胜则动"，临床上凡是肢体动摇的震颤、抽搐，病位游走不定等病象都归因于"风邪"。推演出人体感受外邪的病理变化规律为"风胜则动，热胜则肿，燥胜则干，寒胜则浮（肿），湿胜则濡泻"；《灵枢·五变》用匠人以刀斧砍削木材作比类，说明"一时遇风，同时得病，其病各异"的发病机制。

再如中药"以象名之"的人参，人参有许多"象"。

其在土壤中是横着生长的，李时珍对人参的评价为"形如人形，有神"，其含义是指因人参如人形，所以具备人身之精气，也就是肾精肾阳之气，故可用人参形补人身之元阳。

人参质润、色黄、味甘，五行五色中脾主色黄，主味甘，所以人参入足太阴脾经。其为多年生草本，其茎必三桠，叶必五加，数三五为阳，且人参生于阴，成于阳，为坎中之阳纯阳，气纯阳而厚。

人参生于我国东北深山密林中阴湿之地，背阳向阴，多长于树下，树叶阴影密，所以人参味浓郁而厚。气厚左升，味厚右降，故人参可升可降。

野山参经过多个春夏秋冬生长化收藏的运化而成，且遇干旱、虫吃、动物踩踏等不利生长的灾害时，具有休眠的特质，自动停止生长，待外界条件合适再恢复自然生长，这种自我修复的生机可以帮助病人增强抗病能力。所以自古本草称"有神之人参为最佳"，其意俱人神而后采收最具药之性味。人参的"有神"与"无神"可以通过人参的体态、芦、皮、纹、腿、须等外在的象进行判断。

古人称人参为"人薓"，李时珍："薓"，浸即年深之意，是多年生化慢慢长成，精充神沛乃能类人也，所以生长年头长的野生人参似人之壮年，气味俱足，神形兼备，能回阳救逆。

《本草新编》：似人能入五脏六腑，无经不到，非仅入脾、肺、心而不入肝、肾也。五脏之中，尤专入肺、入脾。其入心者十之八，入肝者十之五，入肾者十之三耳。世人止知人参为脾、肺、心经之药，而不知其能入肝、入肾。但肝、肾乃至阴之经，人参气味阳多于阴，少用则泛上，多用则沉下。故遇肝肾之病，必须多用之于补血补精之中，助山茱、熟地纯阴之药，使阴中有阳，反能生血生精之易也。

《素问·离合真邪论篇》以自然界河流在不同季节、气温下的变化，推演人体经脉气血对气温的反应等。再次是基于社会现象进行的类推，如《素问·灵兰秘典论篇》以古代君主体制下的行政官职的组成与职责，类比推演维持人体生命的十二脏腑的功能；《素问·至真要大论篇》以君主体制的构成，确定的治病组方的原则，"主病之谓君，佐君之谓臣，应臣之谓使"等。《灵枢·逆顺》以兵法之道，提出人体疾病的治疗原则；这些均是取象比类思维方式从一类现象到另外一类现象的推演与模拟。

"象思维"思维方法对中药学理论亦有重大贡献，古人采用这一方法帮助认识药性与药效，在没有分析化学和动物实验的古代，总结出了丰富、有趣又便于记忆的药物学理论。如核桃仁形同大脑，故有补脑之用；女贞子形同肾脏，故有补肾的作用；桑螵蛸以产卵多为其特点，即可用之治疗不育不孕症；虫类性善爬行故能活血化瘀等。

根据象思维总结推理出的植物类药"皮以治皮，节以治骨，核以治丸，子能明目，蔓藤舒筋脉，枝条达四肢"，动物类药"脏以补脏"等多种理论，其推理基础是，事物在外在征象上的相似或相同，意味着其在性质上的相近或相同，因此，在人体某些部位发生疾病时，可以借助自然界植物或动物的相应部位进行功效的加强或补充，即我们常说的"以形补形"。

（2）根据从现象中抽提出来的"共象"或"意象"来推演具体未知事物现象的过程，即从一般到特殊、从意象到个象的推理过程。

古人经过长期的实践观察，总结出的蕴含在很多事物现象之中的共有征象，并以文字、图像、符号等形式表达出来，如阴阳、五行、八卦、河图、洛书、太极等。由于"意象"表达事物的共性或内在抽象含义，因此，从理论上言，很可能在某种维度或视角下更接近事物的本质和规律，其推演的结论就有更强的必然性。

目前有学者提出的"模型思维"，即是从"共象"到个象的比类推演方式。中国古代哲学产生了很多思维模型，如阴阳二维模型、五行模型、八卦模型、干支模型以及以河图、洛书为代表的象数思维模型等，这些模型在《内经》中均有广泛的应用。

"阴阳应象"，即是将阴阳作为事物的共性或模型推演人体生命及自然现象的过程，马莳所说："以天地之阴阳，万物之阴阳，合于人身之阴阳，其象相应。"阴阳理论在发展过程中，又分化出太少阴阳、三阴三阳，这些阴阳概念，均以模型的方式，被《内经》应用于时令、六气、人体胸腹、肢体、脏腑、经脉等属性的认识与规范。

五行应用于人体，则是以五行的属性推演五脏的功能，如自然界春季属木，阳气升发，草木枝叶条畅，而肝的疏泄功能主升散，性喜条达舒畅，与春之木气相像，故将肝属于木。

《素问·五脏生成篇》言"五脏之象，可以类推"，王冰注："象，谓气象也。言五脏虽隐而不见，然其气象性用，犹可以物类推之，何者？肝象木而曲直，心象火而炎上，脾象土而安静，肺象金而刚决，肾象水而润下。如是皆大举宗兆，其中随事变化，象法傍通者，可以同类而推之尔。"在《素问·六节藏象论篇》将肾称之为"主蛰，封藏之本"，脾胃称之为"仓廪之本"，均是以五行推演认识五脏功能的结果。

（3）根据事物现象、征象、属性的相同或类似，对事物进行归类的认识方法。类比思维建构了中医医学体系。

阴阳五行本属于自然哲学的范畴，但其产生之后就逐步成为古代自然与社会科学方法论的重要内容。

《内经》医学体系的建构方法，是以阴阳五行模型比拟、认识、规范与整合人体与自然界的方方面面，依照性质、功能、现象的相似或存在联系的法则，将各种事物整合在阴阳五行系统之中。其建构依据的基本认识论方法，即是取象比类的思维方法。德国科学哲学家汉斯·赖欣巴哈说"分类是科学研究的第一步"，分类研究同样也是中国古代科学研究早期使用极为广泛的方法。

使用归类法构建医学体系的前提，是由于属性相似的事物具有相通或相应性，如《周易·乾卦·文言传》曰："同声相应，同气相求。水流湿，火就燥，云从龙，风从虎。圣人作而万物睹。本乎天者亲上，本乎地者亲下，则各从其类也。"《易传·系辞上》曰："方以类聚，物以群分。"因此，把属性相似、征象相似的事物，按照阴阳、五行的性质分别归入相关门类，就形成了《内经》医学体系的整体结构系统。

《素问·金匮真言论篇》曰："帝曰：五藏应四时，各有收受乎？岐伯曰：有。东方青色，入通于肝，开窍于目，藏精于肝，其病发惊骇，其味酸，其类草木……南方赤色，入通于心，开窍于耳，藏精于心，故病在五脏，其味苦，其类火……中央黄色，入通于脾，开窍于口，藏精于脾，故病在舌本，其味甘，其类土……北方黑色，入通于肾，开窍于二阴，藏精于肾，故病在溪，其味咸，其类水。"将自然界之青色、酸味，人体之肝脏、目窍、七情之惊骇均归入木类。依次类推，分别归入火类、土类、金类、水类，并认为同类事物之间可以相通应、相助益、相关联；不同类的事物，按照五行的生克关系相互促进和制约，从而构成了"四时五脏阴阳"的结构系统，成为《内经》医学体系的基本构架。

中医可以用相同的"象"来类比看似风马牛不相及的事物，发现它们背后的共同规律。

古代把人的五脏六腑（"心"分为心和心包两个系统，因此五脏六腑是十二个系统）与十二个月、十二消息卦、十二时辰、十二生肖等建立了一一对应的关系，通过"象"的思维方式把不同的系统联系在一起。

比如"肺"，对应农历的一月、"泰"卦、"寅"时和"虎"。因为农历一月，从冬至"一阳来复"开始，阳气已经开始回升，用"泰"卦来表示。

"泰"卦是三个阳爻在下，三个阴爻在上，阳气"达而不出"，阳气处在不断地蓄积、扩张的状态，但是还潜藏在地下，没有显露出来。因此用"虎"来象征它的能量状态。（老虎在发动攻击之前会蓄势不动，保持一种力量极大的"静"的状态，一旦发动攻击就像离弦之箭一样有极强的爆发力）

中医用"象"的思维方式，把肺的功能、天地在农历一月的状态、一天中的"寅"时和十二生肖的"虎"归为一类，象征着蓄势待发和潜藏的爆发力。

在中药的应用方面，这样的例子也比比皆是。人们常说的"吃啥补啥"，也反映了这样的思维特征。因为外形相似的东西在功能上确有某些相通之处。在《范文甫专辑》中记载了一个治疗顽固失眠的例子，因为看到百合花"朝开暮合"，紫苏叶"朝仰暮垂"，因此用百合、紫苏"二味煎服，三贴而安"，这也是利用了"象"的思维而达到了"同气相求、有求必应"的疗效。

在"黄帝内针"的疗法中，颈部（脖子）的不适症状，可以在手腕（手脖子）、脚腕（脚脖子）找到相应的敏感点进行治疗，效果往往是立竿见影。同样，膝盖部位的"犊鼻"穴因为长得与鼻孔相似，因而能够迅速缓解鼻子的不适。

这样的思维方式，在人的少儿时期，是天然具有这种能力的。只是后来被逻辑思维所束缚和固化，失去了这种"感而遂通"的敏感直觉。深入学习中医，很多时候要放下已有固化概念、逻辑的判断，回到"感性"，用心体会，会发现不一样的感受。

可见，在以"象"为基本思维方式的古人眼中，大千世界无不是象。古代哲学倡气一元论，即天地万物即是一气所生，因而由物象而意象，即可把天、地、人同而视之。

象思维在中医的发展中起了重要的作用，尤其是远古先贤在参透天地的条件下建立起来的许多对应关系在几千年的实践中得到证实。但也应该看到，这种取象比类、格物致知的方法，是受限于认知条件下的一种类比推理，是对事物较浅层次的认识，与归纳推理一样，都夹杂着一定程度的想当然的唯心成分，因而存在着逻辑性不强、严谨性不足的缺陷，如果机械类比，难免谬误，有牵强附会之嫌，需要客观正确地对待。

（三）回归象思维，全面认识中药

近几十年来，受某些片面的西方学术思想影响，许多国人简单、片面地认为象思维是封建迷信，尤其是在中药领域，因其物质性以及含有可以表明其"科学性"的有效成分，越来越多的人将精力与经费投入到了动物实验、植物化学中去，而忽略了对中医药治病的本源——象思维的继承与研究。

实践是检验真理的唯一标准。中医内科学、神经内科学专家、中国工程院院士、中国中医科学院名誉院长、中央文史研究馆馆员王永炎教授明确指出，中医基础理论研究是中医药事业发展的根本。重塑回归象思维、创新国学原理之精要，是中医药理论体系发展的重要举措，深化中医理论研究是再创中医临床优势的先声。中医药界必须认识自己学科的优势，吸纳古今中外先进文明与技术，充实中医学科，寻踪国学原理、汇总各学派精粹，擢升基础理论。

天人之间的气、理、虚、通、一、和与阴阳、至极、太极、无极是中国古人判断世事在不断地变化的基本预设。易经可称易变之经典，正是一部人类最早研究间性现象，并从中得到的智慧付诸实践的间性论的重要文献。"间性"这一术语最初来自于生物学，指的是某些雌雄异体生物兼有两性特征的现象。间性理论是20世纪西方哲学中凸现的一个范畴，而我们的祖先早已把它通过阴阳、太极、天人相应等理论运用到中医实践中，比如阴阳的符号系统与负阴抱阳中气为和的太极是最有影响的范畴。易以道、阴阳、动静、天地、乾坤、刚柔、正反、进退、显隐、来往等既对立又关联是相生相克、相反相成的间性整体，混沌由始至终动态演变，它不是形而下的器物，而是形而上之道。中医学理"法于阴阳，和于术数"，以明道正纲提升技艺水平表述间性论的哲理，是中华民族传统文明的瑰宝，也是中国哲学和经验归纳为中医药学奠定的理论基础。

中药中同样包含着阴阳、动静、天地、乾坤、刚柔、正反、进退、显隐、来往等既对立又关联动态演变，中药中既有形而下的不同形态特征、不同的物质组成成分、不同的质地颜色，同时还有目前还难以用现有仪器设备检测出来的形而上之道，古人归纳为四气五味、升降浮沉、归经、配伍等中药理论。传承和深刻理解和应用这些理论离不开象思维，从内而外全面认识中药也离不开象思维，只有全面认识中药、了解中医药学原创思维的优势，才能真正理解中药炮制的方法和目的，才能在炮制操作过程中不草率从事、不偷工减料、不肆意妄为，才能炮制得体，赋予中药在治疗过程中更好的疗效、更多的功能，造福人类。

第三节　中药的"气"

一、气的作用

中医说的"气"是人体内活力很强运行不息的极精微物质，是构成人体和维持人体生命活动的基本物质之一，因为看不见、摸不着，古人用"气"这个字来代表，而经络就是"气"的运行通道。这个"气"不是空气的气，这"气"是无处不在的，远到九天之外，近到方寸之内，都有它的存在。

虽然看不见、摸不着，气也是分为不同种类的，不同的种类有不同的性质，而不同的性质自然会发挥不同的作用。最基本的就是阴阳二性，再往下还可以按不同的分法分成诸如寒热温凉四气或是金木水火土五性。不同的物质内含有不同属性的气，气运行不息，推动和调控着人体内的新陈代谢，维系着人体的生命进程。气的运动停止，则意味着生命的终止。归纳起来，气有如下五大作用。

1.推动与调控作用　气是活力很强的精微物质，能激发和促进人体的生长发育及各脏腑经络的生理功能。因此，人体的生长发育、脏腑经络的生理活动、精血津液的生成及运行输布等都要依靠气的推动作用。人体内部各种功能活动之间要取得协调平衡，气的调控作用是十分重要的。气一方面发挥推动、兴奋、升发的作用，另一方面也发挥宁静、抑制、肃降的作用。前者属气中阳性成分的作用，后者属气中阴性成分的作用。

2.温煦与凉润作用　气的温煦作用，是指气可以通过气化产生热量，使人体温暖，消除寒冷。发挥温煦作用的气是人身之阳气。发挥凉润作用的气是人身之阴气。阴气具有寒凉、柔润、制热的特性。体温的恒定、脏腑机能的稳定发挥及精血津液的有序的运行输布代谢，虽都与阳气的温煦作用密切相关，但都离不开阴气的凉润作用，是阴阳二气的温煦与凉润作用对立统一的结果。

3.防御作用　卫气既能护卫肌表，防御外邪入侵，同时也可以驱除侵入人体内的病邪。因此，气的防御作用十分重要。当邪气入侵人体某一部位时，机体正气就会聚集该处，发挥抗御邪气、驱邪外出的作用。因此，气的防御功能正常，则邪气不易入侵；或虽有邪气侵入，也不易发病；即使发病，也易于治愈。气的防御功能决定着疾病的发生、发展和转归。

4.中介作用　人体内部各个脏腑组织器官都是相对独立的，但是彼此之间都充满着气这一物质。气充斥于人体各个脏腑组织器官之间，成为它们相互之间联系的中介。人体之气的中介作用，主要是指气能感应传导信息以维系机体的整体联系。气是感应传递信息之载体。人体内各种生命信息，都可以通过在体内升降出入运行的气来感应和传递，从而构建了人体各个部位之间的密切联系。外在信息感应和传递于内脏，内脏的各种信息反映于体表，以及内脏各种信息的相互传递，皆以人体内无形之气作为信息的载体来感应和传导。

5.固摄作用　固摄作用，是指气对于体内血、津液、精等液态物质的固护、统摄和控制作用，从而防止这些物质无故流失，保证在体内发挥正常的生理功能。表现为固摄血液、津液、精液等液态物质的生理功能。在正常生理情况下，血液不致溢出于脉外，属于气的固摄作用，称为气能摄血。汗液，尿液及其他分泌液，在正常情况下，不致因分泌过多而使津液大量散失，也属于气的固摄作用。

二、中药之"气"

正如人有"气"一样，中药也有"气"，中药的气源于天地阴阳。具体来讲有"寒、热、温、凉"四气，即寒气、热气、温气、凉气，它不仅仅是身体感觉器官感受到的冷热感觉，它与自然天地四时阴阳五行有密切的联系。

中药药性的相关记载最早见于《神农本草经·序列》："药有寒、热、温、凉四气"，四气的基本含义就是指药物的寒、热、温、凉之性。在传统中医药理论中，四气反映了药物对人体寒热变化的作用倾向，它不止反应温度高低，而是古人借用人们能感知的寒热温凉的象来表达药物的作用趋势。

《神农本草经·序录》言："疗寒以热药，疗热以寒药。"而"热药"与"寒药"的形成，得之于天地四时之气。正因为药物的气与人体的气都在天地阴阳之间，故可以用药物之气调整人体之气。

《素问·阴阳应象大论篇》云："天有四时五行，以生长收藏，以生寒暑燥湿风；人有五脏化五气，以生喜怒悲忧恐。"提出了人与天地自然的关系。与人同样存在于天地之间的中药，也和人一样，有四时五行，体现在四气五味，并认为："气属阳，味属阴"。李东垣《药类法象》提出了药物的"温凉寒热，四气是也，皆象于天。温、热者，天之阳也。凉、寒者，天之阴也。此乃天地之阴阳也。"

关于四气的确定方法，中医理论主要有三种定性判定方法。

第一种方法是根据中药对病情的作用来判断的。《素问·至真要大论篇》指出："所谓寒热温凉，反从其病也"，意思是说：药性的温热寒凉，跟它所治疗的疾病是相反的。比如，如果一种药能治疗热症，它就是寒凉药，如寒性的石膏能治疗热症。能治疗寒证，它就是温热药，比如温性的麻黄治疗风寒。

第二种方法是根据中药对人体的作用来判断的。《神农本草经百种录》指出"入腹则知其性"的说法。意思是吃了就知道药性。比如，能让人发热出汗或感觉温暖或者兴奋的药物，就是温热药，比如花椒。吃了让人觉得寒冷或者平静收敛的药物，就是寒凉药，比如薄荷。

第三种就是根据动植物的生长环境及"象"来判定，如阳起石，出自《神农本草经》，性温味咸，入肾经，功在温肾壮阳。治肾阳虚衰，阳痿，遗精，早泄，子宫虚寒，不孕，腰膝冷痹。《本草图经》对阳起石的介绍："今齐州城西惟一土山，石出其中，彼人谓之阳起山。其山常有温暖气，虽盛冬大雪遍境，独此山无积白，盖石气熏蒸使然也。山惟一穴，官中常禁闭。至初冬，则州发丁夫，遣人监视取之。岁月积久，其穴益深，才凿他石，得之甚艰。以色白肌理莹明若狼牙者为上。亦有夹他石作块者，不堪。每岁采择上供之，余州中货之，不尔，市贾无由得也。"

又如中药强调的道地性。道地产区的自然环境对药物的影响，不同地区的地形、土壤、气候等条件，形成了不同的独特环境，这些环境迫使物种形成了自己的品质与生长、繁衍习性，也就赋予了其特有的形、质、气、味，而一旦环境改变，无论是物种离开了原本的地区环境，还是原本的地区环境发生了变化，无论是人为的变化，还是自然本身的发展，必然迫使该物种做出适应性调整，从而使其在形、质、气、味上发生改变。素盲目引种即使中药植物能够成活甚至产量比原产地还高，但植物会因环境差异较大而产生"象"的改变，导致内在质量难以达到原来水准。

人有"人气"，经络有"经气"，中药也有"药气"，中药的"药气"同样可以协助人体起到推动与调控、温煦与凉润、中介及防御与固摄等作用。如桑叶可以治疗肺病，"经霜者良"，就是让霜打过的桑叶。桑叶让霜打过之后，在治疗肺病时效果远胜不经霜的桑叶。从成分分析来看，其化学成分没有明显变化，要理解这个问题就需要建立中医思维，了解人体的气血经络与天地阴阳、五运六气的意义与关系。霜在秋天降，秋天在五行中属金，也就是说带有金性之气——金气的特性；而肺在五行的划分里也属金。被霜打过的桑叶带有金性之气，金气对应着四气之中的"凉"，而人体的肺气也是金性的，所谓"同气相求"，霜桑叶的"药气"自然容易进入肺，而经霜的桑叶又增加了金的凉气，从加强了疏风清热、清肺润燥的功效。有了这样的认识，自然就不会再认为漂亮的绿油油的柔软的桑叶，比发黄且略扎手的难看的桑叶好了。

第四节　中药的"味"

一、"味"的作用

五味是指药物酸、苦、甘、辛、咸五种基本的味。自《神农本草经》提出了"药有酸、咸、甘、苦、辛五味"并将其作为药性以来，历代本草均遵循之，并在长期的实践中不断补充和发展，逐步完善了中药五味。

1.五味的特性 即辛味能散能行，酸味能收能涩，甘味能补能缓，苦味能泻能燥，咸味能软坚润下。

最初，五味的本义是指药物的真实滋味或气味，由人体味觉器官（口尝或鼻嗅）直接感知。如黄连味苦，乌梅味酸，生姜味辛，甘草味甘等，皆"入口则知其味"（《神农本草经百种录》），是药物真实滋味的反映，属于药材性状的范畴。药味源于口尝。古人在长期的医疗实践中发现，不同的滋味具有不同的功能效应。《素问·至真大要论篇》将其概括为"辛散、酸收、甘缓、苦坚、咸软"，就是将五味的作用进行了归纳。后世医家在这一基础上又作了补充。具体说来，辛味具有能散能行的作用，如生姜散寒，木香行气，红花活血；酸味具有能收、能涩的作用，如五味子收敛止汗，五倍子涩肠止泻；甘味具有能补、能和、能缓的作用，如人参补气，熟地补血，甘草和中，缓急止痛，又能缓和药性，缓解毒性；苦味具有能泄（包括降与泻）、能燥、能坚的作用，如大黄泄闭，杏仁降气，黄连泻火，苍术燥湿，知母、黄柏坚阴；咸味具有能下、能软的作用，如芒硝泻下，通大便燥结，牡蛎软坚，消瘰疬痰核；淡味具有能渗能利的作用，如茯苓、薏苡仁渗湿利水。

根据药物的作用确定其味，五味自用于归纳药物作用之后，便渐渐发展成了理论工具，人们便采用了以功效类推定味的方法，从而产生了抽象之味。这样就出现了本草所载药物的味，与实际味道不符合的情况。比如大凡具有发散作用的定为辛味，具有补益作用的定为甘味等。如麻黄并无明显的辛味，因其具有较强的发散作用，故定为辛味。又如石膏本无味，但历代本草均记载其辛味。《本草乘雅半偈》诠释为"味之辛解，即用之释"。由此可见药物五味经历了"味（口尝之味）→功能→味（性能之味）"的认知过程。尤其是性能之味，已经脱离或部分脱离口尝直接感受之味，是药物实际效用的总结，对临床用药具有更直接的指导意义。

2.五味与五脏的关系 《灵枢·五味》论述了食入五味，各走其所喜的五脏，如酸味入肝、苦味入心、辛味入肺、甘味入脾、咸味入肾。而通过这种对应关系，又将五味的功能应用于五脏，日常所食的五谷、五果、五畜、五菜中都各具有五味所属。在五行理论框架卜形成一种理论，指导着临床治疗。

金代张元素认为"药之五味，随五脏所入而为补泻，亦不过因其性而调之"。他根据《黄帝内经》脏腑苦欲、虚实的补泻原则，提出了五脏五味补泻的具体用药范例。如治肝，辛散之以川芎，辛补之以细辛，酸泻之以白芍；治脾，甘缓之以甘草，甘补之以人参，苦泻之以黄连等，构成了其独特的药法体系，对指导临床用药具有重要的参考价值。

二、中药之"味"

1.五味理论与人体生理 《黄帝内经》认为,人禀天地之气以生,人身气化即天地之气化。《类经》释曰:"夫味得地之气,故能生五脏之阴。"阴者,脏腑阴精也,指物质基础而言。《素问·五运行大论篇》更为具体谈到"酸生肝,肝生筋,筋生心……苦生心,心生血,血生脾……甘生脾,脾生肉,肉生肺……辛生肺,肺生皮毛,皮毛生肾……咸生肾,肾生骨髓,髓生肝。"由此可见,五味对五脏起着重要的滋养和协调作用,五味化生精血方能形成人的有机整体。一般认为心喜苦、肺喜辛、肝喜酸、脾喜甘、肾喜咸,五脏对五味各有特定的亲和性。掌握脏、味之间的这种关系,对于正确使用药疗及食养都具有重要意义。

人体生命活动从根本上离不开阴阳的对立互根和消长转化,所谓"阴平阳秘,精神乃治"。而五味也可影响阴阳的盛衰,从阴阳属性上分,气属阳,味属阴,味厚者为阴中之阴,味薄者为阴中之阳;从五味运动转化而言,辛甘发散属阳,酸苦涌泄属阴,咸味涌泄属阴,淡味渗泄属阳。《素问·生气通天论篇》总结道:"是故谨和五味,骨正筋柔,气血以流,腠理以密,如是则骨气以精,谨道如法,长有天命。"由此可见,人体的生理结构和功能与五味的作用都是密切相关的。

2.五味理论与人体病理 中医理论认为,人体处于一个动态的平衡中,各脏腑相互制约、相互作用,对立统一,以平为期。若饮食五味偏嗜,则五味作用于人体太过或不及,就会造成脏腑功能偏盛偏衰,使脏腑之间这种相互制约的对立统一的平衡受到破坏,导致疾病的发生。《黄帝内经》以五行生克乘侮规律为线索,列举了不同生活环境、饮食习惯各不相同对发病方面的影响。《素问·生气通天论篇》云:"味过于酸,肝气以津,脾气乃绝;味过于咸,大骨气劳,短肌,心气抑;味过于甘,心气喘满,色黑,肾气不衡;味过于苦,脾气不濡,胃气乃厚;味过于辛,筋脉沮弛,精神乃央。"指出了虽然五脏的资生依赖于五味,但是过用五味却又能损害五脏的协调关系。

根据"同气相求"五味各走其所喜的理论,水能克火,若人体心气本虚,又摄咸过度,则可导致肾水太甚乘火,水气凌心;反之,若见心火亢盛证又为咸味所宜。故《黄帝内经》分别有"心病禁咸"与"心欲耎,急食咸以耎之,用咸补之"之说。又如《灵枢·五味》云"脾色黄,宜食咸",脾胃土为肾水之所不胜,若肾得谷味之咸,则可反克中焦脾胃之实积。根据这些基本的原则,执法以制方,才能圆活自如。类似的关于五味与人体病理的论述在《黄帝内经》中是很丰富的。

尤其值得重视的是,在《灵枢·五味》中不仅记载了五味所入和各有所走、各有所病,更详细解释了五味致病的病机,如在谈到"酸走筋,多食之令人癃"时,解释道:"酸入于胃,其气涩以收,上之两焦,弗能出入也,不出即留于胃中,胃中和温,则下注膀胱，膀胱之脆薄以濡，得酸则缩蜷，约而不通，水道不行，故癃。"其论从酸主收涩，影响气化运行入手，指出过食酸味，可产生膀胱约而不通的癃闭病，病变涉及与水液代谢密切相关的三焦、胃、膀胱诸腑。其余诸脏也各有较深刻分析，对临床实践具有重要的指导意义。

3.五味理论对诊治的指导

（1）对诊断的指导。脏腑阴阳与五味密切相关，五味影响脏腑。反之，脏腑本身的病变也可表现为对五味感觉嗜好的改变上，如：《素问·奇病论篇》云："有病口甘者……此五气之溢也，名曰脾瘅……此肥美之所发也。"临床上认为口甜为脾热证之一，由于多食肥甘厚味之品，肥则助阳生热，甘者性缓留滞，碍脾不运，水谷精微，留滞于脾而不得转输，脾热之气上泛则口甜。同理，胆为少阳相火，其气主升，胆热气上逆，胆汁上溢则口苦；咳吐咸痰多为肾虚水泛，等等，这类依据五味辨证的方法已经被医家广泛地运用。

（2）对治疗的指导。《素问·至真要大论篇》云："夫五味入胃，各归所喜，故酸先入肝，苦先入心，甘先入脾，辛先入肺，咸先入肾。"这里所谓某味先入某脏，说明五味的归脏是有主次轻重之分的，这是五味理论指导临床实践的前提基础。由于机体受邪不同，所中脏腑、经络各异，而五味与人体生理病理关系密切，五味所入脏腑经络、所发挥的补泻也各不同。人们便可以运用五味之性去纠正脏腑之偏，以达到治疗疾病的目的。后世以某药引药入某经，用以治疗该经之病的"引经药"，便是《黄帝内经》五味归脏理论的发挥。

五味理论运用于临床内容丰富多彩。《素问·脏气法时论篇》云："肝苦急，急食甘以缓之……心苦缓，急食酸以收之……脾苦湿，急食苦以燥之……肺苦气上逆，急食苦以泄之……肾苦燥，急食辛以润之。"如脾之所苦为湿，临床上对湿滞脾胃、气机不畅者可参选平胃散化裁。方中苍术、厚朴、陈皮皆苦温之品以燥湿健脾。再如五脏所欲，脾之所欲为甘，临床上常以小建中汤治疗中央脾土受损，营卫气血生化之源不健所致虚劳里急。在姜桂辛甘化阳，芍甘酸甘养阴的基础上重用饴糖，甘温质润，温中补虚，既能益脾气而养脾阴，又可缓肝急而止痛。

金代张元素认为"药之五味，随五脏所入而为补泻，亦不过因其性而调之"。他根据《黄帝内经》脏腑苦欲、虚实的补泻原则，提出了五脏五味补泻的具体用药范例。如治肝，辛散之以川芎，辛补之以细辛，酸泻之以白芍；治脾，甘缓之以甘草，甘补之以人参，苦泻之以黄连等，构成了其独特的药法体系，对指导临床用药具有重要的参考价值。

传统"君臣佐使"的研究方法强调药物配伍的治疗作用，但对配伍后气味间的变化规律认识不足。《素问·至真要大论篇》进一步指出了五味相配的治疗原则："五味阴阳之用何如……辛甘发散为阳，酸苦涌泄为阴；咸味涌泄为阴，淡味渗泄为阳。六者或收或散，或缓或急，或燥或润，或软或坚，以所利而行之，调其气，使其平也。"对于气味配伍规律这一问题，王氏通过《黄帝内经》《伤寒论》中有关五味化合内容进行归纳分析后认为，五味化合有其自身规律可循。其规律可分为两类：

①为相辅相成的作用，如辛甘发散、甘淡利湿等。如临床上用治心阳不足之桂枝甘草汤，便是以此为法的。该方选择属阳性味的药相互配合，桂枝辛温，甘草甘温，二药合用，辛甘化阳，温补心阳，养心定悸。

②为相反相成的作用，如辛开苦降、辛散酸收、甘苦补泻。如半夏泻心汤，其中辛味药如桂枝、干姜、半夏等能直通气机，祛寒化湿；苦味药如黄连、黄芩、枳枳实等，能泻热和胃，消除痞满。两者合用，可达到辛开苦降、畅通气机、调和寒热、消除痞满的作用。

《黄帝内经》对五味理论的另一深刻认识在于提出味之厚薄不同，功用各异。《素问·阴阳应象大论篇》曰："味厚则泄，薄则通，气薄则发散。"大黄黄连泻心汤治疗中焦胃脘无形邪热之气痞塞之证，由大黄和黄连两味组成，关键在于煎服之法。方后附曰："以麻沸汤二升，渍之，须臾，绞去滓，分温再服。"大黄、黄连皆为苦寒之品，然气味俱厚，若用水煮取，则多走胃肠而行泻下之功。本方取麻沸汤浸渍稍许，绞汁而服，意在避其苦味之厚，薄取其气，以泻热消痞于中而不行下泄之能。对比三黄泻心汤便更显而易见了。两者药味相近，而后者以水煮服，则功效迥异：大黄苦寒降泄，泻心胃之火且导热下行，通利大肠；芩连苦寒直折火势而治心火内盛，迫血妄行诸症，则是取其苦味之厚了。

不仅如此，《素问·至真要大论篇》还把司天在泉、六气分治的变化所产生的疾病，及因六气胜复而产生的病变作了详细论述，其中关于五味配伍理论阐发得尤为淋漓尽致。如治疗卒中表虚证之"桂枝汤"，则充分体现了《黄帝内经》有关风邪致病的治则。成无己在《伤寒明理论》中释道："桂枝辛热，用以为君，必谓桂犹圭也，宣导诸药，为之先聘，是犹辛甘发散为阳之意。盖发散风邪必以辛为主，故桂枝所以为君也。芍药味苦酸微寒，甘草味甘平，二物用以臣佐也，《黄帝内经》所谓'风淫所胜，平以辛，佐以苦，以甘缓之，以酸收之'，是以芍药为臣，而甘草为佐也。生姜味辛温，大枣味甘温，二物为使者，《黄帝内经》所谓'风淫于内，以甘缓之，以辛散之'，是以姜、枣为使者也"。任应秋先生对此评价甚高："如在泉淫胜之治，六气复气之治等所述，可谓已尽其气味配伍之能事。即以现在配制方剂的水平来衡量，它不仅毫无逊色，甚至说某些配伍，还不曾达到这样高的水平。"

4.指导药物归经 五色五味所入在古代中医学中指导中药的药物归经的判别方法之一，是依据药物自身的特性，即形、色、气味、禀赋等的不同，进行归经的方法。如味辛、色白入肺经、大肠经；味苦、色赤入心经、小肠经等，都是以药物的色与味作归经依据的；此外还有以药物的质地轻重作为归经的依据，如磁石、代赭石重镇入肝，桑叶、菊花轻浮入肺；还有以形、气归经的例子，如麝香芳香开窍入心经，佩兰芳香醒脾入脾经，连翘象心而入心经清心降火等。

以药物特性作为归经方法之一，虽然也存在着药物特性与归经没有必然联系的缺陷、但它是从药物自身角度分析药物归经还是有一定意义的。可见归经受多种因素的影响，不能偏执一说，要全面分析归经才能得出正确结论。

总之，《黄帝内经》五味理论是历代医家制方选药所必须遵循的重要原则。后贤在此基础上进一步发挥，如辛凉清热、苦酸泻热、苦温燥湿、甘淡利湿等诸法，更与四气结合，形成系统的气味配伍理论，有力地推动了中医药学的发展。所以我们在临床组方用药，必须明五味之用，宗五味配伍之法。不可只知专药治病之验，而不分药之阴阳五味。中医药的疗效核心不在实体解剖，而在内外气化功能；不仅在于药量大小，而更在于气味厚薄。

第五节　中药四气五味的作用差异

《神农本草经》，其序录云："药有酸咸甘苦辛五味，又有寒热温凉四气。"中药的"四气"也称"四性"。书中以四气配合五味，共同标明每味药的药性特征，开创了先标明药性，后论述药物功效及主治病证的本草编写体例，奠定了以四气五味理论指导临床用药的基础。即每一味中药都具有一定的性和味，每味中药的四气五味都不同，因而有不同的治疗作用。

由于每种药物都同时具有气和味，因此两者必须综合起来分析、应用。缪希雍谓："物有味必有气，有气斯有性。"强调了药性是由气和味共同组成的。换言之，必须把四气和五味结合起来，才能准确地辨别药物的作用。重五味轻四气、重药物成分都不能正确、全面地指导中药在临床中的应用。

一般来讲，可以根据药物的"气""味"推断出药物的大致作用。

（1）气味相同，作用相近。同一类药物大都如此，如辛温的药物多具有发散风寒的作用，甘温的药物多具有补气助阳的作用。

（2）气味虽然相同，但又有主次之别。如黄芪甘温，偏于甘以补气，锁阳甘温，偏于温以助阳。

（3）气味不同，作用有别。如黄连苦寒，党参甘温，黄连功能清热燥湿，党参则补中益气。

（4）药物气同味异、味同气异者其所代表药物的作用则各有不同。"味之薄者，为阴中之阳，味薄则通，酸、苦、咸、平是也。味之浓者，为阴中之阴，味浓则泄，酸、苦、咸、寒是也。气之浓者，为阳中之阳，气浓则发热，辛、甘、温、热是也。气之薄者，为阳中之阴，气薄则发泄，辛、甘、淡、平、凉、寒是也。"

如麻黄、杏仁、大枣、乌梅、肉苁蓉同属温性，由于五味不同，则麻黄辛温散寒解表、杏仁苦温下气止咳、大枣甘温补脾益气、乌梅酸温敛肺涩肠、肉苁蓉咸温补肾助阳；再如桂枝、薄荷、附子、石膏均为辛味，因四气不同，又有桂枝辛温解表散寒、薄荷辛凉疏散风热、附子辛热补火助阳、石膏辛寒清热降火等不同作用。

（5）一药兼有数味，则标志其治疗范围的扩大。如当归，辛甘温，甘以补血、辛以活血行气、温以祛寒，故有补血、活血、行气止痛、温经散寒等作用，可用治血虚、血滞、血寒所引起的多种疾病。

又如陈皮，来源于橘的果实，秋季成熟，得火气少而金气多，味辛、苦，性温，无毒。入肺、肝、脾、胃四经，主下气消食、化痰破结，止呕咳，定霍乱，疗吐泻，利小便，通五淋、逐膀胱留热，杀寸白虫。陈皮味辛，能泄肺部，金能制木，故入肝家；肝木调达脾土不受侮，故入脾胃。采时性以极热，如人至老成，则酷性渐减。收藏又复陈久，则多历梅夏而烈气全消，温中而无燥热之患，行气而无峻削之虞，中州之胜剂也。

（6）五味还可与五行配合与五脏联系起来。如《素问·宣明五气篇》说："酸入肝（属木）、苦入心（属火）、甘入脾（属土）、辛入肺（属金）、咸入肾（属水）。"即作了概括的说明。但这仅是一般的规律，并不是一定不变的。如黄柏味苦、性寒，作用是泻肾火而不是泻心火；枸杞子味甘，作用是补肝肾而不是补脾土等。因此不能机械地看待这一问题。

（7）配伍其他药物复方用药时，就可能出现或用其气，或用其味的不同情况。今人如果不了解中药的气与味，就无法很好地遣方用药，沦为冒用中药的医生而不是真正的好中医。

王好古《汤液本草》所谓："药之辛、甘、酸、苦、咸，味也；寒、热、温、凉，气也。味则五，气则四，五味之中，每一味各有四气，有使气者，有使味者，有气味俱使者……所用不一也。"

如升麻辛甘微寒，与黄芪同用治中气下陷时，则取其味甘升举阳气的作用；若与葛根同用治麻疹不透时，则取其味辛以解表透疹；若与石膏同用治胃火牙痛，则取其寒性以清热降火。此即由此可见，药物的气味所表示的药物作用以及气味配合的规律是比较复杂的，因此，既要熟悉四气五味的一般规律，又要掌握每一药物气味的特殊治疗作用以及气味配合的规律，这样才能很好地掌握药性，指导临床用药。

正是因为中医与中药共同运用的象思维，且人的藏象与药象同气相求，利用中药的不同"性"与"味"的功能趋势，调理五脏六腑经络气机之偏归于平衡，是中医运用中药治疗疾病的精髓所在，不可不知。

第六节 药象中升降浮沉的作用趋势

升降浮沉是药物对人体作用的不同趋向性，即药物对机体有向上、向下、向外、向内四种不同作用趋向。它是与疾病所表现的趋向性相对而言的。其中，升与降、浮与沉是相对立的。在实际应用中，升与浮、沉与降又有交叉，常相提并论，难以截然分开。

按阴阳属性区分，则升浮属阳，沉降属阴。升降浮沉表明了药物作用的定向概念，也是药物作用的理论基础之一。由于疾病在病势上常常表现出向上（如呕吐、呃逆、喘息）、向下（如脱肛、遗尿、崩漏）、向外（如自汗、盗汗）、向内（表证未解而入里），在病位上则有在表（如外感表证）、在里（如里实便秘）、在上（如目赤肿痛）、在下（如腹水、尿闭）等的不同，因而能够针对病情，改善或消除这些病证的药物，相对来说也就分别具有升降浮沉的作用趋向了。

《素问·六微旨大论篇》谓："升降出入，无器不有。"指出这是人体生命活动的基础，如一旦发生故障便导致疾病的发生。故《素问·阴阳应象大论篇》说："其高者，因而越之；其下者，引而竭之；中满者，泻之于内；其有邪者，渍形以为汗；其在皮者，汗而发之。"阐明了应根据升降出入障碍所产生疾病的病势和病位的不同，采取相应的治疗方法，为中药升降浮沉理论的产生和发展奠定了理论基础。金元时期升降浮沉学说得到了全面发展，张元素在《医学启源》中旨承《内经》，首倡"气味厚薄升降图说"，用运气学说阐发了药物具有升降浮沉不同作用趋向的道理。其后，李东垣、王好古、李时珍等又作了进一步的补充，使药物升降浮沉学说趋于完善。它作为说明药物作用指导临床用药的理论依据，是对四气五味的补充和发展。

影响药物升降浮沉属性的因素，除了与药物在自然界生成禀赋不同、形成药性不同有关，也受四气、五味、炮制、配伍等诸多因素的影响，贯穿着取向比类的中医思维方式。

1.药物的升降浮沉与四气五味有关 辛味能浮散，甘味能升缓，苦味能沉泄，咸味能降泄，淡味能渗泄。王好古云："夫气者天也，温热大之阳，寒凉天之阴，阳则升，阴则降；味者地也，辛甘淡地之阳，酸苦咸地之阴，阳则浮，阴则沉。"

一般升浮药，其性主温热，味属辛、甘、淡，质地多为轻清至虚之品，作用趋向多主上升、向外。就其所代表药物如麻黄、升麻、黄芪等药的具体功效而言，分别具有疏散解表、宣毒透疹、解毒消疮、宣肺止咳、温里散寒、暖肝散结、温通经脉、通痹散结、行气开郁、活血消症、开窍醒神、升阳举陷、涌吐等作用。故解表药、温里药、祛风寒湿药、行气药、活血祛瘀药、开窍药、补益药、涌吐药等多具有升浮特性。

一般沉降药，其性属寒凉，味属苦、酸、咸，质地沉重坚实，作用趋向多主下行向内。就其所代表的药物如大黄、芒硝、山楂等的具体功效而言，分别具有清热泻火、泻下通便、利水渗湿、重镇安神、平肝潜阳、息风止痉、降逆平喘、止呕、止呃、消积导滞、固表止汗、敛肺止咳、涩肠止泻、固崩止带、涩精止遗、收敛止血、收湿敛疮等作用。故清热药、泻下药、利水渗湿药、降气平喘药、降逆和胃药、安神药、平肝息风药、收敛止血药、收涩药等多具有沉降药性。

2.药物的升降浮沉与药物的质地轻重有关 汪昂《本草备要》药性总义云："轻清升浮为阳，重浊沉降为阴"，"凡药轻虚者，浮而升；重实者，沉而降"。《医学南针》曰："诸花居茎梢之上，翩翩欲舞，其气之轻扬可知。居至高之位，禀轻扬之气，故多能散头目之邪。""温热家治病，喜用花与叶，以温邪初感，多在上焦，花与叶体轻而主散，所谓'上焦如羽，非轻不举'。"例如金银花、桑叶、菊花、竹叶，这些花与叶在温邪初感，邪在上焦时常用。

一般而言，花、叶、皮、枝等质轻的药物大多为升浮药，如苏叶、菊花、蝉衣等；而种子、果实、矿物、贝壳及质重者大多都是沉降药，如苏子、枳实、牡蛎、代赭石等。《本草问答》亦提醒："根主上生，故性升；子主下垂，故性降；茎身居中，能升能降，故性和；枝叶在旁，主宣发，故性散。然每一药性，或重在根，或重在实，或重在茎，或重在叶，各就其性之所重以为药之专长，未可泛泛议论也。""同一辛味，而有根枝子叶之不同，总视其轻重升降之性，以别其治也。"即言植物药通常是通过不同部位的轻重来显其升降。

3.药物的升降浮沉与药物的生长部位有关 针对同样是根类的中药，古人将根又细分为"根""身""稍"三部分，王好古在《汤液本草》云："凡根之在土者，中半已上，气脉之上行也，以生苗者为根；中半以下，气脉之下行也，入土以为稍。病在中焦与上焦者用根，在下焦者用稍，根升而稍降。大凡药根有上、中、下，人身半已上，天之阳也，用头；在中焦用身；在身半已下，地之阴也，用稍，述类象形者也"。

陈嘉谟《本草蒙筌》谓："根稍各治，尤勿混淆。生苗向上者为根，气脉行上；入土垂下者为稍，气脉下行。中截为身，气脉中守。上焦病者用根；中焦病者用身；下焦病者用稍。盖根升稍降，中守不移故也。"这里是将植物的根一分为三，近苗者仍称根，根之中部为身，根之尾稍为稍，分别行上、中、下焦。就是将植物的根与人做类比，生苗的根部对应人体的头部和上焦，根的末稍稍对应人体足部及下焦，根的中段对应人体躯干及中焦，根的不同部位的气味归经有异，治疗侧重也不同。

例如当归，全当归、当归头、当归身、当归尾分别入药，功效有所不同：当归身偏于养血，代表方剂《补中益气汤》；归尾偏于破血，代表方剂《补阳还五汤》；全当归补血活血，代表方剂《四妙勇安汤》，当归头偏于活血行瘀，多见于名医验方中用于治疗头部血虚血瘀、阳气不举等证。

除上述一般规律外，某些药也有特殊性，比如，旋覆花虽然是花，但功能降气消痰、止呕止噫，药性沉降而不升浮；苍耳子虽然是果实，但功能通窍发汗、散风除湿，药性升浮而不沉降，故有"诸花皆升，旋覆独降；诸子皆降，苍耳独升"之说。又如，《本草问答》说："炉甘石、海石质皆轻浮，然究系石体乃沉中之浮也，故不能达巅，而只能散肺胃痰火之结。"一般石体本应沉，但此二石的质并不重，因此具"沉中之浮"的特性。此外，部分药物本身就具有双向性，如川芎能上行头目、下行血海，白花蛇能内走脏腑、外彻皮肤。由此可见，既要掌握药物的一般共性，又要掌握每味药物的不同个性，具体问题具体分析，才能确切掌握药物的作用趋向。

应当指出，药物质地轻重与升降浮沉的关系，是前人用药的经验总结，因为两者之间没有本质的联系，故有一定的局限性，只是从一个侧面论述了与药物升降浮沉有关的作用因素。

药物具有升降浮沉的性能，可以调整脏腑气机的紊乱，使之恢复正常的生理功能，或作用于机体的不同部位，因势利导，驱邪外出，从而达到治愈疾病的目的。例如黄芩味苦平，性寒，无毒。入肺、大肠、膀胱、胆四经，主崩淋热疸，痛痢恶疮，解毒收口，去翳明目，调经安胎，中枯而飘者，泻肺火，消痰利气，除风湿留热于肌表。细实而坚者，泻大肠火，养阴退阳，滋化源除热于膀胱。枯飘者有上升之象，故入肺，坚实者有下行之理，故入大肠诸经。性甚寒，苟无实火，不宜用之。

原则上病变部位在上在表者宜升浮不宜沉降，如外感风热则应选用薄荷、菊花等升浮药来疏散；病变部位在下在里者宜沉降不宜升浮，如热结肠燥大便秘结者则应选用大黄、芒硝等沉降药来泻热通便；病势上逆者，宜降不宜升，如肝阳上亢头晕目眩则应选用代赭石、石决明等沉降药来平肝潜阳；病势下陷，宜升不宜降，如气虚下陷久泻脱肛，则应用黄芪、升麻、柴胡等升浮药来升阳举陷。总之，必须针对疾病发生部位有在上在下在表在里的区别，病势上有上逆下陷的区别，根据药物有升降浮沉的不同特性，恰当选用药物，这也是指导临床用药必须遵循的重要原则。

此外，为了适应复杂病机，更好地调节紊乱的脏腑功能，还可采用升降浮沉配合并用的用药方法，如治疗表邪未解，邪热壅肺，汗出而喘的表寒里热证，常用石膏清泄肺火，肃降肺气，配麻黄解表散寒，宣肺止咳，二药相伍，一清一宣，升降并用，以成宣降肺气的配伍。用治心肾不交虚烦不眠，腰冷便溏，上热下寒证，常用黄连清心降火安神，配肉桂补肾引火归原，以成交通心肾，水火既济的配伍。再如治疗湿浊中阻，头痛昏蒙，腹胀便秘，升降失调的病证，常用蚕沙和中化湿，以生清气，配皂角滑肠通便，润燥降浊，以成调和脾胃、升清降浊的配伍。可见升降并用是适应复杂病机，调节紊乱脏腑功能的有效用药方法。

第七节　药物归经与药象

药象，当包括物象与应象。物象即药物所表现出来的外在自然特征，应象指药物进入人体之后作用于人体所表现的现象或特性。中药大都源于天然，生长于天地之间，禀受阴阳之气，受自然环境如水土、地域、气候等的影响，循生长化收藏之序，进而成为独具特性、有别于它的万物之一。其所具有的气、味、色、形、质、品性、部位、产地、时令性等，其本质无一不是构成万象之"气"的不同表现形式，即《神农本草经百种录》之"凡药之用，或取其气，或取其味，或取其形，或取其质，或取其性情，或取其所生之时，或取其所成之地，各以其所偏胜而即资之疗疾，故能补偏救弊，调和脏腑。深求其理，可自得之"。

由此可知，中药之象应是构成其本身的气、味、色、形、质等要素的合象。若仅以应象（四气、五味、归经、升降浮沉等）来论中药功效之理，即或失之于表浅化，而只有从诸象合参的立体象角度，才能更恰当、更有利于解释与理解其药性药理。

在识药过程中，古人发现药物的不同部位、质地、形状和习性等与其升降、功效等都有一定的内在关系。如药入诸经，有因形而相类者、有因性相从者、有因气相求者、有因质相同者。

一、中药归经的判定方法

中药归经，即药物作用的定位，把药物的作用与人体的脏腑经络密切联系起来，以说明药物作用对机体某部分的选择性，从而为临床辨证用药提供依据。

中药归经理论是建立在脏腑经络辨证基础之上的。归经的确定主要以药物所治病证的病位为其依据，但由于中医以阴阳五行理论为说理工具，多采用取象类比的方法，确定药物归经的依据也有所不同。经络能沟通人体内外表里，在病变时，体表的疾病，可以影响到内脏；内脏的病变，也可以反映到体表。因此人体各部分发生病变时所出现的证候，可以通过经络而获得系统的认识。中药归经可以一药归一经，也可以一药归多经。

1. 以所治病证的脏腑归属为依据确定药物的归经　以直接治疗本脏本腑的病变为依据确定药物归经在临床上，能治疗咳嗽、气喘等肺系疾病的药物归入肺经，如杏仁、百部治疗咳嗽气喘归入肺经；能治疗心悸怔忡等心系疾病的药物归入心经；能治疗阳痿、遗精等肾系疾病的药物归入肾经。在治疗温病传变过程中，能治疗卫、气分病证之主药多归于肺、胃经，能治疗营血分病证之药多归于心肝经。

2. 以治脏腑所主组织器官的病变为依据确定药物归经 人体通过经络将脏腑、组织、器官联结成一整体，体表的病变可通过经络影响在内的脏腑，脏腑的病变亦可反映到体表。五脏主五体、五官、五志，因为肝主筋，所以临床上能治手足震颤、肢体麻木、屈伸不利、角弓反张等症的药物多归肝经。因肝开窍于目，目为肝所主之器官，所以能治夜盲或视物不清、两目干涩、目赤痒痛等症的药物也归肝经。

3. 以所治病证的经络归属为依据确立药物的归经 经络和脏腑是不可分割的整体，治疗经络所经过部位的病变，也是治疗脏腑所主的组织器官。如胃经起于鼻旁，下行沿鼻，外入上齿中，还出，环口绕唇，沿发际至前额，故能治疗胃经所循行部位的病变如前额疼痛、牙龈肿痛的药物归入胃经，如解表药的白芷长于治前额疼痛、齿痛、鼻疾，归胃经。除十二正经外，历代本草记载中也有关于入冲任督带的药物。如《本草正义》谓续断治"女科之胎产经带，奇经八脉诸病……其效甚宏"。《本草纲目》谓鹿肉能通督脉，傅青主谓山药、芡实专补任脉之虚等。

4. 以所治的六经病证为依据来确定药物的归经 治六经病证之太阳病的主药归膀胱经，如桂枝；用治少阳病之主药归胆经，如柴胡，用治阳明病的主药归胃经，如葛根。

二、药象中蕴含的中药归经信息

1. 以五味配五脏来确定药物的归经 《素问·至真要大论篇》云："夫五味入胃，各归所喜，故酸先入肝，苦先入心，甘先入脾，辛先入肺，咸先入肾"。这里所谓某味先入某脏，说明五味的归脏是有主次轻重之分的，这是五味理论指导临床实践的前提基础。

由于机体受邪不同，所中脏腑、经络各异，而五味与人体生理病理关系密切，五味所入脏腑经络、所发挥的补泻也各不同。我们便可以运用五味之性去纠正脏腑之偏，以达到治疗疾病的目的。

后世以某药引药入某经，用以治疗该经之病的"引经药"，便是五味归脏理论的发挥。药物的归经以辛入肺、苦入心、甘入脾、咸入肾、酸入肝来标定。如黄芪、党参皆味甘而入脾经，陈皮、紫苏皆味辛而归肺经等。此种标定药物归经的方法有部分药物符合客观实际，但不同的药物具有不同的象，都会对归经产生影响，如龙胆草味苦而并不归心经，不能教条套用。

2. 以五气配五脏来确定药物的归经 早在《内经》中即有"燥气入肝，焦气入心，香气入脾，腥气入肺，腐气入肾"之说，这就是中药炮制中健脾消食药强调要炒香使用的理论基础，古人认为炒香可引药物入脾经，增强健脾作用。

3. 以五色配五脏来确定药物的归经 《素问·五脏生成篇》言："色味当五脏：白

当肺、辛，赤当心、苦，青当肝、酸，黄当脾、甘，黑当肾、咸。"张介宾在《景岳全书·传忠录》中也肯定道："以五色分五脏，其理颇通。"以色白入肺、色赤入心、色黄入脾、色青入肝、色黑入肾的五色配五脏确定药物的归经，在历代本草中也时有所见。如白及色白入肺经，朱砂色赤入心经，黄芪色黄入脾经等。

4.以药物的质地、形状等特征为依据来确定药物的归经 归经理论与形性气质也有关，吴仪洛《本草从新》曰："凡药各有形、性、气、质，其入诸经，有因形相类者，如连翘似心而入心，荔枝核似睾丸而入肾之类；有因性相从者，如润者走血分，燥者入气分，本乎天者亲上，本乎地者亲下之类；有因气相求者，如气香入脾，气焦入心之类；有因质相同者，如头入头，干入身，枝入肢，皮行皮，又如红花、苏木汁似血而入血之类，自然之理可以意得也。"又言："凡质之轻者上入心肺，重者下入肝肾，中空者发表，内实者攻里，为枝者达四肢，为皮者达皮肤，为心为干者，内行脏腑，枯燥者入气分，润泽者入血分，其上下内外各以其类相从者。"

具体而言，药株部位之象：对应人身，上部的花、叶、果实，多可疗头部、咽喉之疾；中间的枝、茎，多可疗胸、心、肺之疾；下部的根、块根，多可疗人体下部及肝、肾之疾。以紫苏为例，苏叶、苏梗均能辛温发散、理气宽胸，但苏叶偏于解表散寒；苏梗长于理气宽胸、止痛安胎；苏子则功偏降气消痰、止咳平喘、润肠。又如当归，其头止血，其身补血，其尾破血。

药物质地之象：植物、动物、矿物的质地各有不同，即是药物的不同药用部位如根、茎、花、实等，其质地也多有异。如《医暇卮言》之"滋益之味，骨肉为重；疏利之气，草木为先"；又如《本草问答》之"动植之物，性皆不镇静也，惟金石性本镇静，故凡安魂魄、定精神、填塞镇降，又以金石为要"。

质地象与部位象常须互参而看。《侣山堂类辩》曰："五气分走五脏，五味逆治五行，皮以治皮，节以治骨，核以治丸，子能明目，藤蔓者治筋脉，肉者补血肉，各从其类也。如水草、石草，其性主升；梢杪子实，其性主降；甘香之品，能横达于四旁；寒热之气，性浮沉于上下，在土之根，本乎上者亲上，本乎下者亲下；在外之枝干，在根者治本，在枝者行于四肢。此物性之自然也。"

药物形态之象：形似者而用或相近，如药之为枝者，达四肢；为皮者，达皮肤；为心为干者，内行脏腑；质之轻者，上入心肺；重者，下入肝肾；中空者，发表；内实者，攻里；枯燥者，入气分；润泽者，入血分。藤类植物多缠绕攀缘，屈曲而生，犹如络脉，纵横交错，无所不至，故而善走经络。虽其多可舒筋活络、祛风除湿，如雷公藤、络石藤、忍冬藤、青风藤、鸡血藤等，但因性味、归经有异，故而主治也有不同。其他尚有牛膝其节如膝故能治膝胫之疾、续断多筋而续绝伤、杜仲多筋坚韧能坚筋骨、伸筋草似筋而能舒筋通络等例。

习性之象：指药物的自然本性，包括动物的生活习性与植物的生长特性。如《续名医类案》曰："虫蚁皆攻，无血者走气，有血者走血，飞者升，地行者降。"又如《本经疏证》曰："栽此物（麻黄）之地，冬不积雪，为其能伸阳气于至阴之中，不为盛寒所凝也。"阳和汤治阳虚寒凝痰留之阴疽，用麻黄即是取此意。

此外，根据药之形态，兼参其色、质、味与部位等，民间还总结有很多药理歌诀，如"大地生草木，性用各不同……生毛能消风，黏泥拔毒功；中空能利水，有刺能排脓；茎方善发散，骨圆退火红；叶缺能止痛，蔓藤关节通；色红主攻瘀，色白清肺宫；味苦能泻火，味甘可补中；酸敛涩止血，辛散咸润融……"等等。

综上所述，归经理论在古代中医学中指导中药的药物归经，分不同维度，各有侧重，不能机械地照搬套用，如麻黄虽色黄，但它除色黄外还具有其他特性，其归经并不在脾，所以归经理论是以脏腑经络理论为依托，在归纳药物自身特性的基础上，结合临床疗效作为判定依据。因此在理解古籍文献时要全面分析药物各个维度的象及其在应用中所占比例的多寡，审慎判定，不可简单教条地生搬硬套。

第八节　药物的有毒与无毒

中药毒性的概念与内涵十分复杂，既包含了现代药学意义上的毒理毒性，即使用后容易引起的毒性反应，又包含了古代文献中称的"毒"性，即中药特殊的偏性，即偏温、偏热、偏凉、偏寒。偏性是中药毒性的主要本质。中药离开了偏性，就缺少了起效的主要基础，也就不能起到治病作用。从中药的起源可以看到，中药从大量的"百草"中被区分开来，尤其是与食物进行区分，就是因为其具有一定的偏性（毒性），可以纠正人体的偏盛偏衰。实际上药物的有毒与无毒提升了药物偏性与人体偏性的关系，食物主要用以补充人体机能必需的营养成分，而中药主要用以纠正人体的偏盛偏衰，从而达到一定的效果。

中药的毒性是中药药性的组成之一，其与气味和归经一样，与中药的功能主治有密切关系，同时也是认识中药药效的主要方面。

张介宾《类经》中指出："药以治病，以毒为能。所谓毒者，因气味之偏也。盖气味之毒为能。偏，药饵之属也，所以祛人之邪气"。张从正《儒门事亲》对药性之偏，认为"凡药皆毒也，非止大毒、小毒谓之毒，虽甘凡药皆毒也，甘草、人参，不可不谓之毒，久服必有偏性"。

《神农本草经》载药365种。按其特性分为上中下三品。本草中所述药性有毒无毒并非专指有无毒害，而是主要是指药性的强弱、缓烈。性峻烈之品多被视为毒药。

用药毒攻病毒是中医临床治疗的基本法则之一。中药毒性的效用还表现在对一些疑难病和重大疾病有特殊的治疗作用，或一些疑难和重大疾病必须使用毒性较猛的中药治疗才能起效，此即所谓的"以毒攻毒"。一些以常用无毒中药难以奏效的怪痼顽疾每有毒药治而取效。

如雄黄有毒，能攻毒杀虫疗恶疮。大风子有毒，能攻毒杀虫，治麻风。洋金花、天仙子有毒，能麻醉止痛。如机体里寒过甚或亡阳证，必须用大辛大热的生附子配以人参服用，而表阳虚用辛热程度有所降低的炮附子。汉代张仲景的《伤寒杂病论》中有很多经方用以治疗急难重病，其中就有很多使用了毒性较大的中药，如生附子、生半夏等。

在治疗癌症时，大量的有毒动物、矿物药被使用，如使用全蝎、蜈蚣、水蛭等治疗恶性肿瘤；再如砒石毒性较大，其主要成分三氧化二砷（As_2O_3），用以治疗白血病。如国医大师朱良春擅用虫类药和草木药的有毒中药（如黄药子、生半夏、蜈蚣、全蝎等）辨治恶性淋巴瘤；国医大师周仲瑛提出癌毒理论，使用全蝎、蜈蚣、蟾蜍、蜂房、马钱子、红豆杉等毒性中药，辨治乳腺癌等多种恶性肿瘤，均是目前临床擅用有毒中药治疗疑难杂病的有效例证，值得业内人士学习与借鉴。

现代临床有一些名老中医在治疗某些急难重病时，还会使用毒性大的中药并在临床取得了较明显的疗效，但很多年轻医生虽然辨证准确，但惧怕中药的毒性，不敢用生附子、生半夏，而希望通过加大炮附子、制半夏的用量来治病，疗效却往往不如人意。因此，用好用对有毒中药是提高中医药临床疗效的重要基础。

有毒无毒是中药药性理论的重要组成部分，毒性中药的合理使用应从中国传统医学的角度出发，全面了解中药毒性的内涵与本质，对临床用药具有重要的指导意义。通过合理炮制，准确使用剂量、合理配伍，可以使有毒中药化有毒为无毒，解除病患痛苦。综上所述，中药作用于人体，不只是通过有效成分一个维度，而是以四气五味、归经、毒性、升降沉浮、厚薄、轻重、缓急、色臭、形体等若干个维度共同发挥作用，每一味中药本身就是一个开放的复杂系统，再经过配伍，令君臣佐使排兵布阵，若干个复杂系统互相作用、融合、增强或抑制，从而完美地与人体这个巨系统相互嵌合，达到调整人体之偏，使人体阴阳平衡，筋脉和顺，骨髓坚固，气血流行，各从其道，这样就达到了内外阴阳之气调和，虽有邪气来侵，也不能为害，从而健康生活。

第三章 用中医思维理解中药炮制

中药炮制是指按照中医药理论，根据辨证施治用药的需要和药物自身性质，以及调剂、制剂和临床应用的不同需要，所采取的一项独特的制药技术。炮制对中药的四气五味、升降沉浮、归经、毒性会产生一定的影响，需要根据用药目的进行合理炮制。用药不知炮制，如辨证不知阴阳。

中药炮制有其传统的制药原则，归纳为：相反为制，相资为制，相畏为制，相恶为制。中药炮制的具体方法可归纳为：制其形、制其性、制其味、制其质。

第一节 五行生克制化理论对中药炮制的指导

五行生克制化理论来源于上古先贤，仰观天之六气，俯察地之五行，辨草木、金石、禽兽之性，而合于人之五脏、六腑、十二经脉。把人看作一个整体，木生火、火生土、土生金、金生水、水生木，生生不息；同时，木克土、土克水、水克火、火克金，平衡制约。例如木气可以生火，可以克土，木气太过时，会被金气克伐。

如果一个人的肝气太过，会导致心火上炎，脾气不足。人体这个精妙的系统为了避免某一气太过，就安排了抑制、管理它的藏气，肺的金气就可以克制木气，使其不一家独大，以达到整体的阴阳平衡。正常情况下，人体自身可以通过五行生克制化达到动态平衡，某种藏气出现了过剩或不足，都可以依靠相生或相克的藏气进行调节，但当这种过剩或不足超出一定范围而自身无法调节时，就形成了疾病，就需要依靠药物帮助人体达到新的平衡。

按照中医药理论，阴阳五行无处不在，气无处不在，大可以推及宇宙万物，小可以体现在一粒小小的种子之中。地球上一年有四季，每一季中都包含着金木水火土五行，即使在炎炎的夏季，也不仅仅只有炎炎烈日，还会有风、有雨、有阴、有晴。对应到人，主人的心气，虽以火气为主，但也有木气、土气、金气、水气，对应于经络中有井荥输经合五腧穴，这些藏气交织在一起，相互影响、相互作用。

中药同样蕴含着生克制化理论。例如食盐味咸，性温，无毒，入肾、肺、肝三经。

食盐味咸，本应该归肾经，为什么还作用于肺、肝二经？这就是五行生克中金生水，肺金生肾水，水生木，肾水生肝木，肺为肾母，肝为肾子，所以除了肾之外，肺、肝均为盐之所入。《本草》云，盐"多食伤筋损肺，水肿及咳嗽血虚者忌之"。为什么呢？因为咸走肾，过多则肾不能胜而受伤。于是子病及母，盗食母气，而肺气已损，母病及子，肾水不能化生肝木，肝主筋而藏血，肺主咳嗽而生水，数证之来，宁能免耶？

中药中有一药而兼五味者，比如五味子。五味子，皮肉甘酸，核中辛苦，且都有咸味。五味俱备，故名五味子。性温，无毒，入肺、肾二经，滋肾中不足之水，收肺气耗散之金。除烦热，生津止渴；补虚劳，益气强阴。在五行理论中，咸味属水，且有木、火、土、金，故虽入肺肾，而五脏咸补，乃生津之要药，收敛之妙剂。可以除烦热，生津止渴；补虚劳，益气强阴。雷敩云："凡小颗、皮皱泡者，有白扑盐霜一重，其味酸、咸、苦、辛、甘为全者，真也。凡用，以铜刀劈做两片，用蜜浸蒸，从巳至申，却以浆水浸一宿，焙干用之。""以铜刀劈做两片"的目的就是让五味尽出。现在为了便于保存，改为临方捣碎。

又如酸枣仁，味酸，性平，无毒，入心、脾、肝、胆四经。主筋骨酸痛，夜卧不宁，虚汗烦渴，安和五脏，大补心脾。它既可以治失眠，又可以治嗜睡，奥秘就在于它的生熟不同，寒温有异，作用经络不同。炒熟治失眠；生用治嗜卧不休。枣仁味酸，本入肝经。而心则其所生者也（木生火），脾则其所制者也（木克土），胆又其相依之腑也（肝胆相表里），宜并入之，所以酸枣仁入心、脾、肝、胆四经。《圣惠方》云：胆虚不眠，寒也，炒熟为末，竹叶汤调服。枣仁炒熟后增加温性，酸入肝且通胆经，熟枣仁酸温，治胆虚寒所致失眠。枣仁治嗜睡的病机为脾主四肢，又主困倦，肝旺则木来克土，脾气受侮，令人多睡。《济众方》云：胆实多睡，热也，生研为末，姜茶汤调服。枣仁秋成者也，生则得全金气，而能治肝木，肝木有制，则脾不受侮，而运行不睡矣。

第二节　炮制对药性的影响

中药药性包括四气、五味、升降浮沉、归经、补泻、润燥、毒性等，这是中药本身固有的性能。临床遣方用药时利用中药不同的特性，补偏救弊，调整机体阴阳气血的偏盛偏衰，恢复生理平衡而达治疗疾病的目的。利用炮制技术对中药进行加工，或制其形，或制其性，或制其味，或制其质，可以调整或改变药性，或降其毒性，或纠其偏性，或增其功效，或作用专一等，取其所需以满足临床辨证施治的用药要求。

一、中药炮制对中药"四气"的影响

四气，亦称四性，指中药的寒、热、温、凉四种特性，用来反映中药对人体感受寒邪或热邪的影响。一般能治疗热证的中药，大多属于寒性或凉性；能治疗寒证的中药，大多属于热性或温性。炮制可以影响药性。元代齐德之《外科精义》曰："夫药者，治病之物，盖流变在乎病，主治在乎药，制用在乎人，三者不可阙也。"炮制可改变四性。

1.炮制可增强药性 用与药性相似的辅料或某种炮制方法来增强药效，称为"相资为制"，亦称从制。即以寒性辅料或中药来炮制寒性的中药，称为"寒者益寒"；以热性辅料或中药来炮制热性的中药，称为"热者益热"。临床上使用寒药如不能拮抗热邪，或使用热药不能克制寒邪时，可采用"以寒制寒"或"以热制热"的炮制方法，扶其不足，起协同作用，使药性增强而药效提高。如用胆汁制黄连，即取其"以寒制寒"。胆汁性味苦寒，黄连，性味亦苦寒，两者皆属寒性，均能清热解毒，炮制后起协同作用，胆黄连清泻肝胆实火的作用更强。用咸寒的食盐炮制苦寒的知母、黄柏，可增强滋阴降火的作用。以辛热的酒炮制辛热的仙茅、阳起石，即"热者益热"或"以热制热"，可增强其温肾助阳的作用。

2.炮制可缓和药性 用与药性相对立的辅料或中药的炮制方法，可使药性缓和，称为"相反为制"，亦称反制或逆制。采用"以热制寒"或"以寒制热"以抑制药物偏性。

例如寒水石味辛、甘，性大寒，无毒。入五脏诸经，主内外大热，时行热渴，腹中积聚，解巴豆毒。凡使，须姜汁煮之，汁尽为度，细研用。寒水石性极寒冷，故于五脏靡所不入。过服令人肠胃受寒，不能饮食。雷公云：凡使，先须用生姜自然汁煮，汁尽为度。细研成粉，然后用之。每修十两，用姜汁一镒（古代重量单位，一镒合二十两）。如果患者有热但未达到大热的程度，需要用寒水石清其热，但又要避其寒性太过而伤肠胃，用温性的生姜取汁与其共煮，且姜汁的用量是药量的两倍，以制约寒水石的大寒之性。

如以热制寒的吴茱萸制黄连。黄连为清热泻火的要药，但有苦寒伤中之弊，虚人不宜，经辛热之吴萸汁制后，缓和了黄连的苦寒之性，使其寒而不滞，同时亦扩大了使用范围，能清气分湿热，散肝胆郁火。

3.炮制可改变药性 同一种中药，经过炮制可以改变药性。中药一般生者性凉，熟者性温。寒与热，温与凉属本质不同；热与温，寒与凉属程度不同。

《名医别录》载半夏"生微寒，熟温。"生半夏性微寒，外用解毒疗疮，制熟后性温，内服能温化寒痰，消痞和胃。

《普济方》载甘草"生甘草平，炙甘草温纯阳，补血养胃。"

《本草纲目》载蜂蜜"生者性凉，故能清热，熟者性温，故能补中。"又如胆汁制天南星：天南星生品辛温燥烈，有毒，经用性寒味苦的胆汁制成胆南星，除去燥烈之性及毒性，性味变为苦凉，更宜于痰热惊风抽搐等证。生地黄性寒味苦，为清热凉血之品，制成熟地后，性由寒转温，味由苦变甘，功能由清变补，以滋阴补为主，药性改变，功效也发生相应改变。

黄柏味苦，性寒，无毒，入肾、膀胱二经。主泄下焦隐伏之火，安上焦虚哕之虫，除脐下痛，补肾水衰，止血痢，治痈疮，明眼目，利小便，除湿热，疗女子热崩。通过其苦寒之性，能泻亢盛之阳，以坚肾部。则水主既盛，阳光自遏，使阴血不被火邪烁之患矣，达到补肾滋阴的作用，并非黄柏是滋补之药。黄柏沉而属阴，故主肾与膀胱诸证。如果下焦隐伏之火没有那么甚，用药后会伤阳，用盐炒，可以降低寒性，盐还可以引药入肾，以免造成寒入于肾的情况，扩展使用范围。

二、中药炮制对中药"五味"的影响

五味，即辛、苦、甘、酸、咸五种味道是中药药性的主要内容之一。每种中药都有一定的味与气以及其他方面性能，构成中药错综复杂的性能特性。炮制可增强或减弱中药的味，以符合辨证用药的要求。

中药药性之五味并不仅仅代表着五种味道，它背后联系着五脏，五脏之间又有生克制化。中医理论认为，人体处于一个动态的平衡中，各脏腑相互制约、相互作用，对立统一，以平为期。而五味作用于人体太过或不及，就会造成脏腑功能偏盛偏衰，使脏腑之间这种相互制约的对立统一的平衡受到破坏，导致疾病的发生。《黄帝内经》以五行生克乘侮规律为线索，列举了不同生活环境、饮食习惯在发病方面各不相同的影响。《素问·生气通天论篇》云："味过于酸，肝气以津，脾气乃绝；味过于咸，大骨气劳，短肌，心气抑；味过于甘，心气喘满，色黑，肾气不衡；味过于苦，脾气不濡，胃气乃厚；味过于辛，筋脉沮弛精神乃央。"指出了虽然五脏的资生依赖于五味，但是过用五味却又能损害五脏的协调关系。

1.炮制可补五味之不足 临床上若嫌其药力（味）不足，可用药味相同的中药或辅料互制，使其药力增强。如以酸制酸的醋制五味子可增其酸涩收敛之性，多用于咳嗽遗精、泄泻等症；以甘制甘的蜜炙百合可增其润肺止咳之效，蜜炙黄芪可增其补中益气之功用；以辛制辛的酒炙川芎可增其活血行气、祛风止痛之效，酒制当归可增强活血散瘀之功用等。

2.炮制可制五味之太过 中医的五味理论有"过酸损齿伤筋，过苦损津耗液，过甘生湿助满，过辛损津耗气，过咸易助痰湿"等。为避免药性过偏而造成治疗上的弊端，采用炮制改变其味的强弱，以符合临床治病的要求。如以甘制辛的蜜制麻黄，蜜炙后可缓和辛散之力；以辛制苦的酒制大黄，以缓其苦寒之性；以咸制辛的盐制砂仁、小茴香以缓其过辛之性，并引药入肾；以咸制苦的盐制黄柏，以缓其苦燥之性；以酸制苦的醋制甘遂、大戟，以缓其泻下峻猛之性；姜炙厚朴以缓其辛辣棘咽之性；山楂、乌梅酸性较强，恐损齿伤筋，炒黄、炒焦可缓其性；甘草因甘凉之性易生湿助满，炒制可减缓甘凉之性；牡蛎生品咸涩，以软坚散结为主，煅制咸味减少、涩味增强，以收敛固涩为胜。多种炮制方法均可制其太过，避免对人体造成不利的影响。

第三节　中药炮制对中药配伍的影响

配伍是指在中医药理论指导下，按照病情的不同需要和中药的药性功用特点，有选择地将两种或两种以上的中药配合在一起应用，配伍能够利用药物的性能，达到协同、拮抗等作用，能够增强疗效，并减少药物的毒副作用，甚至扩大用药治疗的范围，适应复杂的病情。

《素问·至真要大论篇》"主病之谓君，佐君之谓臣，应臣之谓使。""君一臣二，制之小也。君二臣三佐五，制之中也。君一臣三佐九，制之大也。"组成方剂的药物可按其在方剂中所起的作用分为君药、臣药、佐药、使药，称之为君、臣、佐、使。"君"指方剂中针对主证起主要治疗作用的药物；"臣"指辅助君药治疗主证，或主要治疗兼证的药物；"佐"指配合君臣药治疗兼证，或抑制君臣药的毒性，或起反佐作用的药物；"使"指引导诸药直达病变部位，或调和诸药的药物。以治疗伤寒表证的麻黄汤为例，麻黄发汗解表为君药，桂枝助麻黄发汗解表为臣药，杏仁助麻黄平喘为佐药，甘草调和诸药为使药。一方之中，君药必不可缺，而臣、佐、使三药则可酌情配置或删除。

自古医圣用药，皆据阴阳五行之象。人与万物皆在天地间，其实和天地自然并无二致，天地是一个大宇宙，自身即有一个小宇宙。天地之象、万物之象与人之象可互相对应。与人体一样，中药也有金木水火土五行属性，也有相须、相使、相畏、相杀、相恶、相反的相互作用，中医就是利用中药的五行属性、通过配伍，综合考虑各脏腑的生克制化规律，使其精准地调节人体疾病状态下的五脏六腑经络的不平衡状态，使其回归正常。

传统"君臣佐使"的研究方法强调药物配伍的治疗作用，但对配伍后气味间的变化规律认识不足。《素问·至真要大论篇》进一步指出了五味相配的治疗原则，"五味阴阳之用何如……辛甘发散为阳，酸苦涌泄为阴；咸味涌泄为阴，淡味渗泄为阳。六者或收或散，或缓或急，或燥或润，或软或坚，以所利而行之，调其气，使其平也。"对于气味配伍规律这一问题，王氏通过《黄帝内经》《伤寒论》中有关五味化合内容进行归纳分析后认为，五味化合有其自身规律可循。其规律可分为两类：

一为相辅相成的作用，如辛甘发散、甘淡利湿等；如临床上用治心阳不足之桂枝甘草汤，该方选择属阳性味的药相互配合，桂枝辛温，甘草甘温，二药合用，辛甘化阳，温补心阳，养心定悸。

二为相反相成的作用，如辛开苦降、辛散酸收、甘苦补泻。如半夏泻心汤，其中辛味药如桂枝、干姜、半夏等能直通气机，祛寒化湿；苦味药如黄连、黄芩、枳实等，能泻热和胃，消除痞满。两者合用，可达到辛开苦降、畅通气机、调和寒热、消除痞满的作用。

采用中药进行治疗时，即使进行了准确的配伍，但有时仍不能达到需要。这就需要对中药进行再加工，通过炮制，运用相辅相成或相反相成的规律，使一味药就可以达到两味或更多味药物配伍的作用，赋予它一些临床中需要气味归经等性能，来达到调整脏腑、平衡阴阳的目的。通过炮制，不仅使用方便，还可以精简处方用药味数。

第四节　中药炮制对药物升降浮沉及归经的影响

升降浮沉是指药物的作用趋向，也是中医临床用药应当遵循的规律之一。升降浮沉与气味有密切的关系。清代汪昂曾说："气厚味薄者浮而升，味厚气薄者沉而降，气味俱厚者能浮能沉，气味俱薄者可升可降。酸寒无升，辛甘无降；寒无浮，热无沉。"就"四气"而言，通常是温升、凉降、热浮、寒沉。就"五味"而言，一般认为辛甘为阳，主升浮；酸苦为阴，主沉降。就气味厚薄而言，以气胜者主升浮，以味胜者主沉降；气味俱胜或俱弱者，则作用趋向具有双向性，即可升可降，可浮可沉。

药物的生、熟炮制对升降浮沉有一定的影，炮制辅料对升降浮沉的影响更明显。明代《医学入门》有论："凡病在头面及手梢皮肤者，须用酒炒，欲其上腾也。病在咽下脐上，须用酒浸洗。病在下者生用。欲升降皆行者，半生半熟。"

药物归经是指药物对脏腑、经络的选择性作用。因此，药物归经实际上是对药物作用的定位。药物的疗效与性味相结合，是归经的重要依据。中药炮制多以归经理论作指导，特别是某些辅料对药物归经有明显的影响。

1.药物的炮制可以影响转变其升降浮沉的性能　如有些药物酒制则升，姜炒则散，醋炒收敛，盐炒下行。

如大黄味苦，性大寒，无毒，入脾、胃、大肠、心、肝经，性沉而不浮，用走而不守，夺土郁而无壅滞，定祸乱而致太平，名曰将军，为峻下之要药。生用泻下可以通大便秘结，推陈致新，无所畏惧。又主痈肿及目疾，痢疾爆发，血瘀火闭。大黄之入脾胃大肠，人所解也。其入心与肝也，人多不究。昔仲景，百劳丸、蛰虫丸，都用大黄以理劳伤吐血，意最深微。盖以浊阴不降则清阳不升者，天地之道也，瘀血不去，则心血不生者，人生之道也。蒸热日久，瘀血停于经络，必得大黄以豁之，则肝脾通畅，陈推而新致矣。今之治劳，多用滋阴，数服不效，坐而待毙。因大黄性沉而不浮，如遇上焦需要推陈致新时难以奏效，用酒制之，可以借酒的生发之力，引药上行，改变其沉降之性，转为升浮，达至高之处，作用于上焦，趋热而下，故邪热在上非酒不治，导瘀血也必资大黄，但须酒治则可，更应体会阴阳虚实。

又如莱菔子辛甘平（偏温），从性味来看主升浮，但因是果实种子类药物，质重沉，故应沉降，综合来看，能升能降。张锡纯认为莱菔子"其力能升能降，生用则升多于降，炒用则降多于升"，这与"生升熟降"的观点相吻合。这都说明药物经炮制后，可以改变作用趋向。至于"生升熟降""熟升生降"不应偏执一面，总的原则应以炮制前后药性的变化为主要依据，并结合其他方面，具体药物具体分析。故李时珍说："升者引之以咸寒，则沉而直达下焦，沉者引之以酒，则浮而上至巅顶。"

2.炮制对归经的影响 按照五行学说，酸入肝，苦入心，甘入脾，辛入肺，咸入肾。醋制归肝经，蜜制归脾经，盐制归肾经等。许多中药一味药能归几经，可治几个脏腑或经络的疾病，临床上为了更准确地针对主证发挥疗效，常通过炮制达此目的。因为有的药物炮制后归经的主次也会发生变化，其作用侧重点也随之发生转移。

如小茴香，可归肝、肾、脾、胃经，能散寒止，理气和胃，用于疝气疼痛、痛经及脘冷痛、少食吐泻等；经盐炙制后则主归肝、肾二经，可专用于寒疝疼痛。

又如知母，归肺、胃、肾经，具有清肺、凉胃泻肾火的作用；经盐炙制后的盐知母主要作用于肾经，增强滋阴降火的功效。

柴胡归肝、胆、心包络经，用醋炙制后可增强对肝经的作用。

生地可入心经清热凉血，蒸制成熟地后则主归肾经，以养血滋阴、益精补髓见长。

酒炙黄连不但可引药上行，清头目之火，并可避免伤害脾阳。炮制对黄连归经的影响，李时珍在《本草纲目》中论述颇详："黄连入手少阴心经，为治火之主药，治本脏之火，则生用之；治肝胆之实火，则以猪胆汁浸炒；治肝胆之虚火，则以醋浸炒治上焦之火，则以酒炒；中上焦之火，则以姜汁炒；治下焦之火，则以盐水或朴硝研细调水和炒；治气分湿热之火，则以茱萸汤浸炒；治血分块中伏火，则以干漆末调水炒；治食积之火，则以黄土研细调水和炒。"

这些论述，有的明指脏腑，这是药物作用的具体定位，有的较笼统，但不论上焦、中焦、下焦，仍是以脏腑作基础的，气和血也包含于脏腑之中，这也是对药物作用的定位，只是定位范围的大小不同而已。

第五节　中药炮制对药物毒性的影响

传统中药所谓的"毒"主要是指药物的偏性，利用"毒"来纠正脏腑的偏盛偏衰。"毒"对人体而言分"有益的毒"与"有害的毒"两种，对于有害的毒，去毒常用的炮制方法有净制去毒、水制去毒、加热去毒、辅料去毒等。运用现代科技手段，已经证明了传统炮制方法减毒的科学性与有效性。

（一）除去毒性部位或减少毒性成分的含量

一些中药的毒性成分存在于药材的某一部位，去除该部位，即可降低中药的毒性。如蕲蛇去除头部，可消除其毒性。某些有毒中药经过一定的方法炮制，可使其毒性成分含量减少而减毒。如雄黄、朱砂经水飞后，As_2O_3、Hg 的含量显著下降，而使毒性降低；巴豆为峻泻药，毒性很大，油脂为其主要毒性和有效成分，加热去油制霜后，可除去大部分油脂，使毒性降低，缓和泻下作用。

（二）改变毒性成分的结构

某些毒性成分不稳定，在炮制时加热煮或蒸，可使其毒性成分水解，改变其结构，以降低毒性。如川乌、草乌含有双酯型生物碱，毒性极强，加水煮制可使其水解成毒性较小的单酯型或醇胺型生物碱，从而降低毒性，并且水解产物同样具有止痛作用。马钱子有大毒，毒性成分为番木鳖碱和马钱子碱，经砂烫炮制后，番木鳖碱和马钱子碱的含量显著减少，并转化成异型结构和氮氧化合物，毒性下降。

（三）加热破坏毒性成分

中药的一些有毒成分，高温时不稳定，可使有毒成分被破坏分解，从而降低中药毒性。如白扁豆含红细胞非特异性凝集素，为一种植物性毒蛋白，经炒香或焯法加热凝固变性而失去毒性；苦楝子有毒，经过加热炒制可使毒性蛋白等被破坏。苍耳子有毒，其毒性成分可致肝肾功能改变，甚至肝脏坏死，可导致死亡，炒制后，毒性蛋白变性沉淀，达到了降低毒性的目的；蓖麻子、巴豆等同样经加热处理可使毒蛋白变性而解毒。

（四）司岁备物

古人为了最大程度地获得药物的有益偏性，即"有益的毒"，利用自然界的气候特征，以司岁备物，谓得天地之专精。《黄帝内经》中有一句名言叫"司岁备物"。

"司岁备物"就是说要遵循大自然的阴阳气化采备药物、食物，与节气相顺应的就是与阴阳气化相顺应，这样的药物、食物得天地之精气，气味淳厚，营养价值高。按照阴阳气化理论，植物生长都有一定的生长周期，违背自然生长规律的植物，违背了春生、夏长、秋收、冬藏的寒热消长规律，会导致寒热不调，气味混乱，徒有其形而无其质。

如君相二火司岁，则收取姜、桂、附子之热类；如太阳寒水司岁，则收取黄芩、大黄之寒类；如太阴土气司岁，则收取芪、术、参、苓、山药、黄精之土类；如厥阴风木司岁，则收取羌活、防风、天麻、钩藤之风类；如阳明燥金司岁，则收取苍术、桑皮、半夏之燥类。盖得主岁之气以助之，则物之功力倍厚。中古之世，在不能司岁备物之时，用炮制以代天地之气，如制附子曰炮，助其热也，制苍术曰炒，助其燥也，制黄连以水浸，助其寒也。

第六节　中药炮制与中医临床相辅相成

中药炮制因其有丰富的内涵，为中医临床疗效的提高提供了帮助。中药的炮制确有其科学的内容，又有其特殊的技术标准，对中医辨证施治起到了相辅相成的作用。由于中医的辨证施治不拘泥于一法，且人的疾病千变万化，而中药炮制也正是配合了医疗的多法施治，对病证采用有针对性的炮制品，而逐步发展完善。

历代炮制方法由简到繁，一般都有质量要求，特别到明清时期提出了很多新的炮制方法，并对炮炙的作用与目的作了很多精辟论述，比如莱菔子止咳化痰、消食除胀、行气，经过炮制，改变了药物的性能，在炮制理论中属于"生升熟降"。没有炒制的生品作用是吐风痰，属升，炒制后的熟品作用是消食化痰，属降。是否炮制，区别很大。又如加辅料炒制，乳、蜜炙以润制燥，土、麸、米泔类以助脾和胃，姜汁、枳实炙以燥湿化痰去滞等，这些都是根据临床病人具体的情况通过炮制调整改变白术的四气五味与升降浮沉等药性，使其气味对应的五行与人体脏腑之五行相合。可见前人对炮炙非常重视，积累了丰富的宝贵经验。

古人不仅重视药物的炮制，中药传统炮制方法中，几乎每一个药都有一种以上的炮制方法。比如白术，始载于《神农本草经》，古代白术的炮炙方法约有50多种，应用的辅料20多种，炙法以清炒和土炙法为最普遍，麸炙法也较常见。

对白术的炮制首先出现在唐《千金翼方》中，为"熬"的炮炙方法。以后的历代医药书籍中记载了白术多种炮炙方法，主要有炮、炒、煨、焙、烧、蒸、浸、洗、煮、炙等。在炙法中有不加辅料的，也有加辅料的。辅料有米泔、土、蜜、酒、麸、人乳、绿豆、牡蛎、面、姜汁、醋、盐等。为了使药性更贴近于不同患者的不同需求，在用辅料炮制时不局限于使用一种辅料，一味药一次炮制过程可以用两种甚至四种辅料一起炮制，以求将这一味药的气味修饰雕琢得更加精妙，而更合乎辨证施治的需要。常见两种辅料合并应用有米泔与麦麸，米泔与麦芽，米泔与土，黄芪、石斛、牡蛎与麦麸，米泔、土与蜜，蜜与人乳，附子、生姜与醋等。两种以上辅料合炙最早见于元《丹溪心法》，其中提到将白术"分作四份，一份用黄芪同炒，一份用石斛同炒，一份用牡蛎同炒，一份用麸皮同炒，上各微炒黄色，去余药只用白术研细"。清《本草纲目拾遗》中则将分四份同炒的方法明确为是将辅料煎汤或粉碎后与药材同炒，"于术（白术的一个品规，质优）四两分四制，一两黄芪煎汁炒，一两牡蛎粉炒，一两麸皮汤炒，一两石斛汤炒，只取术为末"。明清时期约有40多部文献记载了白术的各种炮炙作用。如清《本草从新》中"凡炒白术只宜炒黄，若炒焦则气味全失"；明《本草蒙筌》"人乳汁润制其性也"；明《本草纲目》"脾病以陈壁土炒过，窃土气以助脾也"；明《仁术便览》"土炒燥湿健脾胃"；明《本草通玄》"米泔浸之，借谷气以和脾也"；明《仁术便览》"姜汁炒燥湿痰寒痰"；明《医宗粹言》"去湿利水麨炒"；清《本草求真》"入清胀药麸炒，借麸入中""入清燥药蜜水炒，借润制燥"；清《本草述钩元》"脾虚而气滞者积实煎水渍炒或香附煎水渍炒"。

这些炮制理论与实践，不仅丰富了临床用药，而且对中医理论的发展起到了推动作用，可谓相辅相成。

第四章　炮制工具与设备

第一节　概　述

中药炮制是中医药理论和实践中的特色传统技艺，根据药物自身性质，通过净制、切制、火制、水火共制等方法，达到降低或消除药物的不良反应，改变或缓和药物的性能，增强药物的疗效的目的，最终将中药材制成一定规格的饮片用于临床。

传统的炮制生产企业由于规模较小、炮制操作以手工为主，能工巧匠们创造出许多炮制工具。

如京帮传承了北京、天津地区传统中药炮制技术和经验，发明的铜炖罐、高案刀，可做到"陈皮一条线，凤眼鸡血藤，乌眼胡黄连，泽泻如银元，清夏不见边，川芎蝴蝶片，槟榔一百零八片"；北京同仁堂使用铜炖罐酒蒸法制作全鹿丸、参茸卫生丸等，直至今日仍然使用。

江西樟帮历经1800余年，创造了一套自己独特的传统加工炮制工具，铡刀、刮刀、蟹钳、铁锚、鹿茸加工壶、压板、硫黄药柜等，铡刀（又称"樟刀"）有着"老君炉中纯火青，练就樟刀叶片轻。锋利好比鸳鸯剑，操动如飞饮片精"的美誉。江西南城建昌帮特色工具主要以刀刨类为主，如著名的雷公刨等。还有槟榔榉、枳壳榨、香附铲、茯苓刀等，用铜、铁、木、陶多种材质的特色工具。

川帮发源于我国四川省，其技术偏重蒸制与复制，如九制大黄、九转南星、临江片等。

随着我国中医药市场不断发展，中药材炮制显得尤为重要。炮制工艺的传承与创新被列为国家战略，中药炮制设备有了很大的发展，有些设备已经可以做到结合具体中药饮片的自然属性和生产特点，依照中药炮制工艺步骤，并融合现代科技手段，将中药材转化为所需的中药饮片。

但我国中药炮制工艺设备行业整体技术水平仍较为落后，自主创新能力较低，同时存在高耗能、低效率、自动化和智能化水平低等情况。为加快中药炮制设备行业现代化进程，传统炮制企业迫切需要利用现代科学技术进行自动化、智能化、信息化升级改造设备。

基于以上情况，本书通过对传统中药炮制工具和中药炮制设备进行归纳整理，以期使读者对炮制工具与设备有一个较系统的了解，有助于对炮制行业整体水平的认识和提高。

第二节　传统炮制工具与设备

中药炮制虽起源甚早，但由于历史的原因，炮制设备长时间一直未得到开发，以致使中药炮制的生产方式长期处于低水平手工操作阶段。中药炮制工作是一种复杂的专业技术工作，操作方法很多，应用的工具也是多种多样的。因此，工具的选择、准备是炮制工作中一项主要的物质条件。

按照"净制""切制""炮炙"分类，有以下炮制工具。

净制法工具包括：瓷片、刮刀、药筛、箩筐、簸箕、铜冲、乳钵、石臼、碾槽（铁船、研槽）、枳壳榨、竹笼撞毛器（泽泻笼）。

切制法主要包括软化和切制2个步骤，软化工具有篾篓、麻布、浸药桶、润药盆、药缸等；切的工具主要是刀类，包括切药刀、片刀、斧头、锉、刨等。

炙法包括火制、水火共制等，传统的工具包括炒锅、铜锅、铁锅、铁盘、斜锅、竹帚、瓦罐、药甋、蒸笼、蒸罐等。

干燥工具有晾台、竹匾、苇席、火坑。

其他炮制方法，如发酵法、制霜法等，工具有酒缸、土坛、碾槽、药坛、麻袋等。

包装工具有苇席、方纸、麻袋、瓷罐、纸盒、蒲包、竹制品、瓷瓶、玻璃瓶等。

这些传统的炮制设备，反映了当时社会生产力发展的实际情况，许多工具蕴含了劳动人民的智慧，简单实用，有些制作精美，堪称艺术品。由于基本上都是手工操作，制约了炮制产量的进一步提高。

一、刮刀、瓷片

刮刀是刮削的主要工具，用于去除某些中药材的外皮。根据中药材的不同形状与质地特点，主要应用的刮刀有平面刮刀与曲面刮刀。瓷片的使用范围与平面刮刀类似，因为其易得并且极其廉价，因此常常作为平面刮刀的替代品。曲面刮刀又有三角形刮刀、月牙形刮刀、蛇头形刮刀等。

二、筛药工具

利用不同孔径的竹筛或铁丝制成的筛药工具，用来除去药物中的灰砂、渣末，使药物纯净；或对大小、粗细不等的药物进行分档，以便炮制。

（一）竹筛

将待筛选药物置适宜孔径的竹筛内，两手握住筛的外沿，两手之间的距离约为药筛边缘周长的五分之二，两手手腕呈曲轴式运动，药物在筛内呈波浪式跳动和滑动，即可将药物中的杂质除去或将药物大小分档。

竹筛是用藤皮及竹条编织而成的，形如深盘，直径60~65cm，高约5cm，筛底用宽3mm左右的藤皮，编织成大小不等的筛孔。竹筛常分六种型号：

一号筛，又称菊花筛。孔眼内径为16~20mm，如筛菊花、桑叶等用。

二号筛，又称元胡筛。孔眼内径为10mm，如筛延胡索、浙贝母等用。

三号筛，又称大中眼筛。孔眼内径为7mm，如筛半夏等用。

四号筛，又称小中眼筛。孔眼内径为5mm，如筛香附米等用。

五号筛，又称大紧眼筛。孔眼内径为3mm，如筛薏苡仁、牵牛子等用。

六号筛，又称小紧眼筛。孔眼内径为2mm，如筛牛蒡子等用。

其中，一至四号筛主要用于药物的分档，五至六号筛多用于筛去药物中的杂质。

（二）铁丝筛

将待净制的药物置铁丝筛中，两手握住筛的外沿，两手手腕呈曲轴式运动或左右晃动，或推拉置于架子上的筛子，灰屑及辅料通过筛孔被除去。

铁丝筛多在加辅料炒法中应用，用于筛去炮制后的固体辅料，如麦麸、米、土粉、河砂、蛤粉、滑石粉等。

（三）箩

用马尾、铜丝或绢丝织成的筛药工具。

将适宜孔径的箩放箩框上，取适量待净制的药物置箩内，一手握住箩的一边，前后匀速推拉，药材在箩内上下和前后晃动，灰屑即被箩去。箩主要用于箩去药材中的泥土、灰屑或麦麸中的细粉。箩常分两种型号：

一号箩，孔眼内径为1mm，如箩葶苈子、荆芥等用。

二号箩，孔眼内径为0.5mm，如箩海金沙、蒲黄等用。

（四）簸箕

根据药材和杂质轻重的不同，利用簸箕或风车扬去药物中的灰渣或碎皮等轻浮的物质，也称为扬。目的在于保持药物的纯净。如干不留行、蒺藜子等簸去空壳；百合也可用本法簸去杂质。

三、切药工具

切制作为一项传统工艺，是利用切制工具进行切、铡的处理方法，即把药物依其需要切成不同的形状与规格，使药物有效成分易于析出。药刀可分为铡刀、片刀、刨刀、锉刀、镑刀几种，主要由刀片、刀床（刀桥）、装药斗、控药棍等部件组成。

手工切制只宜少量生产。配合切药刀的工具有切药用的竹把子、单切用的虎头钳、螃蟹钳、拦药的刀方、接药的药斗、擦刀的油帚子、水帚子。

（一）片刀、手板刀（类似菜刀）

片刀式样与菜刀相似，刀片薄，刃口为两面，呈弧形，具切、削、片、劈多种作用。多用于切厚片、直片、斜片等，如浙贝母、白术、甘草、黄芪、苍术等。

手工切制生产量小、劳动强度大，但熟练的药工切出的饮片平整、平滑，类型和规格齐全，外形美观，弥补了机器切制的不足。

为了切制各种质地、不同性状的中药，人们制造出许多大小不同、性状各异的刀具。

（二）镑刀

镑刀是传统的中药炮制工具之一，是在木质的柄上，平行镶嵌很多锋利的刀片。操作时，将软化的药材用钳子夹住，手持镑刀一端，来回镑成极薄的饮片。此法适应于炮制动物角类药物，如：羚羊角、水牛角等。

（三）刨刀

又称药刨、雷公刨，适合刨制长、斜、直、圆各形薄片或厚片。刨刀结构类似木工刨刀。使用时将刨刀斜固定在木凳上，用平木板或特制药斗压住润好的药材，在刨面上来回推动，即可将药材刨成薄片，刨片片型美观，片张可大可小，可薄可厚，工作效率较高。

（四）铡刀

操作时，人坐在刀凳上，将切药刀固定在条凳上，左手握住已经润好的药材向刀口推送，同时右手拿刀柄向下按压做上下往复运动，将药材切成片、丝或条。

四、破碎工具

（一）锉

锉常用于木质、角质药材锉末的工具。用锉刀将药材锉成粉末的操作。有些药材临床上习惯用粉末，但用量少，一般不事先制备，而是临床加工。即在调配时，用钢锉锉成末，如水牛角、羚羊角等。

（二）铁斧、铁锤

铁斧、铁锤常用于药材的破碎。斧类常用于药材劈成块状或厚片的操作，适用于动物骨骼类或木质类药材，如鹿角、降香等。锤类常用于药材钝击打药物，以达到破碎成小块的目的，适用于矿物或动物骨骼类等药材。

（三）药碾船

药碾船是我国传统碾药用具之一，多系生铁铸成，分研槽、研盘两部分，研槽中部阔大，两端较狭，里面凹进状如船形，大小不一，一般以3尺长、中阔约6寸为适宜。尺寸小的容量不多，过大则人力踏研不易。研盘为扁圆形铁饼，直径约1尺，中心贯有铁杆，突出两旁，全长0.8~1尺，操作时两足踏其上前后转动，使药物通过推研而粉碎。研船兼具截切、轧压和研磨等作用，占地少，单人即可操作，粉碎度较细，对于小作坊生产，是十分实用的粉碎工具。

药碾船亦有石料，陶瓷的，配有扁圆形铁碾或石碾，用以将药材研碾为细面，如将琥珀、杏仁等不易粉碎的药物碾研，以便进一步制作丸、散、膏、丹等成药；或将药材表面附生的非药用部分碾去，如刺蒺藜经炒焦后，压碾去刺。

（四）药臼（冲）

大型的药臼多用粗糙的大石块凿成，方形或圆形，中有凹窝。多用于中药炮制前的破碎处理。使用时系将石臼固定于一处，装置踏板一块，踏板前端正对石臼处，装一石杵，利用杠杆原理，撞击药物。小型的可用手舂，一般为铜制，只需铜臼和杵，适用于少量药物之杵捣。

（五）乳（研）钵

乳（研）钵是将少量药材加工成粉剂所常用的工具，旧时药店必备之物。粉碎时，可加水研磨，可防止粉尘飞扬。如用于朱砂、牛黄等水飞研粉。

（六）石磨

石磨是用于把米、麦、豆等粮食或其他需要破碎的植物加工成粉、浆的一种机械。开始用人力或畜力，到了晋代，中国人发明了用水作动力的水磨。通常由两个圆石做成。磨是平面的两层，两层的接合处都有纹理，物料从上方的孔进入两层中间，沿着纹理向外运移，在滚动过两层面时被磨碎，形成粉末。

五、炒药锅

常用的炒药锅有两种，一种是有耳的锅，口径较小，约1.5尺，供炒煅少量药物使用，适用于灶台或大风炉上，比较方便灵活。另一种是无耳的平口锅，口径较大，约

2~3尺，供炒、煮、炮、煅、炙、蒸、制各项用途，多置于固定灶台上，与通常煮饭的锅相同。

炮制中药时，锅有平放、斜放两种方式。

（一）平锅

南方一般习惯用平锅。平锅具有翻炒便利，药品接触锅面面积大，受热均匀等特点。

（二）偏锅

北方多用偏锅，又称斜锅。斜锅操作时，药料常堆聚下方，需要不停地翻炒，以免受热不宜均匀，但盛取药物比较便利，可以使炮制好的药物迅速出锅，以免炮制过火。

六、水火共制器具

（一）瓦罐

瓦罐是用石英、长石、黏土等原料配合成的陶土，经过传统的木炭烧制法烧制而成。瓦罐的通气性、依附性好。还具有传热均匀，散热缓慢等特点。瓦罐胚子经木炭烧制而成陶罐胚，陶罐胚上釉后入炉重复烧制成瓦罐。现代有用煤烧制瓦罐等，但炉温不好控制，易炸裂和变形。适用于煎煮、煨制中药。

（二）药甑

药甑常为木质，亦有陶、瓦、竹等。也称为蒸桶，呈圆筒形，大小根据需要而定，上面有盖，将药物放置在屉上，盖上盖，把药甑放置于锅上用水蒸气加热，至所需程度。适用于清蒸或加辅料蒸的药物，如女贞子、地黄等。

（三）蒸笼

蒸笼，是中国传统厨具，起源于汉代，其中竹蒸笼以原汁原味，蒸汽水不倒流，色香味俱全饮誉坊间。传统的蒸笼均以竹子编制所透气性良好，很适于蒸东西。

作为一种古老的汉族手工艺品，竹蒸笼的种类主要分为青皮慈竹蒸笼和去青皮楠竹蒸笼。目前，青皮慈竹蒸笼比较罕见，主要因为价格低廉，质量不好，但80年代初期比较普遍。去青皮的蒸笼材质多为楠竹制作，采用竹片绑接，因为材料坚硬且结实，比较厚，所以必须把楠竹去除部分厚度，留下5~6毫米的竹篾作为主要材料。

（四）蒸罐

蒸罐是一种在传统的木蒸笼的基础上进行改进，便于对少量、贵重中药的蒸煮。原理是药材加辅料或不加辅料装入蒸制容器内用水蒸气加热或隔水加热至一定程度的炮制方法，其中不加辅料者为清蒸，加辅料者为加辅料蒸。其操作方法为将洗净润透或拌匀辅料后润透的药物，置容器内，隔水加热至所需程度取出。蒸制时间一般视药物而不同，短者1~2小时，长者数十小时，有的还要求反复蒸制（如九蒸九晒）。

七、其他器具

（一）戥子、秤、天平

戥子学名戥秤，据传是宋代刘承硅发明的一种衡量轻重的器具。属于小型的杆秤，是旧时专门用来称量金、银、贵重药品和香料的精密衡器。因其用料考究，做工精细，技艺独特，也被当作一种品位非常高的收藏品。

秤亦作"称"，衡器的一种，或将不等臂的衡量轻重的器具皆称为秤，或指以看秤星计被称物重量的提系杆秤，或单指秤杆。战国时已有不等臂衡器。

天平，一种衡器。由支点（轴）在梁的中心支着天平梁而形成两个臂，每个臂上挂着一个盘，其中一个盘里放着已知质量的物体，另一个盘里放待测物体，固定在梁上的指针在不摆动且指向正中刻度时的偏转就指示出待测物体的质量。天平是一种等臂杠杆式的衡器，是衡量物体质量的仪器。它依据杠杆原理制成，在杠杆的两端各有一小盘，一端放砝码，另一端放要称的物体，杠杆中央装有指针，两端平衡时，两端的质量（重量）相等。

（二）器皿

指用以盛装物品的物件的总称。器皿可以由不同的材料制成，并做成各种形状，以满足不同的需求。

（三）榨药汁凳

榨药汁是一种通过榨取和挤压等方式使中药内的液体被挤出的过程，为了能榨取完全和省工省力，劳动人民制作出榨药汁凳。

第三节　现代炮制设备

中药炮制设备经过了漫长的发展，现今它的设计制造状况是中药炮制行业发展程度的重要标志。炮制工艺是中药生产过程的核心，而炮制设备则是实现其核心的有力工具。只有在深度解读中药理论的基础上做好加工炮制工艺的创新与规范化，融合先进的设备与生产工艺，才能利用现代技术继承古法炮制中药技艺，制造优质的产品。

进入21世纪以来，中药饮片市场不断扩大，越来越多的实用新型技术应用于饮片炮制设备创新及改造上，并开始向自动化方向发展。近几年，随着互联网技术及人工智能的发展应用，饮片炮制设备逐步向专属化、联动化、信息化、智能化方向创新。

一、净选设备

净选是指药材在切制、炮制、调配或制剂之前，为了保证药材清洁纯净，符合药用要求，均需进行净选处理。药材中的杂质包括石块、瓦砾、泥块、铁钉及籽实类药材中的无用空壳、秕粒、草秆等。根据药材与杂质在物理性质方面的悬殊差异，采用筛选、风选、磁选、水洗等方法除去药材中的杂质，达到净选药材的目的。

（一）筛选

筛选是根据药材和杂质的体积、轻重、大小不同，筛去药材的杂质或混在饮片中的辅料，使其洁净，或通过不同孔径的筛子对饮片进行大小分档的操作。可以选用筛药机、洗药机、风选机、去石机和磁选设备等进行筛选。经筛选后的药材和饮片，应大小均匀，且符合规定的药用净度标准。

常用筛药机操作方法如下：按不同设备要求安装筛网，筛药机出料口放置料箱，有除尘设备的开启除尘设备，启下按钮，上料。上料过程把使物料均匀、适度地倒入进料斗，物料的堆积高度不能超过进料斗挡板高度的2/3，否则会在筛选过程中漏料或堵料。操作完毕，待筛网面上的物料全部入料箱，再关闭筛药机，停机后要及时清理筛面异物。工作结束后关闭电源，清理现场卫生。

设备使用注意事项：在启动设备前应清除周围妨碍运转、操作的障碍物，检查筛箱、筛板、弹簧、螺栓是否松动。开工前要检查筛网是否有损坏，空载运行1~2分钟。运行过程中要检查运转是否平稳，若有异常现象应停机检查。如通电后有异常情况应立即停电，通知维修人员检查并维修。带料转动时，如物料跑偏，应调整支撑装置或弹簧、振动电机的激振力。机器运转一定周期后，机器上所有的螺帽、螺栓和紧固件都应彻底检查一遍。

1.振动筛药机

（1）适用范围　振动筛往复振动的幅度比较大，药材在筛面上滑动，故适用于筛选无黏性、比重和体积相差较大的药材。如麸炒白术炒制后药用辅料的分离；药物杂质的分离，提高净度；药材的大小分档。

（2）基本结构及原理　振动筛药机采用偏心轴激振器及偏块调节振幅，振动器安装在筛箱侧板上，并由电动机通过三角皮带带动旋转，产生离心惯性力，迫使筛箱振动。通过体积大小不同，从而实现药材与杂质的分离，或对药材进行分档。

（3）设备特点　结构简单，效率高，噪音小。但操作过程中产生粉尘，影响环境清洁。

2. 摇摆式多级筛

（1）适用范围　本产品属于多层次过筛，因其加料后重心较高、配套筛网多，实际中药生产中只适用于饮片大小分档。

（2）基本结构及工作原理　本机采用型钢框架结构，进料门、出料门和筛网均采用不锈钢制造。筛目可按所加工药材需要选择。机器运转后，产生离心力，带动框架摇摆振动，使物料向下分层过筛，达到过筛要求。摇摆筛的筛分动作主要是水平作椭圆形运作，在机体运作过程中，物料从筛网中落下，大颗粒的物料从出料口流出，小颗粒的物料走到机器的下一层继续进行筛分，因此可以一次性处理多种大小的物料，筛分效率非常高。

（3）设备特点　安装筛网时根据筛网不同大小，按小到大依次从下往上安装筛网，该种设备主要作为吸附性、易团聚、高静电、轻比重、细粉类物料的筛分，中药饮片此特性的药材相对较少，而且对于中药加工而言产量较低，一般不适用于大宗药材加工生产。

3. 滚筒筛药机

（1）适用范围　滚筒筛是根据物料颗粒大小进行分级处理的一种设备，一般用于中、细粒物料的筛分，具有运行稳定、能耗低、易维护以及工艺布置简单、灵活等特点，可广泛应用于饮片与碎末分离净制，尤其适宜全草类药材筛分，常搭配除尘设备使用，其净制效果显著。

（2）基本结构及工作原理　滚筒筛主要由电机、减速机、滚筒装置、机架、密封盖、进出料口、除尘机组成。当物料进入滚筒装置后，由于滚筒装置的倾斜与转动，使筛面上的物料翻转与滚动，直径较小的物料经滚筒外圆的筛网排出，较大的物料经滚筒末端排出。现代工业生产中，滚筒筛转动的方式可以升级成变频，转动方向升级为双向回转。

（3）设备特点　由于饮片在滚筒内的翻转、滚动，使卡在筛孔中的物料可被弹出，可防止筛孔堵塞，使用过程中筛孔不易堵塞。该设备运行过程中做圆周运动，具有运行平稳、噪声较低、结构简单，维修方便，整机稳定性较高，使用寿命长，一次性投资较少。同时筛分筒可封闭，易于密闭收尘。另外该设备可定制特制筛网，筛分效率高。

4. 柔性斜面筛选机

（1）适用范围　该设备运动幅度较大，频率低，多用于20目以上的比重较小、体积差别不大的药材筛选。如炒制后药用辅料的分离，药物杂质的分离，药材的大小分档。

（2）基本结构及工作原理　柔性支承斜面筛选机由机架、传动机构、床身、筛网、出料斗和柔性支承等组成。

电动机经三角带使激振器偏心块产生高速旋转。运转的偏心轴产生很大的离心力，激发筛箱产生一定振幅的圆运动，筛上物料在倾斜的筛面上受到筛箱传给的冲量而产生连续的抛掷运动，利用物料自身质量和惯性，使药材沿倾斜的筛网面自上向低处移动，物料与筛面相遇的过程中小于筛孔的颗粒，通过各层筛网分离实现分级，达到分筛药材志杂质的工艺要求。

（3）设备特点 由于床身四周采用柔性支承，筛床在作水平匀速圆周运动的同时，尚有上下抖动，避免中药材被"卡"网孔而不能自拔。另外，床身的后侧装有弹性压紧门，用以调换不同网孔之筛网。回转主轴配有平衡装置，以平衡筛床在回转时产生的转动惯性，具有运转平稳、震动小、噪音低、对物料破坏较小、免维护性好的特点。

（二）风选设备

风选是利用药材和杂质的比重不同，借助风力将杂质除去的方法。目前风选机分除重法和除轻法两种。除重法是指除去药材中的铁器、石块、泥沙，操作时逐渐提高风速至药材从上出料口排出，杂物则从下出料口排出；除轻法是指除去药材中较轻的杂物，操作时逐渐减小风速，使药材从下出料口排出，杂物则从上出料口排出。主要用于药材的风选、炮制后固体辅料的分离。基于此原理的风选设备有很多种，根据加工对象的特点分别用于粮食、食品加工、药材等行业，下面介绍两款饮片厂常用设备。

1.风选机

（1）适用范围 风选的目的是清除轻杂质和灰尘，同时还能除去部分石子和土块等较重的杂质，此法常用于籽类药物、炮制后药材与辅料的除尘除异物。

（2）基本结构及工作原理 风选机是利用物料与杂质之间悬浮速度的差别，借助风力除杂的方法。

（3）设备特点 风选机由风箱、电机、车斗、漏料斗、出风口等部件组成，设备构造简单，风速可通过无级调速开关调节，根据生产所需风速调整大小。设备自身体积小、重量轻、省时省力，工作效率高，同时便于清洁。

（4）操作方法 根据物料不同，调整下料口大小，以及风速大小。先启动风选机后上料，上料量不宜超过料斗的2/3。如一次未达到风选净度要求，可二次进行风选。停机后要及时清理，风选机内残物料。工作结束后关闭电源，清理现场卫生。

（5）注意事项 开工前要空载运行1~2分钟。如通电后有异常情况应立即停电，通知维修人员根据检查并维修。机器运转一定周期后，机器上所有的螺帽、螺栓和紧固件都应彻底检查一遍。

2.立式风选机组

（1）适用范围 立式风选机主要用于成品饮片的杂质去除。因该设备较大，构造较为复杂，一般多用于量较大的根茎类药材的除杂分档。

（2）基本结构及工作原理　立式风选机的工作原理就是通过风的吸浮力作用，对不同比重和不同粒状的物料吸浮力的不同来完成分选。可根据需要调节和控制风机、风速和压力，使达到最佳净选效果，为饮片生产质量管理提供量化依据。

（3）设备特点　立式风选机是由上料机、风机、料斗等设备组合而成，特点是利用风力的调节将药材与杂质分离，而杂质与灰尘的分离是在气流清选筒中进行的，因此分离效果较好。在操作中，由于药材需用升运带运送至漏斗，因而该设备占据空间体积较大。

（4）操作方法　根据物料不同，调整风速大小。先启动风选机组后上料。如一次未达到风选净度要求，可二次进行风选。停机后要及时清理风选机内残物料。工作结束后关闭电源，清理现场卫生。

（5）注意事项　操作前空载运行1分钟左右。运行过程中要检查电动机的温度是否过高，若有异常现象应停机检查。如通电后有异常情况应立即停电，通知维修人员根据检查并维修。机器运转一定周期后，机器上所有的螺帽、螺栓和紧固件都应彻底检查一遍。

（三）色选设备

色选机是根据物料光学特性的差异，利用光电探测技术将颗粒物料中的异色颗粒自动分拣出来的设备。色选机适用于散体物料、食品品质检测和分级领域。色选机作为典型的光机电一体化系统，涉及光机电各个领域的创新和应用，升级换代的速度较快，是典型的创新型科技产品。

1.色选机

（1）适用范围　色选机对于籽类药材的色选除杂，效果最为明显。部分规则的根茎类药材也适用该设备。

（2）基本结构及工作原理　色选机主要由给料系统、光学检测系统、信号处理系统和分离执行系统组成，是根据物料光学特性的差异，通过内置摄像头的光电探测技术分辨出颗粒物料中的异色颗粒，空气喷阀再根据数据的分析将异色颗粒自动吹离出来的设备。该设备适用于相对规格均一，存在一定色差的药材。主要用于籽类、部分根茎类药材，药材与杂质间存在色差进行有效分离。

（3）设备特点　色选机主要由给料系统、光学检测系统、信号处理系统和分离执行系统组成。设备处理量与设备大小、杂质比例、物料与杂质间色差有很大关系。处理量即每小时可处理的物料数量，与传送带的运动速度成正比，传送带速度越快，产出量就越大。

（4）操作方法　根据不同物料的特性，开机启动后，先用少量物料进行调试，选择适合色选模式、精度，待设备达到要求后再进行投料。投料过程中要控制好下料速度，速度不宜过快，以免物料过多杂物去除不净。停机后要及时清理，色选机内残物料。工作结束后关闭电源，清理现场卫生。

（5）注意事项　开工前要空载运行1~2分钟。如通电后有异常情况应立即停电，通知维修人员根据检查并维修。机器运转一定周期后，机器上所有的螺帽、螺栓和紧固件都应彻底检查一遍。对于色差不明显、杂质较多的物料，如一次色选未能到达净度要求，可进行二次色选，直至达到净料标准。

（四）其他设备

中药材的种类繁多，使得中药生产加工前的净选设备种类很多。还有一些设备如脱皮机、撞皮机、脱毛机、去壳机等。

1.脱皮机

（1）适用范围　用于焯制后药材的脱皮。

（2）基本结构及工作原理　工作原理是通过受料斗内的调整插板控制物料落料量，使物料适量均匀地落到带有V形花纹主动旋转的挂胶辊内侧，使之随胶辊的转动将未脱皮的物料带进对辊之间进行搓挤，利用对辊之间的相对速度差，把物料搓成两半，再由两辊与物料间产生的摩擦力把杏仁皮碾掉，皮仁分离，落入集料箱中。

（3）设备特点　相对于人工操作而言，脱皮机工作效率高，脱皮后药材较完整，不破碎。机器操作简单，通电即用，一人即可操作。

（4）操作方法　将物料焯制过水后，在出料口放置料箱，先启动脱皮机后上料，上料量控制在入料口不存料为准，均匀加料，速度不宜过快。停机后要及时清理，脱皮机内残物料。工作结束后关闭电源，清理现场卫生。

（5）注意事项　设备启动后，入料口不得用手直接接触，如发生堵料情况，应先断电后处理。开工前要空载运行1~2分钟。如通电后有异常情况应立即停电，通知维修人员根据检查并维修。机器运转一定周期后，机器上所有的螺帽、螺栓和紧固件都应彻底检查一遍。

2.撞皮机

（1）适用范围　该设备主要用于白芍、苍术等根茎类药材在产地加工需将表皮以及表面须根去除使用。

（2）基本结构及工作原理　在转盘的转动下，由于离心力的作用，通过箱体药材间的相对运动，产生揉搓作用，将药材的上须毛以及表皮去除。

（3）设备特点　该设备使用方便，脱须撞皮干净。下设四轮，可自由移动，主轴预设7大出水孔，可连接水源清洗。滚筒采用高强度镀锌筛网，寿命是普通筛网的4~8倍。

关键部位采用实心钢齿轮带动，经久耐用。用于清洗撞皮加工使用。

（4）操作方法　将物料倒入滚筒内，如需要清洗，可选择水管接入配件接口，打开水源，然后机器连接电源即可。如需撞皮去须，可等药材清洗完毕，烘干或者晒干后，放入滚筒开机即可，一般滚筒运行时间5~10分钟可达到预计效果。

（5）注意事项　开工前要空载运行1~2分钟。如通电后有异常情况应立即停电，通知维修人员根据检查并维修。机器运转一定周期后，机器上所有的螺帽、螺栓和紧固件都应彻底检查一遍。

3.脱毛机

（1）适用范围　该设备主要用于类球形、须毛较多的药材使用。

（2）基本结构及工作原理　除毛机主要由电动转动装置、活动圆筒和齿轴组成。在脱毛转盘的转动下，由于离心力的作用，通过网壁面撞击与药材间的相对运动，产生揉搓作用，将药材上的须毛去除。

（3）设备特点　除毛机主要由电动转动装置、活动圆筒组成。在脱毛过程中通过药材和网壁撞击使须毛脱落，然后通过自身网孔过筛使须毛筛出，达到分离的效果。该设备物料应为鲜药或提前软化过的药材，脱毛效果明显。

（4）操作方法　从上盖口进料后，盖严上盖固定圆筒，启动电机，电机带动齿轴旋转（转速60转/分钟），由于齿轴的作用，使药物在圆筒内沿圆周运动相互挤压，使皮、毛、壳、刺、瓤核等受力而除掉，5~10分钟后便可达到所需标准。此时切断电源电机，将圆筒开口转至下方出料，复位后便完成一次操作。

4.去壳机

（1）适用范围　该设备适用于种壳较硬、药材需要进行去壳后使用的种子类药材，如酸枣仁、薏苡仁、柏子仁等。

（2）基本结构及工作原理　将药材定量、均匀、连续地投入进料斗，药材在经转子反复打击、摩擦、碰撞的作用下破碎，药材仁粒及破碎的壳在转子的旋转风压打压下，通过一定孔径的筛网过滤、分离。然后，壳和仁在旋转风扇吹力的作用下，使重量轻的仁吹出机体外，重量较重的壳则通过振动筛的筛选达到分离目的。

（3）设备特点　相对于人工操作而言，去壳机工作效率高，去壳后的物料基本保持完整，不破碎。机器操作简单，通电即用，一人即可操作。

（4）操作方法　在出料口放置料箱，先启动去壳机后上料，上料量控制在入料口不存料为准，均匀加料，速度不宜过快。停机后要及时清理，色选机内残物料。工作结束后关闭电源，清理现场卫生。

（5）注意事项　设备启动后，入料口不得用手直接接触，如发生堵料情况，应先断电后处理。开工前要空载运行1~2分钟。如通电后有异常情况应立即停电，通知维修人

员根据检查并维修。机器运转一定周期后，机器上所有的螺帽、螺栓和紧固件都应彻底检查一遍

二、清洗与软化设备

清洗和软化药材都是将药材水处理。清洗是通过水处理中洗净泥沙。软化是指干燥的药材在切成饮片前必须经水处理，使药材吸收一定量的水分，质地由硬变软，以便于切制。清洗与软化在实际生产中多合并完成，可以有效地避免药材有效成分在水处理过程流失。清洗和软化需要根据药材的质地、种类和季节等情况，灵活选用，并要严格控制水量、温度和时间，采取适当的方法使其软化适中。

（一）清洗

1.滚筒式洗药机 是一种较常用的典型的清洗设备。

（1）适用范围 适用于5mm以上的根茎、种子、果实、贝壳、矿物等的清洗。

（2）基本结构及工作原理 其主要部件为一回转滚筒，电动机通过传动装置驱动滚筒以一定速度转动；另外在滚筒内还附设有喷淋水管，用以冲洗药材。

（3）设备特点 由于利用导轮支撑滚筒滚动，因而在操作过程中噪音小、振动小；应用水泵使喷淋水反复应用，故耗水量小；设备利用药材在水洗过程中的软化效应，达到药材软化的目的。

（4）操作方法 将待洗药材从滚筒口送入后，启动机器，打开水阀放水。在滚筒转动时，喷水不断冲洗药材，冲洗水再经水泵打起做第二次冲洗。洗净后，打开滚筒尾部放出药材，关闭电源。

2.网链清洗机

（1）适用范围 适用于各种形状的根茎类、皮类、种子、果实类、藤木类、矿物类，大部分菌藻类的清洗，用于除去中草药表面的泥沙、杂质。

（2）基本结构及原理 采用优质不锈钢制造、网链输送，由管道离心泵进行喷射清洗，可配备不锈钢循环水箱对清洗用后的水进行沉淀、过滤后用于二次清洗。

（3）设备特点 清洁度高，清洗速度快，清洗用水可循环利用，结构简单，运转平稳。

（4）操作方法 将中药材放在网链上输送的同时，根据实际状况用变频器调节控制传输速度及清洗时间，高压喷枪在上面进行喷射清洗，直至达到对中草药等物料充分清洗的目的。

（二）软化设备

1.回转式全浸润罐（回转式蒸煮浸润罐）

（1）适用范围 适用于质地坚硬，需长时间浸泡堆润、含量易流失的药材。

（2）基本结构及工作原理　本设备由主罐体、左右架体、自动控制装置、电机、减速机等部分组成。辅助设备有真空泵、空气压缩机等。整体设备可实现中药材在动态情况下常压、减压、加压、加温等全浸润工艺要求。封闭生产、不霉变、不染菌。

（3）设备特点　其主罐可定时旋转使中药材与浸润液充分接触，加快浸润速度，缩短浸润时间，还可以蒸煮中药等。罐内外不锈钢表面全部机械抛光处理，每分钟3~5转的转速使中药材在罐内具有较小的动能和势能。光滑的内表面保护了容易碰伤浸润中的药材的表皮，使得其全面充分的浸润软化。在生产过程中可实现浸泡、蒸煮一并运行的生产工艺，使中草药材在加工后达到最理想效果。

（4）操作方法

①工作前应先把所有阀门关闭，启动空气压缩机，将压缩空气管连接好，压缩空气压力≤0.6MPa，打开主轴的排污阀排净污物后关闭排污阀，打开主轴上压缩空气阀门至四通气控阀，开始加装固体物料的操作，装料完毕后，关上进料口，扣上锁紧扣，关上锁钩，关闭空气压缩机和阀门。

②固体物料装罐完成后，启动真空泵进行液体物料的装罐操作，关闭所有阀门，然后打开排污阀门，接上软连接管，待真空度≤0.08MPa时，将液体物料吸入罐内。液体物料装填完毕后将排污阀门和真空泵关闭。

③罐体进蒸汽的第一步是将蒸汽阀门打开，让蒸汽进入分气缸，第二步打开分气缸底部排污阀门，等冷水排完后，关闭排污阀门，第三步打开去往主轴的阀门，蒸汽进入主轴后，打开主轴两侧的阀门进行罐体夹层加热（开始通蒸汽时可将罐体阀门打开对罐体夹层内排污）。如工艺有要求，需要罐内进蒸汽，将阀门打开进行罐内通蒸汽，但务必注意罐内压力，随时对罐内进行排空减压，减压时可打开阀门进行减压操作。

④卸料时将所有阀门关闭，检查压缩空气、蒸汽、真空、饮用水是否关闭。然后打开罐底两个阀门进行罐内及罐体夹层减压，确定无压力后，方可打开气动排料口进行排料。

⑤罐内清洗即先将所有阀门关闭，然后打开与罐体内部连通的罐底阀门和饮用水支线阀门进行罐内清洗及加水操作。

（5）注意事项

①运行中应根据压力表、温度表的数值合理调节蒸汽阀门开启的大小，以保持罐内压力的均衡度。

②当罐内压力升至0.25~0.3MPa时，打开罐上的排气阀门，使蒸汽正常排出，以保证安全。正常的排气有助于温度的快速上升，也能减少能源的消耗。

③在压力达到额定值时，如果安全阀没有排爆，需要立即调节排气阀的排气量，同

时适当地调节蒸汽进气阀门进行减压。

④出料前应关闭所有的蒸汽阀门，打开排气阀进行排压，如需要提高排压速度，可同时打开罐底部的阀门，在罐内没有压力后才能进行出料操作。绝不能带压进行出料操作，以免打开锁钩时蒸汽冲出烫伤人员。

⑤开启锁钩、罐体自动以及手动旋转时，罐体周围不能有人，以免伤人。

2.减压冷浸软化机

（1）适用范围　主要适用于因受热变色、含量易流失以及含淀粉高的药材。

（2）基本结构及工作原理　本设备的工作原理是利用减压抽真空的方法，抽出药材组织间隙中的气体，使之接近真空，维持原真空不变。然后，将水注入罐内至浸没药材，恢复常压，使水迅速进入药材组织内部，达到与传统浸润方法相似的吸水量，将药材润至可切，以提高软化效果。

设备采用旋片式真空泵，经缓冲罐抽真空。主体罐盖靠自重盖严，罐盖盖上后需拧紧螺栓压严密封，罐盖的开启和移位采用液压转动，减速机0.8转/分钟低速转动，可正反旋转360°，所有动作均由工作台上的电器开关箱控制，便于操作。

（3）设备特点

①减压冷浸是用水在常温下浸润药材，不改变药性，符合传统中药炮制要求。

②浸润时间短，水溶性成分流失少，不会发热发酵，无霉变。

③吃水迅速均匀，药材表面不黏滑，便于机切操作，饮片色鲜，气味正，成形率高，片形美观，能保持传统饮片质量。

④可减轻劳动强度，缩短生产周期，节省工时，提高生产效率。

⑤设备较简单，操作简便，适用于大生产，便于推广。

⑥适用范围广（既可冷浸，又可蒸、煮），并能改善生产卫生条件，利于实施文明生产。

（4）操作方法

①投料罐内，上盖，抽气，减压至95kPa真空度，维持压力不变，向罐内加水至浸没药物，然后恢复常压迅速出料；或适当延长减压时间再恢复常压，常压浸泡一段时间后出料。晾润至透即可。此法适用于槟榔、甘草、地榆、赤芍、猪苓等质地坚硬的药材。

②投料罐内，加水浸泡药材，抽气，减压至53kPa真空度，恢复常压后浸泡几分钟，出料，晾润约20分钟即可切制。本法适用于木通、升麻等药材。

③将药材略加浸洗，随即投入罐内（不加水浸没药材），上盖，减压至93kPa真空度，恢复常压，出料，晾润约30分钟后即可切制。该法适用于桔梗、前胡、桑白皮等药材。

3.真空气加温（相置换式）润药机

（1）适用范围　主要适用于整捆或长条形药材，如夜交藤、忍冬藤、木通、鸡血藤、甘草等。

（2）基本结构及工作原理　主要由润药箱、转动装置、真空泵、蒸汽部分等组成

（3）设备特点

①利用气体具有强力穿透性的特点，在高真空条件下，药材内部空隙产生真空状，充入蒸汽后，受压差的作用和气态分子具有的良好渗透性，蒸汽迅速充满药材内部空隙，达到使药材快速、均匀软化的效果。浸润时间短，水溶性成分流失少。吸水迅速均匀，便于操作。

②采用适当的润药工艺，给药材进行"定量"加水，使药材在低含水量的情况下，软硬适度，切制无碎片。避免了药材在浸润时易导致有效成分的流失，大幅度地缩短药材软化的时间和降低药材的含水量，提高生产效率，不但提高药材切片的外观质量，还节约后续干燥能耗，具有显著的节能效果。

③可减轻劳动强度，改善了操作环境和生产条件。缩短生产周期，省工节时，提高劳动生产率。降低污水的排放，有利于环境保护。

④该机还可以用于液相浸泡，加温软化、增湿降尘、蒸药等功能，具有一机多用的优点，是具有国内先进水平的润药设备。

（4）操作方法　将需要浸润的中药材装入透气的料箱，再放置于内推车上，用外推车推至箱体门口，推入内推车，锁紧机门，然后确保锁闭箱门，抽真空至参数中规定的负压值（0.005~0.01MPa），并保持一段时间，以便将浸润中药材或其他物料中气体排净。软化（润药）时间一般设定在10~60分钟范围内，并根据不同药材的软化要求确定其软化（润药）时间。入料完毕后按下启动按钮，软化（润药）过程便可自动完成，对于较难软化的药材，经一次软化不能满足要求时，可进行多次软化。当物料在机内浸润完毕后，应先打开放汽阀将机内高压蒸汽或真空放至常压，倘若机内未放至常压，打开机门时，就必须先托起阀杆，并将阀杆托起置于锅体垂直位置，将球阀打开，此时若报警器发出响声，说明机内有压力，严禁打开机门，待报警器无响声，再检查排汽口确实无排汽现象后，方可开启机门。该机器的密封机构适合高真空密封，箱体不得承受内压力或用水来浸润药材。

三、切制及破碎设备

用于切制药材的设备，统称为切药机。目前，切药机的种类比较多，有立式、卧式、剁刀式、旋转式及往复式等。虽然它们的种类各异，但其工作原理基本相同，都是将药材通过传送机构送至刀口，由刀片切成一定形状和一定规格的饮片。

切制作为中药炮制中较为常用的工序，因整个行业不断的规范、发展、提高，饮片切制已经基本工业化，不断更新的加工设备，可以使饮片片型更加美观，生产效率也大大提高，更加能显现其组织特征。设备机型也不断丰富、细化，已有不少专门机器针对某种药材进行专门化切制加工。

（一）切制

虽然切制设备种类较多、各具特点，但基本原理相同，操作方法大同小异，其操作方法和注意事项统一介绍如下。

设备环境检查　环境符合加工要求、容器具洁净、设备运转正常（使用前对整机进行检查，零部件是否齐全、刀片是否锋利、螺丝是否有遗失或松动，如有问题需自行紧固配齐）；通电前检查电器系统是否完好，接通电源后先空转，切记不可反转，观察一下有无异常现象。若有故障及时排除。

药材软化、净度　药材软化吃水量适宜，不能"太过"或"不及"；对要切制的物料，必须认真挑选检查，清除其中杂物及金属物，防止进入切刀区造成机械事故和刀口损伤。

刀口安装调节　刀片安装时以刀刃接触塑料垫板平行安置，否则易切坏刀床产生净片连刀现象。若发现净片连刀现象，原因可能有二：一是刀片已钝，不平整，需调换或修整刀片后继续进行操作；二是调整刀片，使刀片与刀门和刀床下沿保持最小间隙。调整切片厚度时，要松开调节座外螺帽，调整切片厚度和坐标刻度，使二者一致。

运行过程　切制较硬物料、短节物料、杂乱物料，要注意加料均匀、厚度适合，及时清理传送链带与滚筒中间的附着物，避免传送带拉伸折断。在切制过程中，如发现空转，链带不传动，应停机检查，调整五星轮月牙块。要随时清除进入机器中的杂乱物料，以免影响生产正常进行。切制运转过程中，刀片刃口必须保证锋利，避免因刀片钝使机器超载或影响切片的光洁度。在切制过程中如发现塞口（不进料）现象，可将传送部分反转运转，将物料退回，再重新启动，不可强力推进物料，以防事故发生。

安全操作　随时检查机器，按章操作；调试、拆卸、安装、设备运行刀片时，严禁将手伸入刀口处；生产操作时严禁戴手套；上料压紧物料过程中手掌应与传送带保持垂直，不可将手伸入入料口。

1.直线往复式切药机

（1）适用范围　可用于根、茎、叶、皮、藤、草、花、果类形状为长条状、类圆形，主要是根茎类、全草药材的切制，切厚片、段、丝等。

（2）基本结构及工作原理　该设备是根据食品切制机械的相关工作原理和模仿人工手持刀，在砧板上切物料的方式，设计开发的中药材切制机械。输送带的步进运动由棘轮机构驱动，步进长度通过齿轮调节，故切制尺寸准确、可靠，切制长度可调在

0.7~60mm。

（3）设备特点　该机由电机、机架、曲轴箱、切药机构、输送带、步进机构和自适应压料机构组成，既能切制片、段、条，还能切制颗粒形饮片。同时配有导槽和自适应压料机，切制手异形片较少，损耗低。

2.剁刀式切药机

（1）适用范围　主要用于截切全草、皮类、直条状根茎等植物性药材。

（2）基本结构　主要由动力、推动、切药刀和调节器组成。

①动力　由电机、减速器和偏心轮组成，电机运转可带动输送带运行，通过偏心轮带动刀片做上下往复运动。

②推动　电机通过减速器带动输送带运行，将输送带上的药材推至刀片下。

③切药刀　为单面刀，安装于刀架上，在曲杆带动下沿导轨做上下往复运动。

④调节器　为调节饮片厚度装置。

（3）设备特点　该设备采用金属履带将药材挤压并输送至切刀口，刀架作大弧线、往复摆动，在切刀口处将药材切片或段，切制厚度可调在0.5~30mm。该机优点是对药材适应性强，切制能力大，产量高。但切制的片型不够精确，金属履带易漏料或夹带物料，不易清理。

3.转盘式切药机

（1）适用范围　主要适用于切根茎类纤维性不强的直条状和团块状药材，切制薄片、厚片。

（2）基本结构及工作原理　该设备分为动力、推进、切片、调节四部分。工作原理是物料从高速旋转的转盘中心孔投入，在离心力的作用下滑向外圈内壁作匀速圆周运动，当物料经过装在切向的固定刀片时，被切成片状。

（3）设备特点　该设备切药原理是模仿剪刀切物料的原理，将物料剪切为片状。由于切制力（离心力）与药材自身的质量成正比，故具有自适应性；切口间隙小，切片厚度可调在0.7~6mm，切制品的片形好，损耗小，该机功率大，切制能力大，产量高，噪声比剁刀式切药机低。但存在清洗麻烦、操作相对复杂、维护成本高的问题，需要牢记操作规程和维护要点，才能确保安全生产。

4.多功能精切（切药）机

（1）适用范围　这种切药机适用于团块状根茎及块状果实类药材，圆片、直片的加工切制。

（2）基本结构及工作原理　本机由机架、电机、气缸、设在刀座上的切片刀、托料盘、设在机架上的调节螺钉、固定座、物料填充室等组成。药材装入填充室，由气缸匀速送至切片刀刀口进行切制；安装在刀座上的切片刀同主轴固定，由电机带动主轴旋转进行切片；切片厚薄的调整由调节螺钉来控制、调节。

（3）设备特点　设备对物料的按压由气缸匀速完成，各物料受力大小一致，同时在切制过程中是通过刀片的转动进行切制，对于团块状容易受力跑偏的物料效果较好，切制片型美观；缺点是切削过程中，会产生中药材的碎屑，产生一定损耗。

5.刨片机

（1）适用范围　这种切药机主要适用于团块状根茎及块状果实类药材，圆片、直片的加工切制，特别是对于黏性强的物料效果最好。

（2）基本结构及工作原理　本机由机架、电机、拉杆、刀片、喷雾组件、压料装置和厚度调节机构等组成。药材装入填充室，由气缸匀速送至切片刀刀口进行切制；安装在刀座上的切片刀同主轴固定，由曲柄滑块机构带动刀直线往复式运动，切刀经过料槽内的物料时将物料切成片状；切片厚薄的调整由调节刀盘垫片来控制、调节。切制范围0.5~5mm。

（3）设备特点　设备对物料的按压由气缸匀速完成，各物料受力大小一致，同时在切制过程中是通过刀片的运动进行切制，出料口上部装有加水装置，用以润滑刀盘和挡板，防止了黏性物质粘刀停机现象的发生。设备配有水枪喷雾装置，使刀片切制药材不容易粘刀，片型更好；缺点是切削过程中，会产生药材的碎屑，产生一定损耗。

6.切丁机

（1）适用范围　用于葛根、茯苓等切片后切丁，六神曲制模发酵切片后切丁。

（2）基本结构及工作原理　由传动机驱动皮带向前直线运动，药材切片平铺在皮带的前端。药材切片在运动的过程中，被两把呈90度角并作上下往复运动的切刀切成小方块状的饮片，饮片随后从皮带的后端出料。

（3）设备特点　本设备使用的两个刀片成直角形安装，刀片底下采用传送带的方式带动药材，刀片的上下活动，结合传送带，将片状药材码在传送带上，实现了切丁操作。整机方便清理，调整及维修。

（二）破碎

破碎设备种类较多、各具特点，但基本原理相同，操作方法大同小异，其设备的操作方法和注意事项统一介绍如下：

工作前准备　检查漏不漏电；检查紧固件松紧情况，特别要检查锤头固定轴松紧情况和转动盘紧固情况，所以紧固件不能有松动；检查筛网、密封圈安装情况；检查出料布袋是否扎紧；电源插座须选用带地线插座；设备要通过地脚调平，以便减少震动、噪音等；定期检查设备部件，轴承要定期添加润滑油；物料内不能混杂有金属块及不易粉碎的硬料；清理、维护保养时注意先断开电源。

运行操作　先空转1分钟左右，观察旋转方向是否正确，噪音大小，电流高低；喂料要均匀，粉碎过程有异常声音（如尖锐刺耳声音），应立即停止喂料，待声音恢复正常后继续喂料。

破碎前应对物料进行处理，对于大块的物料最好先提前破碎成小块；对于含水量、含糖量高的物料要提前烘干后面进行破碎；对于需要粉碎成细粉的物料，要先破碎后粉碎。

重启前先清理掉粉碎腔内物料，然后按启动按钮开启机器；如需中途停机，应先停止喂料，粉碎腔内物料粉碎完后停机；工作室以及入料口绝不允许将手伸进机内喂料。

喂料结束，不要马上停机，让机器运行2~3分，待粉碎腔内物料粉碎彻底后关机，取出药粉，清理粉碎腔内残留物。

1.对辊机（平面、大齿）

（1）适用范围　对辊机外形基本类似，根据不同物料采取不同的辊轮进行破碎，因此在名称上存在一定差别。平面辊轮常用于细小籽类的破碎，如炒芥子、紫苏子、酸枣仁等；带齿辊轮常用于大颗粒籽类的破碎，如苦杏仁、桃仁。

（2）基本结构及工作原理　对辊破碎机主要由辊轮、辊轮支撑轴承、压紧和调节装置以及驱动装置等部分组成。工作时，将破碎物料经给料口落入两辊子之间，进行挤压破碎，成品物料自然落下。遇有过硬或不可破碎物时，其辊子可凭液压缸或弹簧的作用自动退让，使辊子间隙增大，过硬或不可破碎物落下，从而保护机器不受损坏。相向转动的两辊子有一定的间隙，改变间隙，即可控制产品排料粒度。

（3）设备特点　设备采用了特别辊轮设计，两辊之间产生的强大压力挤压破碎下，可以成为粉状和颗粒状，即使籽类外壳破开，又保证籽类药材的完整组织结构，克服了籽类药材破碎过程中因破裂而出油的缺陷。设备破碎比大、效率高，成品物料品质优、粒级合理，整体破碎率高、出粉低，可通过调节辊轮间隙来任意调节出料粒度（2~10mm），使其更符合生产需求。

2.超微粉碎机

（1）适用范围　用于直服饮片粉碎，如：三七粉、珍珠粉。

（2）基本结构及工作原理　振动式超微粉碎机采用不锈钢棒材作为研磨介质，通过电机带动激振器使粉碎仓进行高频圆周振动，带动研磨介质对仓内材料进行敲打、剪切、研磨。因破碎过程易产生热量，常搭配冷却机使用，能有效避免破碎过程结块。

（3）设备特点　该设备结构更加复杂，造价更高；需要电机带动研磨仓整体跳动，这就限制了研磨仓不可做得太大，因而产量无法跟大型球磨机相比；超微粉碎机多采用翻转式结构进行上料。振动式超微粉碎机可粉碎高糖分、高纤维的材料，很适合进行中药材的超微粉碎作业。

3.强力破碎机

（1）适用范围　用于大颗粒矿物、贝壳类碾碎，如龙骨、磁石、石膏、牡蛎等

（2）基本结构及工作原理　粉碎机为立式结构，物料由粉碎机进料斗进入粉碎室，利用旋转刀旋转冲击，固定刀和活动刀同时剪切而获得粉碎，经旋转离心力的作用，物料自动流向粉碎机出口处。由于受物料原始形状各异的影响，很多物料不可能一次性完成粉碎全过程，往往要经过粗粉碎，细粉碎和过筛过程。

（3）设备特点　对于硬度高的物料效果明显；设备通过转刀切制、高速转动挤压破碎率高，同时可配不同的筛网，适用不同大小的物料的破碎。

4.球磨机

（1）适用范围　适用于粉碎结晶性药物、脆性药物以及非组织性药物如儿茶、五倍子、珍珠等；也常用于剧毒药物、贵重药物、吸湿快或刺激性较强的药及无菌条件下药物的粉碎与混合，是中药炮制中使用较为广泛的一种粉碎设备。同时可用于朱砂、雄黄的水飞粉碎。

（2）基本结构及工作原理　球磨机主要构件有球罐、支架及转动部分等。球罐和罐内小球可以是钢质的，也可以是合金的、陶瓷的。球罐本身的外形可以是圆柱体的，也可以是圆锥体的。球罐的数量为1~6个。按照球磨机的球罐的构造的不同，可将其分为密闭型、溢流型、格子型等。目前，在中药材饮片生产中以密闭型为主。

球磨机的圆形筒体按规定的转速绕水平轴线回转时，筒体内的磨矿介质（钢球、钢棒或砾石等）和矿石在离心力和摩擦力的作用下，被筒体衬板提升到一定的高度，然后脱离筒壁自由泻落或抛落，使矿石受到冲击和磨剥作用而粉碎。矿石从筒体一端的空心轴颈不断地给入，而磨碎以后的产品经筒体另一端的空心轴颈不断地排出，筒体内矿石的移动是利用不断给入矿石的压力来实现的。湿磨时，矿石被水流带走。干磨时，矿石被从筒体外抽出的气流带走。

（3）设备特点　球磨机的结构简单，使用可靠，操作密闭。球磨机主要是靠离心力的作用才完成工作的，所以一定要保证球磨机的离心率在适当的范围之内，运行时要保证两边筒体内质量相对保持一致。

四、火制与水火共制设备

炒药是中药炮炙中的重要操作之一。国内炒药机按其锅体结构的不同，主要分旋转式和平锅式两种；按其热源的不同，又分为煤火加热式、煤气加热式和电热式三种。

下面是几种常用的炒药机。

（一）炒制设备

用于中药炮制，如清炒、砂炒、麸炒、醋炒、炒炭、蜜炙等中药材加工，炒药机型

式较多，其中滚桶式炒药机应用较为广泛，炒药机工作原理是物料由进料斗送入，筒体转动时，螺旋板作逆向转动可避免物料粘连在筒体内壁，筒体反转可排出物料，用按钮即可完成三级变速和正反转，操作方便，快速自动出料。

目前饮片厂使用的炒药机均采用滚筒式炒药机，利用机器旋转使药材翻动均匀，色泽等质量容易控制，节省人力，适合工业化生产使用。其特点是高效率、高质量、实用性强、机械性能稳定、安全、噪声低、耗电省、结构简单，外形美观保温性能好。广泛应用于中医药保健品厂、饮料厂、医院、药房和食品等行业，用于各种不同规格和性质的中药材的炒类加工。炒制的物泽新鲜、均匀、是炒制加工的理想设备。

炒药机加热方式有燃气、煤、油加热，其特点是热量高，炒制效果较好，缺点是均匀性稍差；电磁、红外线、电阻加热，具有控温好，炒制均匀的特点，缺点是对于温度要求高的物料炒制效果不理想。

1.平锅式炒药机

（1）适用范围　本机适用于中药饮片的炒黄、炒焦、炒炭和辅料炒，但不适用蜜炙。现代生产很少使用。

（2）基本结构及工作原理　该机由烟囱帽、拔风管、吸尘罩、活动刮板、中轴、炉膛、铁锅、炉门、炉栅、下风道、轴承、减速电机和皮带轮组成。

（3）设备特点

①造价低廉，其成本不超过千元。制造容易，维修方便，适应于小批量生产，使用单位还可以根据情况选择锅的大小加以试制。

②燃料使用木柴和煤均可，配备一个小鼓风机，且能达到"文火"或"武火"要求。

③由于中药品种多，规格大小、形状不一，为了达到翻匀的目的，可以安装多种不同类型的刮板，以适应不同类型的药物。

（4）操作方法　点燃炉火，接通电源，启动炒锅开关，从铁锅上方投入药物，活动刮板不断旋转带动药物翻动，待药物炒好后，将药物从锅内倒出，灭掉炉火。

2.旋转式电炒锅

（1）适应范围　适用于小量的对热力要求不高的饮片炒制加工。现代生产很少使用。

（2）基本结构及工作原理　由炒药滚筒、动力系统及热源所构成的炒药机。

（3）设备特点　目前为止已知的最大的直径90厘米。加工量小，可视情况下便于掌握炒制火候，可随时停止加工，锅内的药材混合、受热均匀。清洗方便。

（4）操作方法　操作简单，设置好参数、加药、接通电源即可。

3.自动控温炒药机

（1）适应范围　该机可广泛用于药材的炒黄、炒焦、炒炭、麸炒、砂炒、土炒、蛤粉炒、滑石粉炒等。

（2）基本结构及工作原理　主要由炒药筒、变速器和热源三部分组成。

①炒药筒　炒筒内壁装有"人字形"螺旋板，使其充填率高、炒制均匀并能快速出料。

②温度传感器　炒筒底部中心装有温度传感器，可测量并控制炒筒空间温度，配备有便携式红外线测温仪，可实时地测量炒筒和物料温度，确保炒制品质量。

③变速器　炒筒转速可调，正转时为炒制作业，反转则可快速出料。炒制过程自动控温、恒温、计时、出料，便于实现炒药的数据化管理。

④热源　该机热源多采用电加热或电磁等形式。

（3）设备特点　筒体转速采用变频调速，根据不同物料调节合适转速；有定时、控温、温度数显功能，电磁线圈增强使用寿命、散热均匀，提高设备免维护性能；炒筒内壁装有螺旋板，具有翻炒均匀，快速出料等特点。筒体采用不锈钢430材质，结构简单，清洗方便，耐用结实。炒制滚筒外部添加的多层保温材料防止热能消耗，节约加热成本。

4.滚筒式炒药机

（1）适应范围　该设备可用来对药材进行炒制、炙制、烫制、煨制等多种操作，如炒黄、炒炭、砂炒、麸炒、醋炒、盐炒、蜜炙等。

（2）基本结构及工作原理　由炒药滚筒、动力系统及热源、烟囱等构成的炒药机，其特征在于它是由炒药和消烟除尘两部分装置组成，炒药装置是在机架外壳内装有一特制的下开口保温层，在保温层中带有导向板的锅体一端坐放于托轮上，另一端通过联轴器、蜗杆减速箱由电动机驱动，在锅体底部的机架上与保温层下开口相对应处安装有可调温加热装置。操作时，将药材通过筒口加入，盖滚筒盖板（为了散热常在盖板上留有散热孔）。加热后，开动滚筒，借动力装置滚筒做顺时针方向转动；出料时，滚筒做逆时针方向转动。

（3）设备特点　滚筒式炒药机的特点是：炒药滚筒匀速转动，药物受热均匀，饮片颜色一致，产品质量高；效率较高，每小时炒药80~240kg；适用范围广。另外，结构简单，操作方便，劳动强度不大。

（二）煮制与蒸制设备

1.可倾式蒸煮锅

（1）适应范围　用于辅料的煎煮，如姜汁、甘草汁；及燀制去皮类药材，如燀苦杏仁、白扁豆等；少量物料的煮制，如：熟大黄、制何首乌。

（2）基本结构及工作原理　常用的蒸煮锅由锅体、锅盖、蒸汽夹套、支架相传动机构组成，除蒸汽夹套外，蒸煮锅为常压设备。热源仅限于蒸汽，锅体中心装有蒸汽管，既可以由夹套蒸汽加热，也可以由锅体中心的蒸汽管加热。需要配备蒸汽发生器或连接蒸汽管道使用。

（3）设备特点 该设备采用内外夹层设计的双层结构，中间的夹套是通过蒸汽进行加热。使用时可采用夹层加热将物料与蒸汽进行物理隔开，避免水蒸气的凝结，使锅内水量过多，造成物料有效成分的流失。

2.回转式蒸煮浸润罐

（1）适用范围 适应于何首乌、地黄、黄精等药材的蒸制。适用于需蒸制、煮制中药如：酒女贞子、酒萸肉、熟地黄、醋龟甲、黄芩。

（2）基本结构及工作原理 主要由支架、罐体及动力转动机构三部分组成。

本设备是一种回转式的真空压力容器，用中空心轴穿管（蒸汽管、液体辅料管等），同时罐体又用绕轴旋转的动态原理，使物料在罐内受热时不断翻动，达到蒸制药材和烘干的目的。

（3）设备特点

①功能齐全、一机多用。由于罐体采用了回转式结构原理，物料在罐内处于动态状况下受热，不至于出现"夹生"或"太过"情况。另外在加热方式上，采用了直通蒸汽和夹层蒸汽两种加热方式，生产上可供灵活采纳和选用。

②进、出料方便、减轻了劳动强度。罐门均采用快开形式，进料可用加料机或从楼层投料；出料可用料车、移动式容器或其他输送机构等接转，均比较方便。

③本设备传动机构变速范围2~15转/分钟，可根据不同品种或功能（如拌料、蒸药、干燥、洗罐）上的需要，进行选择。

（4）操作方法

①拌料、蒸制 称取规定量的洁净原料，用加料机（有条件的单位从楼层或操作台加料更好）加入罐内；液体辅料（黄酒等）通过计量后，打开阀门由进口流入罐内。然后启动电机，使罐体旋转（转速2~15转/分钟范围内任意可调），原料、辅料在罐内做相对运动。约10分钟后，原、辅料即充分混合，罐停止转动。经静止闷润，待辅料液被吸尽后，开启夹层套蒸汽进口。必要时亦可打开直流蒸汽进口，进行加热。待罐内温度升高至120℃时，关小蒸汽进口，维持现行温度，并每隔半小时，使罐体旋转一次（每次约5分钟）。4~6小时后即可达到药材蒸制的要求。

②干燥、出料 蒸好后的物料不必出罐，继续使罐体旋转（开始慢速，根据物料干燥的程度逐步加快），同时开启夹层蒸汽进口和真空进口，维持绝对压力16kPa。经5~8小时，即可达到物料烘干的目的。出料时，开启罐门，物料放入车内（或容器内）转入下工序。若有出料困难，可开启压缩空气进口，向罐内略施压力（控制在表压0.05MPa

第四章 炮制工具与设备

左右），物料即可放出。

3.蒸润箱

（1）适用范围　用于需蒸制药材的炮制，如酒女贞子、醋五味子；用于药材的软化，如黄芩等。

（2）基本结构及工作原理　主体是装有侧开门的方形箱体，箱体外侧一般装有保温材料，箱体底部装有蒸汽加热管或电加热管，或二者兼有。箱体一般为非压力容器。药材由料筐和料车装载，从箱体的侧开门进出，料车及料筐不落地。

（3）设备特点　与蒸煮锅相比，药材受热更均匀、蒸药效果好，操作简便，能耗低，装备设有时间、温度控制系统，提高了操作的自动化水平。

4.电磁蒸煮罐

（1）适用范围　用于需蒸制药材的炮制，如：酒女贞子、醋五味子、熟地黄、酒黄精等。

（2）基本结构及工作原理　主体是装有侧开门的圆形罐体，罐体外侧装有加厚保温材料，罐体采用电磁加热进行烘热，并配有水位显示，罐体为密封容器，加热效果好，一次蒸制量100kg。药材由料筐和料车装载，从箱体的侧开门进出，料车及料筐不落地，因其侧面开门，对于煮制类物料不适用。

（3）设备特点　与蒸煮锅相比，药材受热更均匀、蒸药效果好，操作简便，能耗低，装备设有时间、温度控制系统，提高了操作的自动化水平。

（三）煅制设备

为使某些矿物类药材及动物的骨骼或贝壳类药材改变其理化性质（如失去结晶水，质地疏松等），减少副作用，便于进行粉碎和浸出，常把药物置于无烟炉火中或耐火容器中煅烧，这种方法称为煅制。对药材进行煅制所用的设备称煅炉。

煅药注意事项：药物大小分档，以免煅制时生熟不均；一次煅透，中途不得停火，以免出现夹生现象；控制适当煅制温度和时间；煅制时防止爆溅，在容器上加盖（但不密闭），防止事故发生；煅后放凉后入库，防止复燃回潮。

1.煅药机

（1）适用范围　适应用牡蛎、龙骨、蛤壳等贝壳类药材的煅制。用于需煅制品种的炮制，如煅牡蛎、煅龙骨、煅磁石等。

（2）基本结构及工作原理　该机一般为钢材、耐火砖和土坯结构，成截锥体形。由炉心、炉齿、炉底、炉壁、进风口、清渣口、出料口、排气孔、密闭盖和抽烟筒组成。该机可用燃油、燃气或电加热作为热源，对煅锅加热，达到高温进行煅药。用于对动物骨质、化石或矿物类中药材进行煅烧，可使药材加热至红透、酥脆，加温速度快，可以自动控温。

（3）设备特点

①密闭式煅炉将热源设在炉心，同时炉心又有5mm的间隙，便于火焰向外燃烧。底和壁形成夹层外壁上部的排气孔，使炉心火口封闭后火焰经炉底支柱间的通道沿炉壁夹层向上燃烧，炉内高温可持续12小时左右，由于大小块药材接触不同部位的不同温度，而达到同时间内的同等煅烧热度，有效地保证了药材的煅制质量。

②"密闭"煅烧比明火煅烧容量大，热效率高，节约能耗。

（4）操作方法

①装炉　开启炉门至最高位置，沿轨道台车开出，每炉装中药材200~300kg，注意装料量不得超过后护板高度，将药材均匀铺开。顺轨道台车开入炉内，降下炉门。

②煅制　设置煅制温度，启动恒温控温装置进行煅制，当达到设定值时，自动断电保温。

③出炉　煅至质地疏松，内外一致时，即可出炉。将炉门升至最高处，沿轨道台车开出，在出料处放置不锈钢箱接料，翻转台车至限位处出料。注意设备工作时温度较高，操作员要做好相应防护，防止烫伤。

④出料完毕，切断电源，及时清理设备内外卫生。

2.反火炉（反射炉）

（1）适用范围　此设备适应用矿物类、贝壳类药材的煅制和煅淬，但不适于易熔煅的矿类药材的煅制，如白矾等。

（2）基本结构及工作原理　反射炉是仿炼钢炉的原理砌成的。反射炉主要由三部分组成：鼓风机、炉掌、过焰口。反火炉主要用耐火砖，耐火土等材料砌制而成。炉身外形为长方形，可根据需要确定炉体大小。炉身分为点火炉和装药炉二部分。点火炉由炉膛、炉算、炉底、燃料进口、炉渣出口、煅制药材出口、反火道组成。点火炉的炉膛与装药炉的装药室均为圆筒状，其接合部与炉顶壁之间留10cm左右的间隙。反火道一端与装药室上端相通，一端与烟筒相通。烟筒设在装药炉一侧，用砖砌或铁板制作均可。将原料药材大小分档，放入装药反火道室内摊平。装量为装药室的1/2左右。用耐火砖封闭药材进、出口，然后在点火炉内将火点起（主要燃料为焦炭），待火燃旺后，用耐火砖封闭燃料进口和炉渣出口，用鼓风机经进风口送风至药材煅透。打开药材出口，取出放凉。需要淬制的药材，可在药材出口外放置盛液体辅料的容器，将药材直接放在液体辅料内，淬后捞出，放凉即可。

（3）设备特点

①该设备在煅药时，通过鼓风及烟筒的自然吸力可将火焰直接引射在药材上，并能将余火、余热引入反火道至装药室底部，使热量得以充分利用。

②由于炉体均采用耐火材料砌制而成，使用时基本处于密闭状态，因此，反火炉具有保温效果好，升温快，温度高，节省燃料，煅制药材量大，质量可靠等优点。

③反射炉煅的优点是药材与燃料不接触，避免污染；升温快，缩短煅制时间；煅制成本低。反射炉的温度可达1500℃以上，不耐高温的药物不宜用此法煅制。

④操作方法：煅药时，将净药材放置在过焰口，关闭进出料口，开动鼓风机，将炉口的火焰吹送至过焰口，待火焰将药材煅至红透时取出，淋清水或放凉。

3.箱式电阻炉

（1）适用范围　适用于少量物料的煅制，主要用于前期实验性研究，不适用于大量生产。

（2）基本结构及工作原理　煅制设备多采用箱式电阻式煅炉。额定温度950℃。

（3）设备特点

①提高了煅制品质量。由于此炉可据药物的性质特点摸索确定煅制所需时间和温度，克服老式煅炉煅制不均匀，"过火"和"煅不透"的现象，保证并提高了煅制品质量。

②损失小。由于使用电加热，免去从煤中挑拣药物等麻烦，可减少损失，提高成品率。

③操作方便。由于炉体密闭，可从观察孔观察火候，使操作极为方便，也减少了污染，改善了操作环境。

④用电加热，干净卫生，操作方便，温度可在1100℃以内调节；但耗电量较多，生产费用较高。

（4）操作方法　此炉为周期作业式。先调电子恒温控制仪到所需温度，将药材分档后加入炉膛中，摊匀，从观察孔中看火候，适当翻动，至煅透取出即可。

4.煅药锅

（1）适用范围　适用于少量物料的煅制，对于含结晶水矿石类物料较为适用，如煅石膏、枯矾等。

（2）基本结构及工作原理　该设备由锅盖、温度传感器、锅体、加热管、机架组成。利用电热管加热，在密封与耐高温性较好的炉膛内发热，可以将温度迅速升高至加热锅内物料所需的温度。

（3）设备特点　控温性能好，操作简单，适合中低温煅药，平底锅设计便于入料、出料；缺点是效率低，不适用大量生产。

（四）干燥设备

目前，大多数中小型饮片企业利用日晒或采用造价低廉的烘房进行饮片干燥，生产效率低下，难以满足GMP（英文GOOD MANUFACTURING PRACTICE的缩写，中文含义是"良好生产规范"）的要求。一些饮片企业采用网带式烘干机或翻板式烘干机进行中药饮片的干燥。但这两种设备有易漏料和不易清洗的缺陷，不能被饮片企业广泛接受。

如何选择干燥温度，是饮片干燥技术的关键所在。要研究不同的干燥温度对饮片药效成分的影响，从而确定各种饮片科学、合理的干燥温度，如含挥发油和油脂较多的饮片，则适宜于阴干或低温（温度不超过60℃）烘干；对含糖类、黏液质较多的饮片，干燥温度不宜过高也不宜过低，温度以80℃左右为宜。

研究饮片厚薄、粒度尺寸与干燥温度和时间的关系，据此来设计、开发低温型和风干型饮片干燥设备。对现行药材的水洗、浸润工艺必须进行重点革新。在饮片炮制工艺中，应设计预处理工序，采用干洗和真空气相置换式润药设备，尽可能避免水洗药材，降低药材的含水率。

1.热风干燥机

（1）适用范围　适合多品种、大批量中药饮片生产。

（2）基本结构及原理　主要由放匾架、燃烧室和鼓风机组成。

①室内热风的输送。即燃烧室内以煤作热源，热风自然风管内输入室内。由于鼓风机作用，使热风对流，达到温度均匀。余热自热风管出口排出。

②饮片的干燥。即将待干燥的湿饮片，以筛、匾盛装，分层置于铁质架中，由轨道送入。饮片干燥后，停止鼓风，敞开铁门，将铁架拉出，收集干燥饮片。

（3）设备特点　此类设备温度一般可达80~120℃，处理能力大，结构简单，易于安置。

2.带式干燥机（网带式气流干燥机）

（1）适用范围　主要用于透气性较好的片状、条状、颗粒状药材的干燥。如根茎类、部分大直径果实类产量较大。

（2）基本结构及工作原理　主要由加料器、网带、分风器、换热器、循环风机、排湿风机和调节阀组成。

料斗中的物料由加料器均匀地铺在网带上，网带采用12~60目不锈钢网丝，由传动装置拖动在干燥机内移动。干候段由若干单元组成，每一单元热风独立循环，其中部分尾气由专门排湿风机排出，每一单元排出废气量均有调节阀控制。在上循环单元中，循环风机出来的风由侧面风道进入单元下腔，气流向上通过换热器加热，并经分配器分配后，成喷射流吹向网带，穿过物料后进入上腔，干燥过程是热气流穿过物料层，完成热量与质量传递的过程。上腔由风管与风机入口相连，大部分气体循环，一部分温度较低含湿量较大的气体作为废气经排湿管、调节阀、排湿风机排出。下循环单元中，循环风机出来的风先进入上腔，向下经换热器加热，穿过物料层进入下腔，下腔由侧面风道及回风管与风机入口相连，大部分气体循环，一部分排出。上下循环单元可根据需要灵活配备。

（3）设备特点　本设备具有干燥速度快、蒸发强度高、产品质量好的优点。

3.热风炉药材烘干箱

（1）适用范围　该设备比较适合多品种、小批量中药饮片生产，对热敏性药材可以降低干热空气温度或用室温干空气，使药材达到低温干燥的目的。（用于朱砂水飞后的干燥）

（2）基本结构及工作原理　该机由产生干热空气的螺旋板式热风炉和烘干箱两部分组成。温度、风量可控，人工上料，间歇作业。

（3）设备特点　热风与物料是直接对流热传导，干燥速度快、效果好。

4.风筒式烘干机

（1）适用范围　适用于有热敏性的中药饮片。

（2）基本结构及工作原理　该机组由螺旋板式热风炉、风筒烘干机、自动上料机及除尘器等组成。该机的主体为一长圆柱筒，内装螺旋导流板，缓慢旋转筒体，使物料在筒体内慢速翻滚并做轴向移动，筒体中心轴线上有一柱管，下半部吹出由热风炉引出的干热空气，使筒内物料边翻滚边被加热、吹干，并逐渐轴向移动，柱管上半部接引风机，将筒中湿气、粉尘抽出筒外，以加速物料的干燥。

（3）设备特点　物料在转筒内停留时间长，可达2小时或更长时间，有利于饮片的中温、低温干燥，连续作业；对具有热敏性的中药饮片可不用热源，将饮片在常温下风干。

5.热风炉翻板式烘干机

（1）适用范围　该机对单一品种、大批量生产的中药饮片具有一定的优势。

（2）基本结构及工作原理　主要由动力部分、输送部分、燃烧室和鼓风机组成，将湿饮片经上料输送带送入干燥室内。室内为若干翻板构成的帘式输送带。共四层，由链轮传动，饮片平铺于翻板上，自前端传至末端，即翻于下层，做四次往复传动。干燥饮片沿出料口经振动输送带进入立式送料器，上接出料漏斗，下盛麻袋装药。

（3）设备特点　物料翻动干燥均匀，热效率高，可连续操作。该机烘干物料的流程长，热效率高，翻板翻动物料的烘干效果好，但物料运行中易漏料和不易清洗是其缺点。

6.远红外中药饮片干燥装置

（1）适用范围　适应范围广，可用于颗粒、片、块、丝、球状中药材的干燥。

（2）基本结构及工作原理　与物料接触面全部采用不锈钢材质。湿料由振筛式加料口连续均匀地加入预热塔，沿振动螺旋提升输料槽垂直提升到预热塔顶端的下料口，输送到流化干燥塔。与此同时，物料提升途中接受远红外辐射器的辐射加热。经预热的物料进入干燥塔最顶层的环形振动槽，旋转一周由下料口自由落到下一层环形振动槽的下料口挡板前方，如此类推，直至干燥塔的最底层振动筛槽，由出料口出料。如果遇到一个循环周期未达到干燥要求的情况时，可由振筛槽左方出料口再送进预热塔反复一次或多次干燥，直至达到干燥要求即可由左方出料口出料包装。

远红外线辐射物料，使分子运动加剧而内部发热，温度升高；同时物料内部的液态水分在湿度梯度的作用下，从内向外移动到表面（湿扩散），由系统的辐射和对流作用获得蒸发热而蒸发（外扩散），形成表面温度相对降低，此时温度梯度的作用方向和湿度梯度的作用方向一致由内向外，使物料内部水分的热扩散、湿扩散和表面水汽的蒸发都处在正向进行的最佳状态，从而加速了干燥过程，缩短了干燥时间。

（3）设备特点　性能优良，温度、风量、输料自动控制，连续操作，翻料均匀，易于更换品种。

7.热风循环烘箱

（1）适用范围　适用范围广，可用于颗粒、片、块、丝、球状饮片的干燥。

（2）基本结构及工作原理　主要由热源、热交换器、干燥室、载物架、分风装置和温度自动控制装置。

本机以蒸汽或电为热源，通过热交换器加热，受风机强制循环的空气。热空气层流经过烘盘与物料进行热量传递，并带走物料挥发的湿气。根据物料的不同要求和干燥过程的不同状态，可调节空气排出量与循环量的比例，从而达到干燥速率与热利用率双重提高的目的。为了尽量减少箱内各点的温差，除了依靠强制的循环空气的对流传热以外，在烘箱左右两侧设有可以调节的分风装置，调节分风叶片的角度，使箱内上、下前、后各点的温度达到一致。温度自动控制装置能使箱内温度恒定在所设定的数值上，万一超限，则会自动声光报警。

（3）设备特点　本机热源可用蒸汽、电、远红外均可；蒸汽加热温度为50℃～140℃，电、远红外温度为50~350℃。使用范围广泛，操作方便，容量大。

（4）操作方法　将净选药材大小分档，或加入辅料备用。接通热源，设定温度。当温度升至所需温度时将药材盘放入载物架上，关闭箱门，温度恒定后，开始计时，即时取出，放凉即可。

（五）发芽发酵设备

发酵发芽法是借助酶的作用使食物或药物发酵、发芽。

发酵法是食物或药物在一定的温度和湿度条件下，由于霉菌和酶的催化分解作用，使药物发泡生衣。目的是改变性能，产生新的治疗作用，扩大药物品种，如由杏仁、赤小豆、鲜青蒿、鲜苍耳、鲜辣蓼、面粉混合发酵而成的神曲，产生了行气消食、健脾开胃的新功效，成为一种新药物。

发芽法即成熟的果实或种子在一定的温度和湿度条件下萌发幼芽，古称蘖法。目的是改变或产生新的功效。如大麦生用，和胃止泻利水；制成麦芽后可行气消食，健脾开胃，回乳消胀。

1.发芽发酵箱

（1）适用范围　用于发芽、发酵药材的恒温恒湿，如麦芽、谷芽、稻芽、六神曲、淡豆豉基本等。

（2）基本结构及工作原理　该设备由密封的外框、活动门、不锈钢托架、电源控制开关、水槽以及温度、湿度调节器等部分组成。发酵箱的工作原理，是靠电热管将水槽内的水加热蒸发，使物料在一定温度和湿度下充分地发酵、膨胀。简单易懂的温度与湿度设定，便于提供最恰当发酵环境。

（3）设备特点　设备能设置24小时循环程序，配备热风及湿度循环系统，使整个醒发箱上下的温度与湿度很均匀。

（4）注意事项

①操作时，一般是先将发酵箱调节到设定的温度后，方可进行发芽发酵。

②一般温度控制在35℃左右，温度太高，内外的温差较大，使发芽发酵不均匀，产生霉变。

③通常醒发湿度为75%~85%，湿度太大，容易产生霉菌。

2.压模机

（1）适用范围　用于六神曲混合料的制模。

（2）基本结构及工作原理　设备是由液压系统，压力感应系统，自动程序控制系统等组成。压模机是一种特殊的制药成型设备，具有自动程序控制功用的液压系统，能够完成自动控制压力，自动控制时刻和自动脱模。

（3）设备特点　采用气缸压制，物料更紧实，同时节省人工，效率高。

（4）注意事项　操作时切勿将手放置于模具上下方。

3.槽型混合机

（1）适用范围　用于六神曲所用固物料及煎液的混合。

（2）基本结构及工作原理　槽型混合机的搅拌部分为通轴单桨，单桨上的桨叶角度设计极为合理巧妙，单桨旋转时，物料上下翻滚，同时桨叶通过物料，向混合槽左右两侧产生一定角度的推挤力，使得混合槽内任何一角落物料都不可能静止，从而使物料混合均匀。

（3）设备特点　功能与和面机类似，使整个混合过程更均匀。

第四节　其他设备

除了蒸、炒、炙、煅等几大类炮制设备外，还有一些榨油、榨汁、炼蜜等工序的设备。

1.榨油机（压榨机）

（1）适用范围　用于毒性饮片巴豆霜、千金子霜制霜前的榨汁去油，压榨后可以加铺吸油纸二次去油。

（2）基本结构及工作原理　榨油机的工作原理是利用物理学上的压力原理，物体间由于相互挤压而垂直作用在物体表面上的力，油料作物在受到超出所能承受的压力时，就会破坏种子结构，使其中的油脂溢出。

（3）设备特点　相对人工操作，出油率、生产效率高；自动过滤，实现油、渣分离。

（4）注意事项　用于毒性饮片巴豆霜，千金子霜制霜前的榨汁去油，压榨后可以加铺吸油纸二次去油。

2.螺旋榨汁机

（1）适用范围　用于辅料鲜姜的榨汁。

（2）基本结构及工作原理　螺旋轴沿着料渣出口方向顺时针旋转，底径逐渐加大而螺距逐渐缩小，当物料被螺旋轴推进时，因螺旋腔体逐渐缩小，从而形成对物料的压榨。鲜品加入料斗中，在螺旋轴的推进与挤压下，被压榨出的汁液通过过滤网流入底部的盛汁器，而出渣由螺旋轴及调压头的锥形部分之间形成的环状空隙排出，调压头可调整空隙大小，来调整排渣的阻力，即可改变出渣率，调压头的空隙大小应视被加工鲜品的工艺要求而定。

（3）设备特点　能够有效实现汁、渣分离，大大减少人工操作。

3.炼蜜锅

（1）适应范围　适用蜂蜜的炼蜜，也可用于少量中药的蒸、煮、炖等加工之用。

（2）基本结构及工作原理　该设备主要由锅体、夹套、倾翻、搅拌与机架等部分组成，锅体部分由内外锅体焊接而成。内外锅体均采用304不锈钢，可倾式部分由涡轮、蜗杆、手轮与轴承座等组成。其加热方式可根据不同需求用燃气、电、蒸汽等进行，同时可根据需求定做搅拌装置、盖子等。

（3）设备特点　炼蜜锅属于夹层锅的一种，通常由锅体和支脚组成，锅体是由内外球形锅体组成的双层结构形式，通过对中间夹层加热，有固定式、可倾式、搅拌式等样式，夹层锅具有受热面积大、热效率高、加热均匀、料液沸腾时间短、加热温度容易控制、外形美观、安装容易、操作方便、安全可靠等特点，加工提高质量、缩短时间、改善劳动条件的良好设备。

（4）操作方法　将炼蜜锅持续恒温加热，待蜂蜜一起加热炼制完毕后，将手摇盘顺时针旋转，手摇盘上的蜗杆驱动右支撑轴上的涡轮将炼蜜锅的支撑轴及炼蜜锅旋转80°，将炼制好的蜂蜜全部倒出，然后逆时针旋转手摇盘将炼蜜锅复位。

（5）注意事项

①首先要检查电源是否接好，有无漏电现象，操作时手上要擦干，切勿带水以防触电。

②每班使用前，应在各转动部位加油；

③如果是空锅，且高温，禁止直接加入液体，以免锅体炸裂。

④尽量避免长时间无料干烧。

⑤回正锅体时，应动作缓慢。

⑥出料时，也应缓慢摇动手柄，并扶持锅架，使锅体平缓倾斜。

⑦清洁时，不能用坚硬锐器铲刮锅体，以免损伤。

第五章 中药炮制专业的发展与创新

中药炮制学科有着较强的实用性,并与饮片产业发展联系密切,在其技术创新过程中,必须从各方面实际出发,综合分析中药饮片炮制中面临的现实问题,促使中药炮制理论、原理等研究更加规范化。科学地完善传统单一化的科研方法,在传承传统优秀中药炮制学科理论与技术的基础上创新中药炮制学科发展方法,强调现代化中药炮制设备设施合理开发与应用。在中药炮制研究领域中,中药炮制学科理论的创新发展是一大关键性环节,应当能有效指导各类中药具体化炮制。以中医药市场为导向,加大研究力度的同时,科学解决面临的难点问题,促进中药炮制学科与饮片产业发展的同时不断创新,为我国新时代的中医药事业不断注入生机与活力,顺利走上可持续发展的道路。

总之,在新形势下,要以客观的视角和发展的眼光,综合审视中医药事业动态发展,强调中药炮制学科与饮片产业持续性发展,在优化创新思路、方法等过程中规范中药炮制环节,保证用药饮片质量,提升其在临床上综合应用价值与效益,以此促使中药炮制学科和饮片产业在合理化创新中持续发展。

第一节 需求量加大催生炮制变革

一、中药及其饮片需求量加大

中药资源关乎民生、社会稳定、生态环境保护和新兴战略产业发展,是集生态资源、医疗资源、经济资源、科技资源以及文化资源为一体的国家战略性资源。中医药具有几千年的应用历史,清朝以前中国人口仅为0.5亿~1亿,野生药材资源基本可以满足人类需要。清朝以后人口开始迅速增长,1933年达到4.4亿。20世纪60年代以后人口增长更为迅速,由当时的7亿增至目前14亿。人口增加必然扩大生活空间,缩小野生药材生长空间,更重要的是人口增加导致药材需求量的急剧增长,最终导致了野生药材的严重缺乏,20世纪50年代以后多种中药材开始走向规模化栽培并逐渐成为中药材商品的主流，以满足不断增长的药材需求。中药炮制的量也随之大幅增加。

中药饮片作为我国传统中药产业的重要组成部分，历经数千年的发展，形成了悠久的中医药传统文化，在我国，广大群众中拥有着极其深厚的文化基础。中药饮片作为我国国粹，体现着古老中医的精髓，是中医药传统文化的智慧结晶和载体。悠久的中医药理论与文化优势，决定了中医药治病的独特之处与优势，寻求中医药的人群正在不断扩大。

人口增加及社会老龄化、人民群众对健康生活的渴望增加、以人为本的治疗理念、健康意识的提升、基层医疗卫生基础建设日趋完善，使采取中医治疗的人群大大增加。中药饮片市场加速扩容。

从2003年出台的关于加强中药饮片包装监督管理的通知开始，国家出台了一系列产业政策。以《关于在深化医药卫生体制改革工作中进一步发挥中医药作用的意见》为代表，进一步明确了中西医并重的方针。国家产业政策大力支持使得此前一直受到挤压的中医药行业发展速度呈加快趋势。

正是由于这些需求的发展和国家的大力扶持，近十年来不仅中药处方量大大增加，处方中超剂量应用中药饮片的情况也越来越普遍。所谓中药超大剂量应用，是指中药的处方剂量远远超过了《中国药典》或统编教科书《中药学》规定剂量的上限范围。

1. 为追求疗效而不断扩大剂量　人们普遍认为中药无毒或毒性小，有些医家对某些疾病按常规用药疗效不满意，认为只要按照传统的中医理论，辨证立法，以法统方，不断增加药量，就可以获得临床疗效的倍增。有些医家长期超大剂量应用中药，没有看到明显的临床毒性症状，因而总结临床经验认为只要配伍合理，炮制得法，煎煮得当，超大剂量应用中药"没有问题"。加上古代名医多有"重剂起沉疴"的案例，如明代吴鞠通曾在《吴鞠通医案》中言半夏"一两降逆，二两安眠"之说，不细究其中辨证原委，认为治疗失眠症就可以超大剂量应用半夏，从而盲目加大饮片剂量。

2. 辨证论治基本功欠缺　江苏孟河中医大家费伯雄著《医醇剩义》九卷，他提出："立论以和缓为宗。""制方用药，戒偏戒杂，多寓神奇于平淡，从不矜奇炫异。"药用适当，味不在乎多、量不在乎大，味多药力不专，量大往往药过病所，反伤胃气，用得适当，量虽小甚为有效。而现在一些所谓的中医，并不会抓主证，更不会分析病因病机，听病人诉说各种不适时，头痛医头、脚痛医脚，大量堆砌药味，造成浪费。

3. 生长环境变迁，药材气味弱化　中医师临床使用中药饮片的剂量依据是《中国药典》，而《中国药典》的剂量规定是以古籍记载的野生中药材或者是各地的"道地药材"为参考标准的，现代的中药材大部分为人工种植，药材的生长环境、生长年限、田间管理与野生药材有较明显的不同，药性也随之变化，如果出现味同而气弱的情况，为达到疗效，部分医家难免会加大用药剂量。

4.中草药的滥用　很多人不知道中药治病的原理是用药的偏性来纠正人的偏性，往往把中药当成保健品，加上商家的宣传，无论有没有气虚的症状，都要泡黄芪、枸杞子，依靠吃三七来保持血管的年轻状态。这从某些方面也反映出医学与产业的矛盾。真正的中医是以人为本的，"但愿世间人无病，宁可架上药生尘"。而现在把中药看作商品，无论有病没病，只要能卖出去就行，这违背了中医药治病的初衷。

二、机械化推动炮制变革

中药炮制工艺是人们在长期医疗实践中产生、完善和发展起来的，是中药传统技艺的集中体现和核心所在。炮制机械现代化的任务是继承和发扬中医药基础理论和传统炮制技术与方法，结合现代自动化、机械化等新技术，进行中药饮片工艺研究和技术创新，开发出适合中药产业现代化需要的新型机械，尤其是对导致有效成分大量流失的水洗、浸润、烘干三个主要环节进行工艺和装备的重点攻关，设计符合饮片炮制要求的机械装备，使中药饮片加工尽快走上规范化、集约化的道路，在国家已经加强对中药炮制工艺和炮制机制研究的基础上，炮制机械现代化研究、炮制设备的更新换代，已经成为实现中药饮片行业现代化的当务之急。

1.传统中药炮制工具逐步被机械所替代　中药炮制历史悠久，古时称"炮炙""修治"。炮、炙都来源于食物的炮生为熟。早在新石器时期，我国先民就发明了砂锅、陶罐、陶制煅药罐等烹饪器具和储存器具，为中药炮制的火制、水火共制等炮制方法创造了条件。虽经数千年发展，传统中药炮制工具仍以手工工具为主，凭借药工的经验，完成对中药材的炮制过程。炮制工具包括瓷片、刮刀、药筛、箩筐、筲箕、风选车、铜冲、乳钵、石臼、碾槽（铁船、研槽）、枳壳榨、竹笼撞毛器（泽泻笼）；簸篓、麻布、浸药桶、润药盆、药缸；切药刀、片刀、斧头、锉、刨；炒锅、铜锅、铁锅、铁盘、斜锅、竹帚、瓦罐、药甄、蒸笼、蒸罐；其他炮制方法，酒缸、土坛、碾槽、药坛、麻袋等。

1955年起国家公私合营等政策，中药饮片厂开始在全国陆续建立，这标志着中药炮制产业从此由传统手工制造向机械生产过渡，各种炮制机械设备开发出来，包括洗药机、润药机、切药机、蒸药机、炒药机、煅药机等，与手工操作相比扩大了生产范围，提高了生产效率。

20世纪70年代，中药生产逐步向工业化发展，原中国药材公司分别在上海、天津、长春、周口建立了4家中药饮片机械厂，推动了炮制机械的专业化、规模化发展。中药炮制设备尽管种类多，但因资金缺乏，机械生产加工厂的生产规模不大，技术水平不高，标准化观念薄弱等问题，主要以提高生产效率为主要目标，导致中药炮制设备的发展缓慢，也制约了中药炮制的传承和创新。

进入21世纪以来，中药饮片市场不断扩大，越来越多的实用新型技术应用于饮片炮制设备创新及改造上，并开始向自动化方向发展。这些炮制设备生产的产品已基本能满足当时炮制生产的需求。然而面对日渐扩大的中药饮片市场，既需要稳定中药饮片的质量，又需要满足中药饮片品质及生产效率需求的提升，中药炮制工业愈加离不开炮制设备的不断更新换代、推陈出新。

近年来，随着互联网技术及人工智能的发展应用，饮片炮制设备逐步向专属化、联动化、信息化、智能化方向创新，向多功能、一体化、低耗能方向发展。

2.传统炮制方法逐步被现代化手段所替代　经过长期的发展，中药炮制设备的制造状况已成为中药炮制行业发展程度的重要标志。炮制工艺是中药生产过程的核心，而炮制设备则是实现其核心的有力工具。只有在深度解读中药理论的基础上，才能做好加工炮制工艺的创新与规范化，融合先进的设备与生产工艺，利用现代技术继承古法炮制中药技艺，制造优质的产品。

例如，传统炮制中的"煿"，是将药物放在火炕里面烘干，由于烘干时间长、烘干量受限等原因，烘干程度不好控制，现代已将传统需要靠火力使药材所含的水分徐徐蒸发的工序改为利用烘箱或干燥室进行，而不再依靠火炕，这样不仅大大提高了烘干效率，而且使烘干度可控。

"煨"是将面粉或草纸加水使湿，裹于药料的表面，稍干后，置弱火上烘烤，或铺于铁丝网上用火烤，使面或纸的表面焦黑，冷却后剥除。如煨木香。另一种是将药料埋在热炭中（即木灰或草灰，余烬不能太多，以免将药料烧毁），如煨肉豆蔻。

"炒"也不再是用铁锅或偏口锅人工翻炒了，而是用机械化可旋转炒锅，热源也从柴草木炭变为天然气、电力等清洁能源。

但目前总体上中药炮制设备现代化程度还较低，自动化技术应用还不充分，多工序联动设备较少，一些自行设计的炮制设备难以实现中药饮片工艺流程的规范化，生产过程中的在线监控难以实现，不能确保其质量稳定。

3.炮制机械与实现工艺流程的规范化与标准化仍有距离　中药炮制设备的应用，不仅是为了提高生产效率、满足市场需求，更是中药炮制工艺过程标准化的重要推手。

中药加工炮制过程中，药材状态及性状在不断变化，如水洗、浸润、切制、炒制、粉碎、干燥、水飞及制霜等，目前尚无统一的设备要求和技术规范。很多都是各饮片厂根据自身需要提出要求，与机械加工厂共同设计，包括设备尺寸、温度控制方式、设备材质等，导致同一个用途的设备在不同饮片厂都不太一样。从而出现了即便炮制参数设定一致，用不同厂家的设备生产，其产品质量依然会存在差异的情况。很多中药饮片加工厂因资金规模的限制，虽有一些单环节炮制机械，但是没有完善的中药加工炮制配套设备，很多环节仍然依靠传统经验的手工操作，易导致工艺不规范、不可控，效率低，难以实现产品的工业化、产业化。

应当根据中药的特点，弄清传统炮制工艺的关键原理，优化工艺流程，规范每一个生产环节的技术参数，将新技术运用到实际生产中，多学科融合，如在中药炮制设备上配备了工业控制器和传感器，使得中药炮制设备更智能，使用更便捷，采用数码编程，将"电子眼""电子鼻""电子舌"等现代技术与规范炮制工艺参数配套，实现炮制设备可以在线把控工艺时间与标准，如火候、温度、加热时间等，掌控炮制过程各成分及含量变化规律，从而保证最终产品质量，使所有的中药饮片都能做到"炮制合度，不失其体性"。

第二节　人工栽培品需要炮制工艺进行调整

中药栽培技术在提高产量的同时，中药性状或多或少发生改变，对炮制也会产生影响。

影响中药材质量的因素主要有种质、环境、生产技术、采收加工等环节。近年来国家科技部中医药管理局和食品药品监督管理局等多个部门对中药材的规范化生产给予了高度重视同时也加大了扶持和管理力度。2002年6月1日起实施《中药材生产质量管理规范》，以此来规范和控制我国中药材质量。2003年11月1日起实施《中药材生产质量管理规范认证管理办法》和《中药材认证检查评定标准》。我国中药材规范化生产管理的认证工作已经于2003年春季启动。《中药材生产质量管理规范》（GAP）从品种选择、种植区域选择、栽培技术（种子处理、整地、施肥、灌溉、种植密度、中耕除草、病虫害防治等）、采收时间、加工技术等各个环节对生产进行规范，以保证药材质量的稳定。

但是，在栽培条件下追求产量是人们的目标，而获得高产量必须为植物创造一个适宜生长的生态环境，但一些药材的优质是在生态胁迫的条件下形成的，这是一个不可调和的矛盾，因此在栽培条件下药材的质量很难达到野生水平。采用规范化种植技术可以保证药材的质量稳定，施肥、种植密度、采收加工等环节可以提高药材质量，但是也会同样面临高产与优质兼顾的问题。

一、外观变化对炮制的影响

1.野生和家种　大部分野生品与栽培品有差异，同一种药材种植与野生的在肥硕瘦弱、松泡紧实方面存在差异，在炮制时，火候、辅料用量均有所不同。例如黄芪，野生黄芪是在野外自由生长的，所以表皮粗糙，表皮中的泥沙清洗不干净，根部长而粗，分支较多，而且分支错乱。肉质比较虚泡，切面粗糙而且有空隙，环形纹明显，可以明显观察到"金盏银盘"。而人工种植的黄芪表皮较光滑，洗净之后纹路也比较浅，切面光滑而且紧致，因生长年限普遍都比较短，所以种植黄芪的根部也相对较短，没有很多分支且比较整齐。在炮制时，野生黄芪表皮粗糙净制时需多洗几次，蜜炙时因质地松泡用蜜量也多，而栽培黄芪表皮光滑易清洗，质硬紧实用蜜量较野生者少。

2.产地变迁 中医很讲究道地药材。一种药在这个地方产的最正宗、效果最好，换一个地方也能生长，可能产量也不低，个头可能比道地产区的药材还要大，但是效果就没有道地的药材好。主要还是和药材生长的水土、气候、自然环境的关系比较大。盲目引种，生长环境与道地药材的环境相差较大，药物生长会因适应环境而改变，就会从药物的某些"象"中表现出来。即使仪器设备测不出来，药材的内在质量也被认为发生了某些改变，炮制的时候对不同产地的药材需要进行略微不同的处理，使其尽量达到或接近炮制规范中的质量要求。

人工种植在生长环境方面非常容易违背药物本身的习性。比如野生半夏的生长环境靠近水边且不见阳光的背阴山坡，正是这种纯阴的环境才使半夏具有极其燥烈的特点，功能燥湿化痰、辛散温通、降逆止呕、抗癌。湖北、四川等道地产区人工种植的潮湿的大环境基本能满足半夏的自然生长需要，但是非道地产区人工种植的时候，为了便于管理，不会为它创造如此苛刻的适宜的生长环境。只要能长出半夏就可以，不会过多地考虑环境对药效的影响。饮片厂在采购药材时，对那些产地特征明显的药材需要慎重，尽量选择道地产区的药材，以免炮制品不合格。

二、农药化肥和激素的过量使用

化肥能够帮助植物增加产量，增强抗病能力，减轻田间管理的劳动强度，但从中医角度看，这种产量的增加对药效是有影响的。比如人参之所以能大补元气，就是因为它有非常强大的生命力，能从自然界不断地吸收天地精气。医者用人参，用的就是它这股强大的生命力。在人工种植的时候，为了增加产量，用大量的化肥、农药，防止病虫害对它的伤害，人参不费力就能长得白白胖胖，产量很高。但是白白胖胖的人参的生命力无法和野山参相比。

对于人工种植过程中大量的化肥和农药残留，使得饮片厂不得不过度净制，宁愿损失一些药物的气与味以求农残达标。

药材的有效成分是评价药材质量的手段之一，但远不是全部，有些栽培品种通过技术手段使植物富集某些成分，炮制后容易达标，受饮片厂欢迎。而野生品生长年限长，品相和有效成分不如栽培品，炮制后的饮片没有栽培品美观，并不受使用者青睐，饮片厂也不愿意采购。

第三节　产地加工推动炮制变革

中药材产地加工是根据原药用植物、动物或矿物的性质，将其进行产地初加工，以净制、切制为主，以便于运输和储存，所得成品为中药材。因为产地加工具有其特殊性，其演变与发展史与传统炮制不完全一致，故单独就产地加工的变迁单独拿出来叙述。

一、中药材产地加工与炮制的"分合"演变

纵观中药材产地加工与炮制在不同历史阶段的"分合"演变历程，发现中药材产地加工与炮制经历了"由无到有""由合到分"的过程，且在不同的历史进程中，产地加工与炮制两者的发展处于极不平衡的状态。

先秦至两汉时期，由于炮制技术尚未形成体系，故仅有产地加工，无专门的炮制。

魏晋南北朝时期，中药炮制技术逐渐发展，趁鲜加工与炮制一体化逐渐出现，以《雷公炮炙论》为例，在其记载的184种草木类药材中，趁鲜加工炮制药材有61种，而加工炮制完全分开的只有35种，可见当时趁鲜加工与炮制是当时的主流。

隋唐至五代时期，中药的用药种类逐渐丰富，此时中药材的加工多聚焦于干燥药材，而炮制种类更加多样化。

宋元时期，在中药材的加工中趁鲜切制逐渐增多，且加工与炮制互相渗透。

明清时期，"前店后坊"的医药形式逐渐消弭，中药的供、用分开，全国各地出现了经营当地特色中药的药行，并且各地设有"切药棚"，药商采购原药材后，就地切制加工，净货打包运输，自此产地加工与炮制逐渐分开。

近现代以来，产地加工因得不到行业的重视，逐渐在中医药行业中分离出去，成为中药栽培（农业）中的环节，而炮制仍在保留在医药行业中的中药饮片生产环节。

在交通不便的古代，很多中药都是就近采集、趁鲜切制，满足附近乡镇的用药需求，随着社会经济的发展，中药材产地加工与炮制从最初的一体化工艺演变为产地加工与炮制加工两部分独立的加工工艺，适应了当时的市场需求，中药炮制这个行业的管理也越来越规范化，不仅纳入《药品管理法》《药品生产质量管理规范》的管理范畴。政策还规定中药炮制必须要在符合GMP的要求下规范生产，中药的切制自然也由饮片生产企业完成。

二、产地加工被重新重视

2015年，国家中医药管理局批准行业重大项目"30种中药饮片产地加工与炮制一体

化关键技术规范研究"，表明中药材产地加工与炮制一体化得到了国家层面的认可。

2021年7月5日，国家药监局就中药饮片生产企业采购产地加工中药材（简称产地初加工或趁鲜加工饮片），对安徽省和甘肃省进行了正式复函，将产品定位为中药材。复函中明确了产地趁鲜切片后，依然是中药材，不可当作饮片直接流通销售；同时要求加强流程管控，指出产地初加工，是中药饮片质量管理的前端延伸，需配套完整的生产记录、质量追溯和问责机制等，饮片企业不能当"甩手掌柜"；复函中希望通过产地初加工，引导饮片企业走向原产地，带动溯源基地和订单农业建设；再次明确，不得从传统中药材市场或经营者手中购买趁鲜加工饮片。尊重传统鼓励探索。文件中也明确，要遵循传统加工习惯，鼓励各省研究制定鲜切药材品种目录及趁鲜切制加工指导原则，开展本省优势品种产地初加工探索。该文件一经发出，很快就引起了中医药行业的极大关注，成为国内中药产业舆情的热点事件。

中药饮片的产地初加工，即中药材在原产地趁鲜切制或前处理的优势如下。

1.趁鲜加工，大大减少有效成分流失　多数中药饮片趁鲜加工，质量肯定要优于后期浸泡软化再加工，至少不会导致有效成分无谓流失。

以根茎类及全草类中药为例，根茎类及全草类中药材由于含水量高，在产地加工时常把原药材进行干燥，而在炮制时，由于根茎类药材质地坚硬，仍需用水对其闷润，润至透心后切薄片或厚片，然后再进行2次干燥；全草类药材在炮制时，需将干燥的全草重新打湿、润透、切段，再次干燥，易造成有效成分含量的损失，而中药材产地加工与炮制一体化可以避免这一环节的损耗。

如鸡血藤、大血藤趁鲜时可以横切成片，一旦干燥后即使再软化，也很难切成美观的厚片，大黄、何首乌等块大的药材较难干燥，各地关于个药大小、块和片的规格均有差异，致使产地粗加工后的何首乌药材无法直接炮制，仍需进行再处理，在此过程中，往往采用水处理进行软化后切制，而本品质地坚硬，有效成分水溶性强，经过一系列水处理后，导致大量有效成分流失。另外，何首乌富含淀粉，极易造成霉变，且易被微生物污染，造成产品变质、微生物超标等，导致饮片质量的不可控。而采用产地加工与炮制一体化的加工方法可减少重复的水处理及干燥工艺，即将产地挖出的鲜品何首乌块根先削去两端、除去杂质，然后将其洗净后切成厚统一规格的何首乌片或丁，于70℃干燥24小时。

药材进行产地加工，旨在简化工艺流程，避免中药材在加工和炮制过程中重复的水处理与干燥，更有利于干燥，避免在储存运输过程中出现霉变、腐烂、变质，降低成本损耗。

2.符合中医文化特征，注入"工匠精神"　中药是有灵魂、有内涵、有文化传承的传统文明符号，是中医治病救人的武器和物质基础。近千种中药饮片，各有各的加工特点，各有各的品质要求，不可能用一两条生产线，就可以实现诸多"个性化需求"，更无法体现"工匠精神"。有许多富有特色的产地加工炮制方法历史悠久并且经现代研究也已经证实了其中的科学内涵，如杀青、发汗、糖化等，应该遵循传统特色技术方法。

3. 可降低加工成本增加农户收入 目前在我国，中药材主产区多数处于偏远农村，劳动力成本低廉，远比在城市加工成本更低；同时可为广大贫困地区创造就业，增加收入。

4. 产地净化选切等过程，大大降低物流成本 进行产地切制、修整和筛选后的初加工药材，再进入流通环节，显然要比原药材直接流通高效实惠。否则会大大增加物流成本，又为城市垃圾处理和环保制造不必要的压力。

总之，道地药材在产地进行加工，有利于保证其信誉和质量；有利于保障药材的来源可靠，形成统一的质量标准；有利于建立形成品牌优势，保护知识产权；有利于改善管理，改变中药的形象；从而有利于中医药事业的发展。

现行《中国药典》收载了一些可以产地加工的中药，如地黄、续断、杜仲等产地发汗；天麻、延胡索、土贝母、白及等蒸透或焯或煮透后干燥；三棱削去外皮；乌梅、乌梢蛇要用烟熏至乌黑色；香附、狗脊、骨碎补等需用火燎去除表面的毛须等在产地的一些基本操作。此外也收载为数不多的品种趁鲜切制。虽然很多中药产地趁鲜切制加工不符合等相关法律规范，但这一巨大的利益空间使市场需求旺盛，屡禁不止。

随着饮片炮制量的激增，饮片厂进行蒸、炒、炙、煅的工作量已经非常大，无论在人力、厂房、时间上都很难承担所有药材的切制工作。中药材绝大多数为植物的根、茎、果实，很多药材干燥后质地变硬，切制时还需要再次对药材进行软化处理，费工费时；对大量药材的浸润程度很难控制，在软化药材时虽然要求少泡多润，但润药池深度一般在1米左右，水量少了，上层的药材湿润不足，上面的药材闷润好了，底下的药材可能就伤水了，难免会造成药材气味的损失、增加药材的损耗和成本，且大量药材的翻动也不是件容易的事，势必造成药材吃水不均匀。此外，饮片厂大量的清洗、浸泡用水按规定要按污水处理，污水处理设施设备的升级换代及日常维护对饮片厂来说也是一个很大的负担。无论是饮片厂从减轻负担的角度还是产地增加收入的角度，产地趁鲜加工都顺应了市场的需求。

三、产地加工（趁鲜切制）中药材的缺点与窘境

1. 产地切药多不规范，随意性较强 由于中药材的前端大多被定位为农副产品，所以其市场准入门槛较低，中药饮的加工生产仅需要简单的机械设备，投入资金不多，经营者以个体户为主，人员素质参差不齐，切药技术不专业，手工切制时对于质地软硬不同的药材在切法（包括运刀、用力与压药的方式）等都有不同要求。而现在产地加工切

药的绝大多数为没有经过相关培训的人员操作，切出来的片形达不到要求。传统的切药操作有些药要切去芦头部分；当切完一手药后，还要整片（将败片进行清理与整理，修整成合格片形；筛去变色片）等。而产地加工这些步骤好多都省略了，导致饮片质量参差不齐。

2.有些药材不适合过早切制 如川芎、当归、白芷、槟榔等含挥发性成分的芳香类中药材或有效成分易氧化变质的中药材，在产地过早切制反而会增加有效物质的损失，影响其质量；又如新鲜切的白芍、赤芍、山药等，植物本身含水量大，周围组织缩水性大，但其所含的纤维与维管束缩水性小，造成干燥后的切面凹凸不平与翘片，造成中药饮片"性状"的改变。

3.有些药材不适合趁鲜切制 如青蒿、谷精草、卷柏、紫花地丁等全草类的药材趁鲜切制后鉴别特征不完整，不利于辨别真伪和是否掺假。

4.产地加工缺乏规模化、标准规范的加工工艺流程，粗制滥造 如当洗的不洗、切后裸地而晒、更有杂质严重超标，无法保障药材加工的有效、稳定与安全、监管主体不明确、国家监管难实施。

5.违法炮制 中药原植物及中药材属于农副产品，而饮片属于药品，农业及医药行业的管理、法规等都有很大的区别。因而中药材产地加工与炮制一体化面临着监管及产品界定问题，其行业归属及其产品界定一直在业内存疑。从种植、加工到市场准入，国家十余个部委均积极参与，有时易形成"九龙治水"的局面。因监管难度大，有些经营者为了降低成本或美化饮片，违规添加化学物质或擅自更改加工方法。

在这种背景下，打着产地初加工名号，实则进行饮片炮制加工的加工厂遍地开花。在亳州、安国、禹州、廉桥和陇西等传统中药材市场周边，长期广泛存在；而广大产区，这种初加工现象更为普遍，以低成本、便捷和高效的优势，支撑着中药饮片的大半生产供给。众多产地初加工实体和供货商，就成为各饮片厂主要的商品来源，逐步会造成饮片企业实质空心化，加工机械成为摆设。政策即使不放开，产地初加工也早已如火如荼。与其让广大从业者和生产企业提心吊胆地游走在违法边缘，更宜因势利导，让企业快速走向原产地，以确保中药原料优质高效。因此，期待政策改变早已成全行业人心所向。

四、产地加工是中药饮片产业的又一次变革

放开产地初加工，将引发产业深层次变革。

1.加速产业"去中间环节化"，倒逼产地源头提档升级 由于信息透明导致的产销对接加快，这种中药材流通"去中间环节化"，其实早已开始。这里以国内规模最大的传统中药材市场亳州为例，通过天地云图中药从业者数据库查询，截至2020年，亳州市

场供应商只剩下8994家，而亳州当地合作社和基地竟然高达43569家，位居全国地级市首位；而散在全国各产区建立基地的亳州供应商，更是高达76432家，远超留在市场的经营者。

2.带动可溯源生产基地建设，实现订单农业　中药材原料生产的道地性、基地化以及可溯源，是近年来产业政策极力追求的方向。一方面，通过强化产地趁鲜加工及配套的流程管理，必然倒逼更多生产企业把精力放在产地源头；另一方面，也将从流程上解决产业链源头保障薄弱的不合理现状，打通生产流通"最前一公里"；另外，则是在稳固产地保障能力的基础上，引导企业将年度订单落在原产地，实现订单农业。

3.产地单品种饮片厂有望做大做强　既然主要工作在产地就可以完成，又有政策许可，生产企业何不直接建立产地饮片厂，或与广大趁鲜加工实体形成联动，开展单品种或区域优势品种的集约化加工。这样既保障了产品质量和性价比，还可做大做强道地品牌。

4.中药材产地加工设备的升级，对于发展产地加工有着重要意义　20世纪90年代提出的"中药现代化"正式确立了中药饮片作为药品的地位，自此系列加工炮制机械设备如中药振动筛、GO-1A型滚筒式去毛机、立式碾毛机、剁刀式切药机、转盘式切药机、转筒式洗药机、DOS型中药材冷浸软化装置、YZ型中药自动切片机、ZJ系列中药切碎机、滚筒式炒药机等出现，产地加工设备迅速发展。

近年来，智能化联动线设备逐渐发展，一些产地加工或饮片炮制企业已经有联动线设备投入使用。为进一步实现设备升级仍需突破自动化控制、联动线控制及智能工艺管理等关键技术，改变传统的人工物料转运和单机操作模式，从而实现从采收、清洗到最后饮片包装全过程的流水线、提升中药饮片质量并保障其均一稳定。

随着现代科技的飞速发展以及中药基础研究的逐步深入，中药饮片生产技术、监管手段以及前端服务模式都得到了很大优化和提升，饮片生产呈现标准化、规模化快速发展，产区加工条件也得到了根本性改善，产地趁鲜切制的必要性也就日益凸显出来。例如烘干设备已经可以根据药材特性、产量大小量身定制，即使是像枳壳这类体积大、宜低温干燥的药材也有专用枳壳烘干设备，且设备大小可以根据烘干量来加工定制，满足枳壳干燥要求品质，基本实现了中药饮片机械化、自动化及规模化的目标。

五、产地加工的中药品种

基于上述原因，本着实事求是保证饮片质量的精神，国家对产地鲜切饮片的管理政策也进行了调整。

与2015年的64种趁鲜加工品种相比，《中国药典》（2020年版）共收载可以趁鲜加工中药材69种，其中药材切片29种，药材切段18种，药材切块3种，药材切瓣4种，可选用多种切制方法加工的药材11个品种，药材去心2种，药材去粗皮2种，共计69种。

1. 药材切片（共29个品种） 干姜、土茯苓、山奈、山楂、山药、川木通、三棵针、片姜黄、乌药、功劳木、地榆、皂角刺、鸡血藤、佛手、苦参、狗脊、粉萆薢、浙贝母、桑枝、菝葜、绵萆薢、葛根、紫苏梗、黄山药、竹茹、桂枝、狼毒、滇鸡血藤、附子。

2. 药材切段（共18个品种） 大血藤、小通草、肉苁蓉、青风藤、钩藤、高良姜、益母草、通草、桑寄生、黄藤、锁阳、槲寄生、颠茄草、野木瓜、广东紫珠、首乌藤、桃枝、铁皮石斛。

3. 药材切块（共3个品种） 何首乌、茯苓块、商陆。

4. 药材切瓣（共4个品种） 木瓜、化橘红、枳壳、枳实。

5. 药材切瓣或片、段（指可选用多种切制方法加工的药材，共11个品种） 丁公藤、大黄、天花粉、木香、白蔹、防己、两面针、虎杖、香橼、粉葛、大腹皮。

6. 药材去心（共2个品种） 远志、莲子。

7. 去粗皮（共2个品种） 苦楝皮、椿皮。

2021年7月，国家药监局综合司在《国家药监局综合司关于中药饮片生产企业采购产地加工（趁鲜切制）中药材有关问题的复函》（以下简称复函）中明确表示，中药饮片生产企业可以采购具备健全质量管理体系的产地加工企业生产的产地趁鲜切制中药材用于中药饮片生产。各省市按照要求先后发布了第一批趁鲜加工品种，截至2023年2月6日，全国有21个省市发布了本省市的中药材产地鲜加工品种425个（不含征求意见省份，包含重复品种，广东按风险管控品种76个计）。

全国21个省市中药材趁鲜切制品种目录如下：

1. 重庆（共20个品种）

第一批：川牛膝、党参、独活、杜仲、黄连、黄柏、木香、前胡、天麻、枳壳。

第二批：白芷、百部、陈皮、大黄、佛手、金荞麦、黄精、牡丹皮、桑白皮、枳实。

2. 湖北（共7个品种） 川牛膝、天麻、木瓜、白及、白茅根、陈皮、黄连。

3. 吉林（共13个品种）

第一批：人参、西洋参、鹿茸、天麻、苍术、淫羊藿、甘草、返魂草、虎眼万年青、桑黄。

第二批：灵芝、防风、板蓝根。

4. 福建（共16个品种） 铁皮石斛、巴戟天、黄精、灵芝、显齿蛇葡萄、荷叶、盐肤木、穿心莲、福建胡颓子叶、养心草、满山白、肿节风、福建山药、三叶青、绞股蓝、泽泻。

5. 安徽（共26个品种） 白芍、白术、桔梗、知母、丹参、板蓝根、桑白皮、紫菀、射干、何首乌、天麻、灵芝、蒲公英、墨旱莲、马齿苋、半枝莲、白花蛇舌草、穿心莲、大蓟、藿香、马鞭草、佩兰、仙鹤草、紫苏、桑枝、杜仲。

6. 甘肃（共7个品种） 当归、党参、黄芪、红芪、大黄、甘草、板蓝根。

7. 广东（无最终品种数量，其中风险管控品种75个） 萹蓄、青蒿、豨莶草、谷精草、金钱草、卷柏、毛鸡骨草、积雪草、委陵菜、紫花地丁、鸡骨草、千里光、海藻、海风藤、木通、油松节、瓜蒌、藁本、白头翁、防风、秦艽、紫草、白薇、红景天、茜草、山豆根、威灵仙、龙胆、北豆根、仙茅、山慈菇、天冬、地龙、水牛角、海螵蛸、木芙蓉叶、猪苓、小蓟、鸭拓草、冬凌草、垂盆草、鹅不食草、伸筋草、地稔、翻白草、薄荷、昆布、肉桂、沉香、檀香、羌活、石菖蒲、玉竹、麻黄、香薷、降香、春柴胡、鱼腥草、马勃、车前草、桑寄生、紫苏叶、厚朴、杜仲、茯苓、续断、玄参、狼毒、甘遂、雪上一枝蒿、天南星、白附子、附子、草乌、川乌。

8. 浙江（共14个品种） 莪术、金荞麦、白花蛇舌草、榧木、杜仲、芦根、三叶青、蛇六谷、无花果、玄参、温郁金、泽泻、天冬、香茶菜。

9. 河南（共19个品种） 丹参、柴胡、生地黄、桑白皮、山药、桔梗、白芷、黄芩、山楂、黄精、何首乌、皂角刺、牛膝、茯苓、天麻、杜仲、白芍、白术、紫苏梗。

10. 天津（共51个品种） 知母、桔梗、白芍、白术、白芷、牡丹皮、苏木、当归、党参、黄芪、甘草、延胡索、苎麻根、丹参、三棱、柴胡、拳参、生地黄、西洋参、赤芍、黄芩、天花粉、郁金、莪术、槟榔、川牛膝、天麻、泽泻、前胡、川芎、苍术、人参、鹿角、山药，徐长卿、北沙参、荆芥、泽兰、忍冬藤、蒲公英、水蛭、牛膝、细辛、石斛、远志、桑白皮，金樱子（除去毛、核）、川楝子，茯神（块），樟木（片、块），巴戟天。

11. 云南（共7个品种） 三七、天麻、白及、重楼、桔梗、黄精、秦艽。

12. 山东（共31个品种）

第一批：丹参、柴胡、生地黄、西洋参、拳参、赤芍、桔梗、白芷、黄芩、山楂、天花粉、山药、白芍、牡丹皮；北沙参、荆芥、泽兰、忍冬藤、徐长卿、水蛭、蒲公英、远志。

第二批：木瓜、百部、防风、香附、虎杖、玉竹、瓜蒌、荷叶、益母草。

13. 内蒙古（共5个品种） 黄芪、防风、苍术、桔梗、甘草。

14. 陕西（共26个品种） 大黄、天麻、白及、丹参、西洋参、玄参、甘草、远志、茜草、苦参、苍术、延胡索、秦皮、秦艽、葛根、柴胡、黄连、黄柏、黄芩、黄芪、黄精、猪苓、淫羊藿、杜仲、厚朴、牡丹皮。

15. 湖南（共15个品种） 玉竹、黄精、茯苓、白术、厚朴、杜仲、枳壳（实）、栀子、白莲子、石菖蒲、陈皮、黄柏、荆芥、蕲蛇、蜈蚣。

16. 广西（共25个品种） 郁金、莪术、广山药、牛大力、天冬、肉桂、广金钱草、千斤拔、穿心莲、泽泻、巴戟天、百部、广藿香、白及、青蒿、肿节风、黄柏、金樱子肉、玉竹、黄花倒水莲、杜仲、姜黄、厚朴、灵芝、三叉苦。

17. **新疆（共11个品种）** 板蓝根、甘草、肉苁蓉、新疆赤芍、锁阳、黄芪、丹参、黄芩、牛膝、防风、党参。

18. **辽宁（共9个品种）** 人参、西洋参、细辛、龙胆、鹿茸、泽兰、黄芪、黄精、玉竹。

19. **黑龙江（共42个品种）** 刺五加、人参、西洋参、赤芍、白芍、黄精、黄芪、黄芩、板蓝根、防风、白鲜皮、草乌、地榆、苦参、柴胡、桔梗、党参、鹿茸、甘草、苍术、天麻、关黄柏、知母、北豆根、藁本、升麻、穿山龙、益母草、槲寄生、返魂草、紫苏梗、暴马丁香、蒲公英、车前草、威灵仙、远志、莲子、关黄柏、五味子、金银花、车前子、紫苏子。

20. **江西（共1个品种）** 枳壳。

21. **宁夏（共4个品种）** 黄芪、党参、甘草、板蓝根。

以下几种情况，中药生产企业可自建或采购鲜切药材：符合现行版《中国药典》收载的允许趁鲜切制中药材品种；其他省、自治区、直辖市发布的允许趁鲜切制的中药材品种；已列入《广东省中药材产地趁鲜切制风险管控品种目录》的中药材品种。随着产地加工规范化、规模化水平的不断提升和科学监管的到位，产地加工尤其是趁鲜切片的品种数还会有所增加，中药材产地片的质量也会更加有保证。产地鲜切既是回归中药传统，又不是简单的回归，而是在各种技术与管理支持下的、在大生产条件下的创新性回归。

第四节　中药炮制人才的培养

中医药是我国先贤和医者基于对人体疾病的认识，在整体观念指导下总结出的一套防病治病的经验，有其独特的体系。中医药人才培养要遵循一个重要规律——师承。中医药师承教育目前仅限于专项层面，接受教育的人员数量较少、覆盖面不广，随着师承教育的开展和科学技术的发展，中医药理论传承创新虽取得了一定成绩，但也存在一定的问题。比如缺乏对中医药理论原创优势的研究，中医药理论创新不足，医药分家后中药的传承失去中医理论支撑举步维艰，重医轻药，重商轻药等加剧了中药炮制后继乏人、后继乏术。

一、教育模式对炮制人才的影响

1. 师带徒模式　中药炮制的传承自古以来都是"师带徒"模式，全靠口传心授、言传身教，学徒边从事劳动边接受师傅关于操作技艺的教育。中国传统师徒关系是师如父子，故徒弟称传授者为"师父"。

（1）师带徒是中华民族传统教育手段之一　中国向来有"投师如投胎"的说法，在传授时，师傅一方面将一些技术经验以口诀或顺口溜的形式传授给学徒，如"逢子必炒""少泡多润""抢水洗""看水头""滴水成珠"等，这些专门性的简洁凝练的口诀行话是从业者长期经验的总结，凝聚了几代人的心血、智慧和辛勤劳动，具有较强的概括性、综合性和实用性。学徒要全面掌握一项工作，其内容涵盖工作的每一道工序、每一个环节，培养出的工匠不仅对自己的职业，而且要对整个行业都有全面的了解，才能保证技艺的专业水平。因此，师父对徒弟的传授贯穿于行业生产的全过程，具有全程教育的特征，可以原汁原味把师父在此行业的所有技艺全部传承下去，保证了传承的纯正性。这种教育形式培养出的人综合素质较高，富有创造精神。特别在古代社会培育出许多杰出人才和能工艺匠，他们创造了中国古代精湛的工艺业，有的产品被视为"国宝"，成为中国古代高度文明的重要标志。

（2）以"心传"为核心的技能传授　所谓"心传"，没有范本也没有模式，是一种内在的精神的作用和无形的心理表述。对于传授之人来说，它没有模式，也难以完全用语言表达；对于受教者来说，它没有样本，也不是单纯的技术继承就能达到。所以只能依靠两者之间心理的传授和领悟，凭感性行事。受教育者一旦心领神会，便能随心所欲，在生产制作过程中，不断创造出新的技法、样式和风格，也使得技艺在传承过程中，不断地被赋予新的生命力。在技能传授过程中，师傅不仅让徒弟机械重复操作，他们自身也非常重视技术经验和行业规范的传授，师傅通过自己演示和在指导徒弟操作的过程中传授技术经验，通过具体实例说明行业规范。因此，师带徒是以职业实践为中心来组织教学内容，学生不注重学历，只注重其就业价值，只重视操作而不重视理论的追寻。

（3）以现场学习为主的教学组织形式　师带徒是生产第一、教育第二。学徒主要是在实际生产的过程中边看、边干、边学的。一般的过程是徒弟先在旁边看师傅干，了解了生产的基本情况以后，徒弟便可帮着师傅做一些简单辅助活计，辅助工作干得越来越多、越来越熟练，达到胜任基本操作以后，便可在师傅指导下开始系统工作并逐步过渡到独立工作。对于一些难度大、技艺性较强的技术只凭口耳相传，受教育者并不容易掌握，做师傅的往往采用语言解说和实际操作、具体示范相结合的方式来传授技艺，"相示以巧、相陈以巧"。对受教者而言，熟练的技艺是要靠真正动手实践后才能掌握。学习者从识别材料、打磨修理工具这些基本工作做起，到能够完全独立地完成一件产品，这是一个不断实践、不断探讨、不断摸索的过程，也是一个用心掌握技巧的过程。

（4）强调亲密师徒关系　为了保证技艺和秘诀的代代相传，必须加强亲密关系，视师如父，视徒如子。有所谓"一日为师，终身为父"，"师傅是徒弟的衣食父母"之说，"尊师"是至高无上的道德准绳。这种"情感效应"对知识技能的传授发挥着积极的作用。师带徒在早期都是父子相传，然后过渡到师傅收养孩子做徒弟，最后才扩展到一般的师徒关系。手工技艺无论是家庭内部传继还是师徒间的传授，都尽量不扩大范围，越是高超的"绝技"越倾向于单传。这种关系不仅是一种私人关系，也是一种社会关系。但由此一来，却带来不可避免的弊端，它限制了技术的传播范围和对象，有些技艺往往在家庭传继中出现断代，或者是师徒传授时因师傅突然死亡等意外情况而失传。

（5）强调徒弟的悟性　古话云"传医不传药，传药不传方，传方不传量，传量不传法"。中医用药是一门很精妙的学问，中药随着剂量的不同，其治疗作用也会有所不同。

如常见的甘草，用药剂量为1~2g时，可起到调和诸药的作用，当剂量达到5~10g时，则主要起益气养心，温胃和中的作用，当其剂量达到30g时，则有类似激素的作用了；可见一味中药的剂量变化，随之的是治疗作用也有所不同。

在中医临床上也有不少中药因剂量的不同而出现相反作用，如"血中之气药"川芎，剂量小时，可起到收缩子宫，兴奋心脏的作用；而大剂量时，则可使心脏停搏而致收缩停止，心脏抑制，血管扩张，血压下降。

当代中医大师施今墨曾云："临症如临阵，用药如用兵"，这就要求医者必须博极医源，精勤不倦，做到无一病不穷究原因，无一方不洞悉其理，无一药不精通其性，全面灵活地把握病情的症结所在，在辨证择药择方的基础上，酌定用量，使之重点突出，处方恰到好处，发挥出最好的疗效。这是中医治疗某些顽疾的奥妙所在。师门东西的传承都是循序渐进的，跟师学习过程中老师首先会传给徒弟一些初级入门的东西，徒弟在这个过程中表现出良好的天资，及美好的品德，老师会逐步传授给你一些核心的东西，而且这还需要徒弟个人的一些悟性，才能把握好理、法、方、药、量，把师门的精华接下来。

（6）效率较低的教育机制　师带徒属于个别教育形式，徒弟在独立操作之前必须首先熟悉所有工序。但每道工序又很少单独教授，大多是在完全自然的工作过程中随机学习，因此学习的周期特别长、教育效率低下。同时，师傅在传授技艺的过程中，为竞争的需要或其他原因，对技艺的传授层层设限，甚至往往不将一些特殊高超的技艺传授给徒弟，由此导致了一些技艺的失传。按照习惯，为了保证传授效果，也为了限制竞争、控制技艺的传播，在传授给一般徒弟时，徒弟数目受到严格限制。通常授徒每3~5年一期，每期一至数人不等，不重叠招收。

中华人民共和国成立前中药铺学徒大多是来自农村的青少年，文化程度不高，采用一师多徒的方式。学徒进店后，先在后院打杂，从挑拣、翻晒药材等工作开始，逐步在师傅带领下参与炮制，三年左右时间可以认清500余种常用中药的鉴别和炮制加工。一般是白天干活，晚上背汤头、药性赋等中药知识，待各种中药的药性已经融入了意识，才允许上柜台抓药。如果天资聪慧加勤奋好学，一边抓药，一边捕捉师父对疾病的应变规律，水滴石穿，是重复的力量。第四年，师父一点拨窍门，基本就"豁然开朗"了。第五年，师父看病，师徒同时开方，找差距，查缺补漏，基本就学成了。这类五年左右出来的学徒，不仅懂医道，也精通药性，直接可以独立临床了。

这种教育方法，相比中医药大学的医疗系本科生在某些实践性方面更加敦实，医药兼容，在实践中学习，但是理论学习不系统，培养效率很低，严重地影响了中国古代技艺精髓的连续发展与提高，也反映了古代社会中医药教学传承方式的保守性与局限性。

2.课堂（校园）教育　课堂教育又称校园教育，是在学校中实施的教育。

（1）有固定的场所、专门的教师和一定数量的学生，有一定的培养目标、管理制度和规定的教学内容。学校按水平可分为初等学校、中等学校、高等学校，按性质可分为普通学校、职业学校和各种专门学校。

（2）学校教育是由专业人员承担，在专门的机构，进行目的明确、组织严密、系统完善、计划性强的教学活动。全日制上课，实行面授；统一组织考试；实行严进宽出；管理严格规范；学习环境相对良好，学习效率较高；师生、生生之间有充分交流。

（3）学校教育是一个有机的体系，学校能够在统一的调配之下对几千甚至上万的学生进行一个有效的管理。而且学校教育能够提供一个稳定的组织，学生在学校里面学习、生活安全能够得到保证。

（4）学校教育是以知识的传授为中心，过分强调了教师的作用，课堂教学活动以教师为中心，以教定学，一定程度上忽视了学生作为学习主体的存在，学法单一、目标单一、问题单一、评价单一、过程单一等遏制了学生的个性和创造性，忽视了学生的主动性与潜能的发挥。教师的教和学生的学在课堂上理想的进程是完成教案，而不是"节外生枝"。

学校教育的优点是很明显的，学习范围广、学习效率高，尤其是义务教育有利于提高全民的文化素养。但是学校教育容易造成学生的感觉钝化，对与学习成绩无关的东西无动于衷，长期应试训练的结果导致生活自理能力、心理自制能力、生存适应能力等相对较差，就是与创造性学习有关的搜集和处理信息的能力、发现和获取新知识的能力、分析和解决问题的能力、交流与合作的能力等，也未得到有效的培养，即所谓的"高分低能"，动手能力差，不愿意干也看不上需要大量实践积累的工作。从而出现缺乏具有较高文化水平和思维能力的人员对传统技艺进行传承的现象。

3.中药炮制的传承与发展需要二者结合　虽然两种教育形式各有千秋，中药现代化需要大量的中药人才与现代化科学知识，必须基于高效的学校教育，但仅仅依靠学校教育是远远不够的，中医药学是一门实践性很强的专门学科，按照职业教育的规律，大量的实践与口传心授不可或缺，而传统师傅带徒弟的教育方式，明显会在专业的全程性，和修心学艺上更加突出。坊间俗话说"真传一句话，假传万卷书"，很多"真传"即使写在课本里，学习者没有实践体会、没有师父关键时候的提点，也"接不住"。而学校毕业后再跟师学艺，可以有效克服"学用脱节""手脑分离""指导无针对性"等问题。

二、生产经营模式对炮制人才的影响

不同生产经营模式对炮制人才培养形式各有特点与利弊，当前也面临着老药工越来越少，传统技艺急需抢救性总结的严峻形势。

1. 前店后厂，炮制为秘 中医药理论在春秋战国时期已基本形成，目前已知较早的古代药铺形态是东晋时期（317—420）广州的海辐禅院，禅院后有医僧看病售药。现代中药店的雏形可以追溯到北宋时期，当时是由著名的政治家、文学家王安石下令创办的"太医局熟药所"，也叫"买药所"，这就是现代中药店的前身，是固定的药物销售处所，供应的药品种类比较齐全，同时负责粉碎、炮制药材，使其符合医家处方、病人服药的需要。

在宋代，前店后坊的格局基本定型，并一直沿袭下来。所谓"前店后坊"，就是药铺分前后两进，前面是店铺，出售药品；后面则的加工炮制药材的作坊。宋代张择端《清明上河图》中有"赵太丞家"药铺，坐堂医正为病人诊病，门前左右分列四座广告牌，这是当时私家药店的典型门面。实力雄厚、营业量大的京城官办药局，其门市和药材加工场则各自分立，惠民局负责出卖熟药，和剂局则负责制药（包括炮制和成药制剂）。有的地方药局则分本局与子局。本局负责制药，供应下属各子局（或名子铺）门市售卖。

中华人民共和国成立前的中药店，通过"药号"在药材集散地购买的中药原料药材都是整个的"个子货"，未经过炮制加工，也不乏以次充好、假冒伪劣的药材。购买货真价实的药材是药店的基本要求，药材到了以后，全靠药铺自己炮制，谁家的药材真、炮制得好，都是药店的核心竞争力。因为很多东西都是秘传，比如"火候"也就是"度"，很难掌握，炮制太过，药效损失，炮制太浅，药效难透，每一种工艺，都需要根据来药的时令分别炮制，水火、辅料、温度，各不相同，所以，想掌握这些技巧，没十年苦功夫是做不到的。药铺跟中医的学徒，也要参与这些工作，但老药工并不强求他们会做好，因为他们未来的重点在看病。对专门学中药炮制的学徒，老药工会考察人品，每个工艺的核心点是轻易不会泄露的。一个较大、较完备的药店，一般是前有门市，后有加工作坊，并且经营一些批发业务。店员一般在四五十人左右。

2. 店厂逐渐分离，中药"全能人"难培养 建国后，国家逐步建立了专门的饮片加工厂。从建国初期的"前店后厂、师徒传承"模式，转变至成立高等院校的"理论与实践教学"模式，二者各有利弊。

一般来讲，前者动手能力强，但知识面较窄，知其然而不知所以然。中药炮制"一方一法"和"前店后厂、中医大夫坐堂"的传统模式已不复存在，许多特殊而又可产生特效的传统炮制技术逐渐遗忘；后者知识面广而扎实，但愿意从事具体的枯燥的实践操作的人不多，这就失去了理论与实践相结合的机会。由于中药炮制工作脏、累，待遇低等，行业中非常缺乏具有工匠精神且精通中药认采制用的"全能人"。

3.老药工越来越少　饮片加工厂有许多干了一辈子的老药工。很多老药工本身就是一部活药典，熟知所炮制每一个中药饮片炮制品的标准、药材真伪优劣、炮制关键及成品的质量好坏。

过去传统老药工在老药铺的地位是至高无上的，东家也非常敬重。中药的进、制、存、销，都离不开老药工的掌握。进货，一定不能收到假货、劣质货，这样的话，不仅折损了自己药铺的名声，也会丢了自己的饭碗；炮制，那个年代并没有统一的炮制规范，炮制出优质的中药饮片是药铺的生存根本，全凭老药工的经验和工匠精神。有些老药店悬挂的"炮制虽繁必不敢省人工，品味虽贵必不敢减物力""修合无人见，存心有天知"，这些都要靠老药工们的职业道德、敬业精神与辛勤劳作才能得以实现。

现代机械化、规模化生产后，生产方式发生了根本改变：生产按炮制类型分工细化，生产人员的技艺逐渐固定于自己所从事的工序；设备更新，很多工序实现自动控制，炮制不再完全依赖人力与经验；先进设备的操作与维护保养需要具有一定知识水平的技术人员，这些人不一定精通中药但精通机械与电子知识，这方面年轻人更有优势；老药工的作用逐渐减弱，地位也随年龄的增长而逐渐下降。

但是，中药炮制绝不是一门轻松的技艺，中药材炮制成中药饮片需经过很多道工序，而且每道工序都有它自身的特点与规律，如既不能急于求成，把文火改成武火，也不能偷工减料，把该润的用泡代替。

中药炮制也不是一门追名逐利的技艺，不会通过辛苦的劳动获得巨大经济利益。也是一门少有成就感的技艺，炮制者身在幕后，常常用"一脸土、一身灰、一身汗"换来气味俱足的中药饮片，不会得到像医生一样的成就感和患者的认可。

老药工普遍文化水平不高。没有能力将这些经验以文字的形式整理传承下来，都是通过带徒弟，口传心授。传统炮制工艺极其复杂，按照传统方式，培养出一个合格的中药炮制师需要十多年时间。如果徒弟勤奋好学，尚可以继承老药工在炮制方面的经验与心得。但目前市场经济雇佣打卡模式难于留住人才，饮片加工苦、脏、累，经济收益不高，很多年轻人如果能找到更好的职业和工作机会就会离开这个行业。随着一些老药工、老中医相继退休，中药炮制"后继无人，后继乏术"的问题愈发棘手，将老药工的经验深化总结成成技艺方法并以文字的形式整理出来迫在眉睫。

目前在老中药饮片加工厂里还能找到个别从业几十年、热爱中药炮制、经验丰富、为人忠厚温和、不计名利、勤奋好学的技术总监，他们不仅具备老药工丰富的经验与实操技术，还与时俱进，每一味中药在《中国药典》或炮制规范中的各种性状、炮制方法、炮制指标都熟记于心，堪称能说话的药典、为中药把关的"门神"。但是随着岁月的流逝，这种技术总监是越来越少了，到了重金难求的地步。将来的中药饮片加工厂，如果只剩了排场的厂房、先进的设备、齐全的检验设施，而没有老药工的经验和技术，没有中医药的灵魂，将是中药炮制传承的严重缺憾。

三、临方炮制遇到的阻碍

中药临方炮制，是指医师开具处方后，根据药物性能和治疗需要，药房调剂人员按医嘱临时将生品中药饮片进行炮制操作的过程，简称"临方炮制"。中药饮片的临方炮制，是中药炮制的一个组成部分，中药饮片临方炮制的范围比常规炮制小，炮制方法比常规炮制少，一般以捣法、炒法、炙法、拌法为主，可分为清炒、麸炒、米炒、土炒、酒炙、盐炙、醋炙、蜜炙、姜汁炙、药物同炒等。

中药房配方使用的饮片，大都由中药饮片厂供应，但有的炮制品种因较少使用无法供应如黄芩炭、银花炭、杜仲炭，果实种子类常常需要临用前捣碎，对这些用量极少且品种或规格市场无供应的饮片，临用时进行个性化加工，以提高中医药的临床疗效，保证用药安全。

中药临方炮制是在医疗实践中为了适应中医临床辨证用药的需要而发展起来的一项传统制药技术。它是根据医嘱临时将生品中药饮片进行炮制加工的过程，具有三个特点：

一是批量小，针对某个或某几个病人的治疗需要。常规批量炮制得到的同种中药材炮制品种不全，不能满足临床用药需求，需要通过临方炮制来补充；

二是工具简单，操作灵活，现制现用；

三是同种中药材炮制品种灵活多样，除单味饮片炮制外，还可以进行复方的临方炮制操作。

下面以捣法、炒法和拌法为例做简要介绍。

1.**捣法**　捣法相对简便，也是药房中运用最多的操作，传统调剂前"逢子必捣"，如苏子、莱菔子、酸枣仁等种子类药材以及砂仁、豆蔻等含挥发油的药物都应在处方调配时捣碎，如提前破碎，不仅会导致其有效成分丢失，还会因其发霉变质对人体有害。果实种子类药材是黄曲霉素污染的重灾区，比如莲子、杏仁等药材富含淀粉和脂肪，很容易被黄曲霉素感染，而莲子和杏仁红色的外皮富含单宁，有良好的抗菌作用，还有一些果实种子如柏子仁，长有坚硬的外壳，可以阻止黄曲霉菌的入侵。

传统药房里的莲子是整个且带皮的，调剂时用铜冲轻轻地砸一下，倒出来摊在案台的纸上，拣去绿色的莲芯，如果觉得不够碎，有的药铺还要再回到冲桶里再砸碎一次。后来为了迎合越来越大的食用莲子市场，出现了去了皮捅了芯的莲子商品，药房里打开取芯的工序自然也都免了。不仅仅是莲子，现在绝大部分药房药店中早就听不到铜冲的响声了，枣仁、杏仁、郁李仁、决明子、砂仁等都在饮片厂提前破碎好了，不用砸了。但人们往往忽略了很重要的一点，药斗子是敞开的，非常容易污染，特别是一次次添加，即使掸斗也不可能把旧货完全清理干净，新陈货长期共存，非常容易滋生黄曲霉素等有害物质。

临方炮制是中医药的一个重要的传统，只能在研究并深刻领会其中的道理之后，再去搞创新，再去用其他方法取代。种子是活物，它自身就具有抗菌的能力，许多种子类中药放了五、六年再播种依然可以生根发芽开花结果，这就表明它的储存过程没有霉变。一旦炒、煮、蒸、打碎后，就把它们杀死了，就很容易变质了。现在在各种饮片的质量标准里非常重视黄曲霉素是否超标，但没人关注饮片进入医院、药店后贮存过程中的黄曲霉素滋生情况，特别是提前破碎的种子类中药饮片。所以果实种子类药材即捣即用确实是一种防止污染的非常好的办法，并不仅仅是有利于有效物质的煎出。

捣法在操作上也不是简单的破碎，不同药物有不同的手法；砂仁要见白茬、捣出香气，大枣劈破即可，桃杏仁成泥状。有经验的药工听见铜冲的捣药声，闻着味，就知道捣的什么药。最大限度地保留药的气与味、入煎时最大限度熬出药的气与味是临方炮制的意义所在，不是简单的费力与省事这么简单，其中蕴含着深刻的机制，不应轻易丢弃。

捣法除了破碎的目的，还有一些用药方法属于老中医的经验传承，有其独到之处。可使药物更加符合病情需要，能扩大药物的临床应用范围。提高疗效，减少副作用。比如《施今墨医案》亦有将熟地与砂仁同捣的用法。汪昂《本草备要》云："熟地性泥，得砂仁则和气，且能引入丹田。"此法适用于肾虚、血虚等需要熟地滋补，但脾胃功能较弱的患者。

对于需要长期使用熟地的患者也可应用瓜蒌、元明粉同捣。瓜蒌30g，元明粉1.4到4.5g同捣，捣至瓜蒌仁碎开为度，可单用水煎服或加入应证汤药中，适用于年老体虚而大便干结数日不行，又不适用于大黄攻下者。孟河《丁甘仁医案》中也有将全瓜蒌用元明粉一钱同捣和全瓜蒌用元明粉水拌炒的记载。此法既能通腹泻热，又无峻下破气之弊，构思巧妙。

阳和汤中熟地麻黄同捣治疗阴疽为其特色。麻黄得熟地则通络而不发表，熟地得麻黄则补血而不腻膈，使用本方时，将属地和麻黄同捣能更加发挥二药的长处，纠正其偏性。

2.炒法 炒法一般分为清炒和加辅料炒两类。

（1）清炒 将药物置于锅内加热，不加辅料，不断翻动拌炒至规定程度。可分为炒黄、炒焦、炒炭三种方法。

①炒黄 将净饮片置热锅内，用文火炒至表面呈黄色或较原色略深，或膨胀鼓起，种皮破裂，并透出固有气味时，取出，放凉。目的是使药物有效成分易于煎出，并可缓和药性，如炒决明子能缓和滑肠之性，并易煎出有效成分；炒麻黄能缓和解表之性等。

②炒焦 将净饮片置热锅内，用中火炒至表面呈焦黄色或焦褐色，断面颜色加深，并透出焦香气味时，取出，放凉。目的是缓和药性或增强疗效，如陈皮炒焦后，可缓和其辛烈之性，而增强其温健之力；防风炒焦后，辛散之力减弱，而止泻作用增强。

③炒炭 将净饮片置热锅内，用武火炒至药物表面呈焦黑色，内部呈焦黄色或焦褐色时，喷淋清水少许，熄灭火星，取出，晾干。炒炭要注意"存性"，如成灰烬，则药力全失。目的是缓和药物的烈性、副作用，如青皮炒炭后破气之力减弱，消食化滞和胃之功增强；或增强收敛止血之功，如当归炭、黄芩炭、防风炭等。

（2）加辅料炒

①麸炒 用武火将锅烧热，撒入定量麦麸或蜜制麦麸，待冒烟时，放入净饮片快速均匀翻动，炒至呈黄色或深黄色，麦麸呈焦黑时，取出，筛去麦麸，放凉。目的是赋色，增强健脾开胃之功，如麸炒山药、麸炒白扁豆等；或吸收部分药物的油分而减少其刺激性，缓和燥性，如木香经麸炒后，除去部分油质，增强实肠止泻的作用。

②米炒 将粳米洗净，置锅内，用文火炒至冒热汽或米贴附锅底，放入净饮片，拌炒至表面呈黄色或微焦，取出，筛去米。目的是以取其增强健脾开胃之功，如米炒党参；或降低毒性，如米炒斑蝥。

③土炒 将灶心土粉置锅内，用文火炒至滑利，放入净饮片，拌炒至表面呈黄色或微焦，取出，筛去灶心土粉。目的是增强药物健脾和胃止泻之功，如土炒薏苡仁、土炒白扁豆等。

④药物与辅料或其他药物拌炒 如薏苡仁或黄连用姜汁炒。可以缓解其寒凉之性，党参拌炒升麻可以增强健脾升提之功；川莲拌炒苍术，增强清热燥湿之力；丝瓜络拌炒红花，增强活血通络之功，善治胁肋疼痛。

3.拌法 拌法是指将净饮片加入其他药物的细粉拌匀，或加入液体辅料拌匀干燥。

（1）朱砂拌 将净饮片湿润后，加入定量的朱砂细粉拌匀晾干，目的是增强药物宁心安神作用，如朱砂拌茯苓，朱砂拌连翘心等。

（2）青黛拌 办法基本与朱砂拌相同，有清肝泻火作用。如青黛拌灯心草。

（3）鳖血拌 将净饮片与规定量鲜鳖血（鳖血加入规定量黄酒）拌匀，吸尽、晒干，有退虚热作用，如鳖血拌柴胡，鳖血拌青蒿等。

（4）猪心拌　办法基本与鳖血拌相同，能引药入心，增强养血功能，如猪心拌丹参。

（5）砂仁拌　将砂仁捣碎拌粘在熟地上，既免除了熟地滋腻害胃之弊，又可引熟地归肾，可谓一举数得。

在现代处方中，临方炮制已很少见到。一是管理方面的原因，随着对药品管理的越来越细化，处方系统限定了处方药味的状态，不支持临方炮制的处方开具；医保对辅料及加工费报销的限制，使临方炮制无法实现；二是年轻中医师对这种炮制方法了解较少，而掌握这种技术的老药工也越来越少，不会用也不会做，费时费力不挣钱，临方炮制技艺已濒临失传。

四、忽视炮制加工操作带来的影响

现代科学知识只是人类知识体系的一部分。如果把现代科学思维的边界无限扩大，而且还硬要拿西方数理科学的标准来衡量一切，那就容易犯科学主义的错误。但目前不少人认为西方数理科学是"科学"，等同于绝对真理。这也反映了自然本身复杂性与现代科学研究能力局限性之间的矛盾。

曾经有人根据生熟枣仁的药理实验结果得出二者作用相同，并无区别的结论。虽然通过药理研究，验证了很多传统炮制方法的合理性与科学性，但依赖于动物实验的药理研究，关注的是动物模型及局部组织的生理病理反应，没有考虑到人体气血阴阳动态的生理机能与偏性，没有考虑到药物作用于人体后人体因五行生克制化导致的脏腑机能改变，简单用动物实验的结果照搬套用来评判中药及炮制品的作用，也存在以偏概全的弊端，容易对后学者产生误导，不利于中药炮制的传承。

对于无生命体的物体来说，可以不在乎这些作用，但对于生命体来说则不然，因为生命体在外界的作用下，其功能状态时刻都处在动态变化之中，因此就必须要仔细考虑其受到外界的各种作用，应该遵循天人合一的大道法则来考虑。

中药炮制是一门实践的学问，传统的炮制技艺现在研究较少，因为纯正的中药炮制目前条件下难以用"科学"量化，但为了让西方人看懂而按西方科学传统的思路研究祖国医学瑰宝，这很可能是缘木求鱼。中医药的思维和技艺传统，有其特殊性，需要特别对待。当然，中药炮制也可以需要结合现代和现代药理学去研究，认真地做好探索和创新，但"守正"的研究是基础和首要，是极其关键和重要的。

中药炮制历经几千年，靠的是师徒关系一代代传承下来，时至今日，师徒传承的比例已少之又少，医师传承还不成体系不成规模，炮制传承更是门可罗雀。

具有帮派炮制特色的中药饮片，在全国的影响也不大。炮制技术缺乏广泛延续，而在自发组成的中药饮片加工炮制小作坊中，个体加工炮制占据了中药饮片加工炮制的半壁江山。在他们中间，有身怀绝技的饮片加工炮制刀功，有精通饮片加工炮制的工艺传承人。但是由于现代规范化的医药教育对传统教学模式的冲击，技术娴熟的老药工大多对自己的技术秘而不宣或无缘相传，很多技术已经失传。对炮制技术传承人才没有给予相应的政策倾斜及经济补贴，以及药企缺乏相关的足够重视，造成人才流失严重，甚至会引起独特保密的炮制技术外传之忧。由于现在中药市场的质量不稳定，在流通领域存在着很多问题，使得企业发展无力，在一定程度上影响了年轻人从事这一行业的热情。

第五节　守正创新发扬光大

2019年10月，习近平总书记在全国中医药大会召开之际专门对中医药工作作出重要指示："要遵循中医药发展规律，传承精华，守正创新，加快推进中医药现代化、产业化，坚持中西医并重，推动中医药和西医药相互补充、协调发展，推动中医药事业和产业高质量发展，推动中医药走向世界，充分发挥中医药防病治病的独特优势和作用，为建设健康中国、实现中华民族伟大复兴的中国梦贡献力量。"中医药界要深入学习贯彻这一重要指示，牢牢把握中医药改革发展机遇，促进中医药传承创新发展，用中医的思维实现中药炮制的守正创新，切实把这一祖先留给今人的宝贵财富继承好、利用好、发展好。

一、守正

守正就是要认识把握中医药的精华。天津中医药大学原校长张伯礼院士认为，中医药的精华是中医思维。什么是中医思维？中医思维是阴阳五行、取向比类的思维方式；是从天人合一、一气周流探索人的生命规律；是审证求因和辨证施治的中医药治疗方法；是内因治本、外因治标、标本兼治和扶正祛邪的治疗手段，以及大医精诚和医者仁心的中医药文化、亲尝百草和舍己为人的中医药品德、博采众长和兼容并蓄的中医药风格等。这些中医药精华体现在大量古籍古方中，对于这些精华，需要领会其精神，掌握其理念，运用其思维，继承其学术。

中医药的守正，不是守成，不是守旧；不是故步自封，也不是墨守成规。西医研究的对象是父母给的血肉之躯，血肉之躯而可解剖视之，中医研究的对象是天地为之父母的能量之躯，能量之躯找的是看不见的内在规律。是古人观天，观地，观人悟出的道。学中医就是求道，明道，悟道的过程。《内经》云："夫道者，上知天文，下知地理，中知人事，可以长久，此之谓也。"中医是一门究天人之际，通健病之变，循生生之道，谋天人合德的医学。

中医药的守正，首先必须真正理解中国的传统文化、中医药的起源、形成过程、思维方式与理论，知晓中医药的奥秘究竟在哪里，而不是只在嘴边挂着中医药，却习惯用现代医学的各种手段在中草药里找"有效成分"。"有效成分"的确是认识中医的一个手段。但是如果把它作为中医研究的重点和全部，则可能是简单化了。古代先贤并不知道什么"有效成分"，也根本不是从这个角度去给病人下药——中医是从天人相应、五行学说等各个角度认识人体，从四气、五味、升降浮沉、经络等的维度来认识中药的，而以此为依据开出的处方有实实在在的效果。今天的医生熟练掌握了各种中药的"有效成分"，却达不到前人的治病水平。

中医药的守正，首先要不断地勤求古训，认真深入地理解和贴近古人的思想，明白《黄帝内经》是以天地永恒不变的自然规律为基础的天地人一体化的真理性的医学理论，首先要做的是老老实实地传承学习并用之于临床；而如伤寒论等临床基础理论，随着时代的变迁和疾病谱的变化等因素上有一定创新的空间存在，但还应以传承守正为主要任务，从而阐发正确的中医观。

如大黄泻下作用峻烈，通过不同的加热方法炮制大黄，以缓和其苦寒之性和峻泻作用，减轻苦寒败胃的副作用；并可改变药性走向，加强或突出大黄清热解毒、活血化瘀等功能。现代研究表明大黄炮制后，其中大黄酸蒽酮和大黄酸二蒽酮类降低，主要有泻下作用的番泻苷及蒽醌苷类成分减少，番泻苷仅存微量结合型与游离型蒽醌衍生物减量2/5左右。炒炭后泻下成分番泻苷已不存在，各类蒽类衍生物减少2/3。故熟大黄泻下作用缓和，泻下效力降低95%左右，大黄炭则几无泻下作用。而从中医理论来看，酒制可以升提，大黄酒制后将其作用重点由下焦提升到中焦，加强清脾胃的热，而减弱对肠道的作用，故而减缓泻下作用。这二者相比，中医传统的炮制理论对药物炮制前后的作用性能阐述更加准确。

如果以化学成分、药理实验结果作为评判传统炮制方法的唯一依据，而没有将中药的四气五味、升降浮沉、归经等中医药理论考虑在内，更没有传统中医药的取象比类思维，蒸、炒、炙、煅不仅会引起中药中成分的改变，更会改变药物的寒热温凉与作用趋势。如传统中医理论中皂刺托毒排脓用的是刺的尖锐之性而使疮疡破溃，并非用其中的某种化学成分，即使枝梗中的化学成分与刺中一致，用枝梗也无法达到治疗目的，简单地凭化学成分否定传统炮制方法往往有失偏颇。再如三七茎（剪口）皂苷含量大于三七根，如果按成分论，似乎应该用产量大而易得的茎而不用根，但三七剪口是否具备"活血不动血、止血不留瘀"的特性，古人早已从三七的"象"上给出了答案。

有一些中药通过分析炮制后化学成分的改变，基本阐明了炮制的原理，但仍有很多中药尚无法通过这一手段研究清除其炮制原理，尤其是对气厚味薄的中药，炮制后对中药药性中四气、归经、升降浮沉的改变方面的研究，仍有待进一步加强。对于这些药物炮制方法的研究，应回到中医药理论这条路上来，而不能简单地单纯引用化学成分肯定或否定某种炮制方法，在挖掘整理中药炮制品古今演变时切忌片面而单纯地认为标准只有一个，应该认识到中药炮炙的一药多法是中药的一大特色。由于时代的变迁，病症的变化，中药炮炙法流传至今有多种制法已经失传或趋于退化。所以领会理解中医理论是传承发展中药炮制的基础，离开中医理论谈创新，是无源之水、无本之木。

尤其在毒性中药的研究方面，传统上将中药分为"大毒""有毒""小毒""无毒"四个等级，以指导毒性中药的临床合理使用。目前，对毒性中药有毒成分及其含量的研究还不够深入，且大多数中药毒性机制尚不明确，这给药物的安全性评价带来了很大的困难。有毒矿物中药均有明确的含量测定指标与限量检查，这与其被阐明的化学成分有关；而植物药因其所含成分复杂，仍无法单纯凭借某一种或几种化学成分来代表其毒性，如闹羊花是既无含量测定也无限量检查规定的大毒中药，目前仅能确认其有毒成分为二萜类，这类成分种类多含量低，缺乏对其毒理学与临床的研究，质量标准空缺较多。在运用化学成分思维研究中药毒性遇到困难时，可以转换思维方式，运用传统中医药理论的象思维，研究其偏性，掌握其偏性的评价方法，在准确辨证的基础上，配合升降浮沉、归经等精准配伍，制定合理服用阶梯，从而做到对毒性中药的安全使用。

由于中医治病一人一方，不同的人、不同节气遣方用药均有不同，不适合用现代西医的临床观察方法进行归纳总结，故炮制临床研究资料甚少，也是中药饮片炮制研究最薄弱之处。应该逐步建立适合中医辨证论治、以人为本的临床评价体系。

寻找和发现中药的有效成分一度成为中药研究现代化、科学化的标志，研究人员做了大量的工作，为认识和研究中药起到了一定的作用，但"唯成分论"也容易把中药研究带入歧途。

传统炮制理论中蕴含着深刻的中医思想，在2006年，中药炮制技术被列为我国第一批非物质文化遗产。中药炮制的守正必须守住中医思维，其内容包括理论、技术、人才、文化、应用等。因此，持续开展中药炮制传统技术的传承与整理、炮制技术的规范和标准、炮制技术的创新与产业化发展等方面研究，将会促进中药炮制在我国卫生健康和经济产业方面发挥越来越重要的作用。

二、创新

守正创新，需要认识把握什么是守正、如何守正，什么是创新、如何创新，以及守正与创新的关系是什么。

中医药需要创新。中医药的创新，意味着坚持与时俱进，紧跟时代步伐和民众需求，既对秘方验方加以更新创造，又运用现代科技手段创新中医药、完善中医药、振兴中医药。从一定意义上讲，守正是中医药的命脉所在，创新是中医药的活力所在。没有传承，创新就会失去根基；没有创新，传承就会失去活力。中医药需要追求守正与创新的辩证统一，与时代同发展、共进步。中药工作者要摆脱单纯物质的、微观的思维方式，回到中医的全面的、宏观的思维方式中来，助力中医药的发展，为人类健康做出新的贡献。

中医药的守正创新，应当守传统医学之正，创现代科技之新。不仅包括对古方的搜集、整理和应用，而且需要对古方的科学内涵和思维理念进行研究、消化、吸收并转化为新的技术成果，做到化古为今，古为今用。像诺贝尔奖获得者屠呦呦研究员那样，从古方中受到启发、找到灵感，用现代科技手段从青蒿中提取出青蒿素。这样的传承既源于古籍古方，又超越古籍古方，具有旺盛的生机活力。

中国中医科学院院长黄璐琦院士曾提出，从《黄帝内经》奠定中医理论体系，《伤寒杂病论》建立中医辨证论治体系，再到明清时期温病学的发展，直到现代青蒿素的诞生，创新始终是推动中医药发展的根本动力。中医药需要创新，但要以中医药传承为基础；离开传承谈创新，就是无源之水、无本之木。要创新，首先要把中医药的精髓继承下来，对中医药人才的衡量，不仅着眼于创新，更要有符合中医药传承发展规律的评价体系。没有传承，创新就失去根基；没有创新，传承就失去价值。

中药炮制需要创新。中药炮制的现代研究也已经通过现代技术对传统炮制作用进行了验证，肯定了其临床疗效，并阐明了炮制原理。如有研究将醋制延胡索的工艺改为切片或捣碎后炒黄，趁热拌入米醋（100kg延胡索，用米醋40kg），闷润2小时后，70℃烘干，认为该工艺便于工业化生产，又可减少醋液挥发对操作工人造成的刺激。还有研究认为加热会导致延胡索部分生物碱成分破坏，尤其是季铵碱类成分，故将净延胡索粉碎成粗颗粒后拌醋，闷润后晾干使用，既可增加生物碱的煎出，又减少了加热对生物碱类成分的破坏，且操作简便，利于推广，研究得到最佳工艺条件为，用醋量17.30 ± 1.85%，闷润3.69 ± 0.11小时，加热126.50 ± 2.55℃烘干。也有建议在产地加工时，以醋液煮制代替水煮，直接得到醋炙延胡索。该工艺简化了炮制过程，也有利于生物碱的煎出。

中药炮制质量控制手段需要创新。在中药饮片炮制质量控制方面，由于中药是一个复杂体系，药效发挥是整体协同作用的结果。受作用机制、检测技术和条件的限制，质量标准研究难以从全成分检测和控制上研究设置相应检测项目，目前中药质量标准只是对其质量有一定程度的表征。但这并不意味着放弃使用现代化手段对中药进行质量控制。为此，中药研究人员已经做了大量的基础性工作。国家药品抽检开展的探索性研究，是针对中药的特点进行的有意义的研究，对于中药监管以及中药质量提高均具有重要意义，通过开展针对性的研究，建立完善质量控制体系，以提高中药质量标准和质量控制水平。如通过对部分饮片建立炮制前后特征性指标成分的鉴别或含量测定方法，以体现饮片的生熟异治。针对中药淡豆豉存在以黑芸豆冒充淡豆豉、发酵不全的质量问题，通过对淡豆豉开展探索性研究，发现关键含量测定指标大豆苷元、染料木素可以有效鉴别伪品，此方法被收载入《中国药典》（2020年版）。

炮制设备需要创新。近年来，我国先后开发了许多新型的饮片加工设备，如全浸润工艺和回转式中药浸润灌、隧道翻板式干燥设备，转筒式或平底式炒药机等，使中药加工炮制的生产环境和产量得到较大改善和提升。一些高精尖的技术和标准化的成套设备已经在某些实现了集约化的饮片品种生产中发挥作用，但对于遍布全国的中小型饮片厂来说，进一步研发适应性广、对环境友好、炮制工艺可控、操作安全且成本可控的制药设备，还是非常必要的。

总之，传承精华、守正创新，必须遵循中医药发展规律，传承中医的思维模式，首先用中医的观点看问题，传承中医的大医精诚精神。在此基础上，兼收并蓄，不排斥而是借鉴利用好西医的研究成果。在传承的同时，与时俱进，结合现代科技的进展，让中医药学真正做到历久弥新，发扬光大，为保障人民健康发挥更大的作用。

各论

第六章　净　制

第一节　概　述

　　净制是中药炮制的第一道工序，主要是为了使药料洁净，此工序看似简单，但它不仅仅局限于洁净，还有去除杂质、去除非药用部位等环节。古人非常重视药材的净制，药王孙思邈就强调"依方炼治，极令净洁"。药材不是一般的干净，而是要达到非常的纯净程度。由于药物形状各异、质地不同，净制的工艺也非常复杂，可根据具体情况，分别使用挑选、筛选、风选、水选等近20种方法，以达到净度要求。总之，中药的净制是影响中药饮片质量的首要环节。

一、杂质的概念

　　药材和饮片中混存的杂质种类如下。

　　（1）来源与规定相同，但其性状或部位与规定不符，如白术、当归的走油片、牛膝、桔梗等的芦头、皮类中药的粗皮与木心；

　　（2）来源与规定不同的有机质，如金银花中的叶、菊花的花梗、连翘的果梗；

　　（3）无机杂质，如砂石、泥块、尘土等，如药材中的尘土泥沙、烟蒂、塑料、鞭炮纸、瓜子壳等。

　　《中国药典》"检定通则"规定所指的药屑杂质通常不得过3%。

二、净制的目的

　　（1）去除杂质，如去芦头、去泥沙尘土。

　　（2）除去非药用部分。药材在采收过程中往往残留有非药用部分。通过净制保证调配时剂量准确或减少服用时产生副作用，如去心、去毛、去粗皮。

　　（3）分离不同的药用部位，同一种药物，由于入药部位不同，往往有不同的临床应用。在净选加工时要进行分离，使之更好地发挥应有疗效，如麻黄与麻黄根、莲子心与莲子肉、花椒与椒目等。

（4）大小分档。在净选时结合药物的外形进行大小粗细分档，便于药物的软化和加热，如半夏、大黄、白术等。

中药材及饮片的净制不仅仅以干净、无土为净制目的。在传统中医药理论中，有非药用部位及同一药物的不同药用部位的药性不同，作用各异，如果不了解传统中药的理论基础，就会令人逐渐忽略净制的意义、人为简化净制步骤、降低净制标准，严重的会引起药害事件。

《中国药典》"炮制通则"规定了"净制"是所有中药饮片的必备操作过程，药材凡经净制、切制或炮炙等处理后，均称为"饮片"，药材必须净制后方可进行切制或炮炙等处理。

三、净制要求

（1）果实种子类、全草类、树脂类含药屑、杂质不得过3%。

（2）根类、根茎类、叶类、花类、藤木类、皮类、动物类、矿物类及菌藻类等含药屑、杂质不得过2%。

（3）炒黄品、米炒品含药屑、杂质不得过1%。

（4）炒焦品、麸炒品含药屑、杂质不得过2%。

（5）炒炭品、土炒品等含药屑、杂质不得过3%。

（6）炙制品中酒、醋、盐、姜、米泔等炮制品含药屑、杂质不得过1%。

（7）发酵、发芽制品等含药屑、杂质不得过1%。

（8）药汁煮品、豆腐煮品、煅制品等含药屑、杂质不得过2%；煨制品含药屑、杂质不得过3%。

第二节　洁　净

采用筛选、风选、水选、色选、磁选等方法，去除附着、混杂在药材中的泥土、砂石、异物及霉败物，以达到清洁药物的目的，并可将大小不等的药材通过筛选分开，以便分别进行炮制加工。

一、筛选

根据药材和杂质的体积大小不同，选用不同规格的药筛（或箩），以筛去药材中的杂质或混在饮片中的辅料（如麸皮、河砂、滑石粉等），使其洁净；或将大小不等的药材用不同孔径的筛子筛选分开，以便分别浸润、漂制或炮炙。

传统的筛选器具，有竹筛、铁丝筛、铜筛、箩、簸箕等，现在大生产多用筛药机替代。经筛选后的药材和饮片，应大小均匀，且符合规定的药用净度标准。

以下是采用筛选法洁净的常见药材品种。

（一）款冬花

【药材来源】本品为菊科植物款冬 *Tussilago farfara* L.的干燥花蕾。12月或地冻前当花尚未出土时采挖，除去花梗及泥沙，阴干。以朵大、色紫红、花梗短者为佳。

【炮制作用】去除泥沙等杂质及非药用部位。

【炮制方法】

（1）炮制规范制法（《北京市中药饮片炮制规范》2008版，以下同） 取原药材，除去杂质及残梗，筛去灰屑。

（2）传统制法　先用柳条或荆条簸箕簸扬，除去泥沙及已折断的叶柄，再用手工摘除残存的花梗。

（3）现代制法

物料准备：款冬花。

设备：风选机。

参数设置：风速调至中档。

炮制：将款冬花分批放在风选机上，风速调至中档，吹走土气及细小膜质叶，上不锈钢挑选台进行第二次净制，手工掰去除残存的花梗、拣除杂质。

【关键细节处理方法】款冬花等花类药材，杂质与花在比重、体积、颜色方面的差别不大，目前通过依靠现代化设备去除药材中的尘土，主要还是依靠人工挑选，手工去除残存的花梗，挑拣出叶柄、叶片等杂质。

【守正创新点】传统方法将药材置簸箕内，两手握住簸箕边缘后部的2/3处均匀用力，借助扬、簸、摆、旋、颠等力量，将杂质、瘪粒、碎屑、砂石、枝梗等去除。

现在多用风选机进行操作，分除重法和除轻法两种。除重法是指除去药材中的铁器、石块、泥沙，操作时逐渐提高风速至药材从上出料口排出，杂物则从下出料口排出；除轻法是指除去药材中较轻的杂物，操作时逐渐减小风速，使药材从下出料口排出，杂物则从上出料口排出。主要用于药材的风选、炮制后固体辅料的分离。

（二）菊花

【药材来源】本品为菊科植物菊 *Chrysanthemum morifolium* Ramat.的干燥头状花序。9~11月花盛开时分批采收，阴干或焙干，或蒸后晒干。药材按产地和加工方法不同，分为"亳菊""滁菊""贡菊""杭菊"。以花朵完整、颜色鲜艳、气清香而浓者为佳。

【炮制作用】去除泥沙等杂质及非药用部位。

【炮制方法】

（1）炮制规范制法　取原药材，除去杂质及残留的梗、叶，筛去灰屑。

（2）传统制法　先用柳条或荆条簸箕簸扬，除去泥沙及已折断的叶柄

（3）现代制法

物料准备：菊花药材。

设备：风选机。

参数设置：风速调至中档。

炮制：将菊花放在风车传送带上，调整风速至中档，吹走脱落的碎花瓣和碎叶片，将初次净选后的菊花上不锈钢挑选台进行二次净选，手工掰除大于1cm的花柄、挑拣枝梗等杂质，收集净菊花即可。

【关键细节处理方法】

（1）9~11月花盛开时分批采收，阴干或焙干，或熏、蒸后晒干。药材按产地和加工方法不同，分为"亳菊""滁菊""贡菊""杭菊""怀菊"。亳菊、滁菊、贡菊均采用低温干燥法，保持了花的轻轻上扬的药势，善于清上焦热；杭菊采用先蒸后干燥的工艺，药势生升熟降，杭菊花擅清肝经之热。不同菊花净制方法略有差异，使用时应根据病情需要选择菊花种类。

（2）去除花柄、枝梗、摘朵还需手工操作。

【菊花产地加工】

（1）亳菊　在花盛开齐放、花瓣普遍洁白时，连茎秆割下，扎成小捆，倒挂于通风干燥处晾干，不能暴晒，否则香气差。晾至八成干时，即可将花摘下，置熏房内用硫黄熏白。熏后再薄薄摊晒1天即可干燥，然后装入木板箱或竹篓，内衬牛皮纸，一层亳菊一层纸相间压实贮藏。

（2）滁菊　菊花采后，阴干，熏白，晒至六成干时，用竹筛将花头筛成圆球形，再晒至全干即成。晒时切忌用手翻动，可用竹筷轻轻翻晒。

（3）贡菊　菊花采后，置烘房内烘焙干燥，以无烟的木炭作燃料。烘房温度控制40~50℃之间。烘时将菊花薄摊于竹帘上，当第一轮菊花烘至九成干时，再转入第二轮，第二轮的温度较第一轮低，为30~40℃，当花色烘至象牙白时，即可从烘房内取出，再置通风干燥处阴至全干。此法加工菊花，清香而味甘、花色鲜艳而又洁白，且挥发油损失甚少，较晒、熏、蒸法加工质量为好，尤其如采用硫黄熏蒸，菊花被硫和硫化物污染，严重影响药材的质量和卫生。

（4）杭菊　采收后应及时蒸熟，随即晒干或烘干。①蒸花前处理。先晒半天至1天再蒸，这可使花瓣变得更白，同时花中水分减少，容易晒干。②蒸花。放于蒸笼里的花不能堆得过厚。蒸得薄，颜色好，易晒干。蒸花火力要猛而均匀，每蒸一笼需4~5分钟。

如蒸得过长，花就成湿腐状，不易晒干，而且花色发黄；蒸得过短，则出现生花，颜色发白，经风一吹，则呈红褐色。③晒花。蒸好的花，一出笼即倒在晒帘上，晒2~3天后，翻过来再晒2~3天，然后摊在帘子上晒到花心完全发硬为止。晒花须注意，未干时切忌手捏、叠压和卷拢，以避免菊花成螺蛳肉状。

【守正创新点】传统杭菊花采收加工为放于蒸笼里蒸熟后晒干或烘干，因此成品呈饼状。净制前需在花饼表面均匀地喷些清水，覆盖湿布，闷2~3小时后，手工一朵朵摘开，称为"摘朵"，保证花朵不破碎，晾干后再进行净制。现在采取新的产地加工工艺为鲜货连续烘干而不是蒸熟晒干，保持了独立的花朵形状，不再需要"摘朵"，但杭菊花"熟降"的特性及与之对应的"摘朵"工艺体现了中药炮制中的工匠精神，应该传承。

（三）连翘

【药材来源】本品为木犀科植物连翘*Forsythia suspensa*（Thunb.）Vahl的干燥果实。果实熟透时采收，晒干，除去杂质，习称"老翘"。以色黄棕、壳厚、无种子者为佳。

本品呈长卵形至卵形，稍扁，长1.5~2.5cm，直径0.5~1.3cm。表面有不规则的纵皱纹及多数凸起的小斑点，两面各有1条明显的纵沟。顶端锐尖，基部有小果梗或已脱落。自顶端开裂或裂成两瓣，表面黄棕色或红棕色，内表面多为浅黄棕色，平滑，具一纵隔；质脆；种子棕色，多已脱落。气微香，味苦。

【炮制作用】去除杂质及非药用部位。

【炮制方法】

（1）炮制规范制法　取原药材，除去杂质及枝梗，筛去脱落的种子及灰屑。

（2）传统制法　将连翘置于藤皮编织成的圆匾中，用柳条编成的小圆匾或粗木棍在连翘上轻轻地推压，使两个种房裂开，种子与种隔便脱落出来，再用紧眼筛筛除，留用连翘壳。筛下的种隔称为连翘心，只供临方应用，其子目前尚未用于临床。

（3）现代制法

物料准备：连翘。

设备：手筛（紧眼筛）、风选机。

参数设置：风速调至中档。

炮制：将连翘置于紧眼筛上，筛除细小枝梗、子叶和散落的种隔、种子，再分批放在风选机上，风速调至中档，吹走土气及细小膜质叶，再上不锈钢挑选台进行第三次净制，手工掰去残存的果梗、拣除残留杂质。

【关键细节处理方法】

（1）老翘质轻，而电动筛震动幅度大，用电动筛筛不干净，筛选效果不如传统手筛。

（2）需要经过三次净选，才能去除细小的连翘心、尘土、细小枝梗及果柄等不同性质的杂质。

【守正创新点】连翘分老翘与青翘，现在的老翘已开裂，去心时只要过筛即可，不需要再按压敲打使之开裂，而青翘心尚未成熟，不用去心。

见图6-1青翘、图6-2老翘。

二、风选

风选是利用药材和杂质的比重不同，借助风力将杂质除去的方法。操作时一般可用簸箕或风车通过扬簸或扇风，使杂质、非药用部位等和药材分开。该法多适用于果实种子类药材的净选，如车前子、莱菔子等。

传统方法将药材置簸箕内，两手握住簸箕边缘后部的2/3处均匀用力，借助扬、簸、摆、旋、颠等力量，将杂质、瘪粒、碎屑、砂石、果壳等去除。

现在多用风选机进行操作，分除重法和除轻法两种。除重法是指除去药材中的铁器、石块、泥沙，操作时逐渐提高风速至药材从上出料口排出，杂物则从下出料口排出；除轻法是指除去药材中较轻的杂物，操作时逐渐减小风速，使药材从下出料口排出，杂物则从上出料口排出。主要用于药材的风选、炮制后固体辅料的分离。

以下是采用风选法洁净的常见药材品种。

（一）车前子

【药材来源】本品为车前科植物车前 *Plantago asiatica* L.或平车前 *Plantago depressa* Willd.的干燥成熟种子。夏、秋二季种子成熟时采收果穗，晒干，搓出种子，除去杂质。以粒大、饱满、色黑者为佳。

本品呈椭圆形、不规则长圆形或三角状长圆形，略扁，长约2mm，宽约1mm。表面黄棕色至黑褐色，有细皱纹，一面有灰白色凹点状种脐。质硬。气微，味淡。

【炮制作用】去除杂质。

【炮制方法】

（1）炮制规范制法　取原药材，除去杂质，筛去灰屑。

（2）传统制法　先用柳条或荆条编的簸箕簸扬，边簸边用嘴吹，吹跑极轻微细小的杂质后将车前子簸出，灰屑及细小杂质留在簸箕底部柳条或荆条的缝隙中，收集净车前子即可。

（3）现代制法

物料准备：车前子药材。

设备：风选机。

参数设置

第一次风选：低档风速；第二次风选：中档风速。

炮制：将车前子放在风车传送带上，先用低档风速吹，去除远端质轻杂质，再用中档风速进行风选，去除头尾两端杂质。这样经过两次风选，得到干净的符合规定的生车前子。

【关键细节处理方法】

（1）生车前子净制需要进行两次风选，第一次是轻吹（低风速档），要把质轻的种皮、细小的碎渣、碎末以及一些杂质吹走；第二次要重吹（中风速档），使车前子在风选机前面形成一条长带，把干瘪的车前子吹到远端，净车前子留在中段，将颜色比较接近且质地比较重的碎石渣、土渣等杂质留在近端，这样经过两次风选，得到干净的符合规定的生车前子。

（2）车前子里面易混有颜色相近的小石粒、细小煤渣甚至铁屑，经过风选机可以很容易将杂质与车前子分离。如果风选机下料口处加装磁铁条或者强磁铁，对于分离铁屑类杂质效果更好。

【守正创新点】传统生车前子的净制用柳条或荆条编的簸箕簸扬，边簸边用嘴吹，可以去除质轻的杂质且产量低，对于质重的煤渣、铁屑、石子则不易清除，用风选机可以较好地解决这一问题，且产量大大提高。

（二）葶苈子

【药材来源】本品为十字花科植物独行菜 *Lepidium apetalum* Willd. 或播娘蒿 *Descurainia sophia*（L.）Webb. ex Prantl. 的干燥成熟种子。前者习称"北葶苈子"，后者习称"南葶苈子"。夏季果实成熟时采割植株，晒干，搓出种子，除去杂质。以粒饱满、色黄棕者为佳。

北葶苈子呈扁卵形，长1~1.5mm，宽0.5~1mm。表面棕色或红棕色，微有光泽，具纵沟2条，其中1条较明显。一端钝圆，另端尖而微凹，类白色，种脐位于凹入端。气微，味微辛辣，黏性较强。

南葶苈子呈长圆形略扁，长约1mm，宽约0.5mm。一端钝圆，另端微凹或较平截。味微辛、苦，略带黏性。

【炮制作用】去除杂质。

【炮制方法】

（1）炮制规范制法　取原药材，除去杂质，筛去灰屑。

（2）传统制法　将孔眼内径为1mm的笾放笾框上，取适量葶苈子置笾内，一手握住笾的一边，前后匀速推拉，药材在笾内上下和前后晃动，灰屑即被笾去，收集净葶苈子即可。

（3）现代制法

物料准备：葶苈子药材。

设备：风选机。

参数设置：风速低档至中档。

炮制：将葶苈子放在风车传送带上，先用低档风速吹，去除远端杂质，再用中档风速进行风选，去除头尾两端杂质。这样经过两次风选，得到干净的符合规定的葶苈子。

【关键细节处理方法】

（1）葶苈子质地不太重，适合利用风速的变化分离杂质。

（2）需要进行两次风选，分别去除比葶苈子轻的和重的杂质。

（3）根据葶苈子的清洁度可以重复多次风选，直至符合要求。

【守正创新点】 葶苈子外表不够光滑，不易过筛，只能筛去一些灰屑，而风选机通过对风速的精确调整，得到所需吹力，可以去掉各种层次的杂质，净制效果更好。

（三）青葙子

【药材来源】 本品为苋科植物青葙 *Celosia argentea* L.的干燥成熟种子。秋季果实成熟时采割植株或摘取果穗，晒干，收集种子，除去杂质。以粒饱满、色黑、光亮者为佳。

本品呈扁圆形，少数呈圆肾形，直径1~1.5mm。表面黑色或红黑色，光亮，中间微隆起，侧边微凹处有种脐。种皮薄而脆。气微，味淡。

【炮制作用】 去除杂质。

【炮制方法】

（1）炮制规范制法　取原药材，除去杂质，筛去灰屑。

（2）传统制法　将孔眼内径为0.5mm的箩放箩框上，取适量青葙子置箩内，一手握住箩的一边，前后匀速推拉，药材在箩内上下和前后晃动，灰屑即被箩去，收集净青葙子即可。

（3）现代制法

物料准备：青葙子药材。

设备：风选机。

参数设置：风速低档至中档。

炮制：将青葙子放在风车传送带上，先用低档风速吹，去除远端杂质，再用中档风速进行风选，去除头尾两端杂质。重复上述操作2~3次，得到干净的符合规定的青葙子。

【关键细节处理方法】

（1）青葙子细小、质轻，掺杂的花穗、碎末较多，需要用风车多吹几次。

（2）根据每次风选前的物料状态，调试选择风速，以达到既分离了杂质，又保留了青葙子的目的。

【守正创新点】传统方法用笸筛时可以除去灰屑，但对体积较大、质量较轻的花穗及碎叶效果不好，还需再次挑拣，而用不同风力可以进行有效分离，提高效率。

（四）蛇床子

【药材来源】本品为伞形科植物蛇床 *Cnidium monnieri*（L.）Cuss. 的干燥成熟果实。夏、秋二季果实成熟时采收，除去杂质，晒干。以粒饱满、色灰黄、香气浓者为佳。

本品为双悬果，呈椭圆形，长2~4mm，直径约2mm。表面灰黄色或灰褐色，顶端有2枚向外弯曲的柱基，基部偶有细梗。分果的背面有薄而突起的纵棱5条，接合面平坦，有2条棕色略突起的纵棱线。果皮松脆，揉搓易脱落。种子细小，灰棕色，显油性。气香，味辛凉，有麻舌感。

【炮制作用】去除杂质。

【炮制方法】

（1）炮制规范制法　取原药材，除去杂质，筛去灰屑。

（2）传统制法　先手工拣出较大的枝梗、杂质，再用柳条或荆条编的簸箕簸扬，将蛇床子簸出，灰屑及细小杂质留在簸箕底部柳条或荆条的缝隙中，收集净蛇床子即可。

（3）现代制法

物料准备：蛇床子。

设备：风选机。

参数设置：风速低档至中档。

炮制：将蛇床子放在风车传送带上，先用低档风速吹，去除远端杂质，再用中档风速进行风选，去除头尾两端杂质。重复上述操作2~3次，得到干净的符合规定的蛇床子。

【关键细节处理方法】蛇床子基部偶有细梗，质轻、脆，碰撞后易脱落。蛇床子净制难度最大的地方在于细小枝梗的去除，而不是大枝梗和灰屑。

【守正创新点】

（1）传统方法需要先手工挑拣　去除较大枝梗杂质，然后用密眼筛边筛边旋转，使基部脱落的细小枝梗逐步集中到筛子中央，而蛇床子在筛子周边，呈与细枝梗分开的状态，用手将细枝梗抓出。这种方法对筛的手法要求极高，边筛边转，确保直径小于筛孔的药材不掉下去而且能与细小的枝梗分离。不经过长期专门训练不能熟练掌握。目前筛子与手艺面临失传，且该方法效率极低。

（2）风选可以轻松去除细小枝梗和杂质。

（五）决明子

【药材来源】本品为豆科植物决明 *Cassia obtusifolia* L. 或小决明 *Cassia tora* L. 的干

燥成熟种子。秋季采收成熟果实，晒干，打下种子，除去杂质。以粒饱满、色绿棕者为佳。

略呈菱方形或短圆柱形，两端平行倾斜，长3~7mm，宽2~4mm。表面绿棕色或暗棕色，平滑有光泽。一端较平坦，另一端斜尖，背腹面各有1条突起的棱线，棱线两侧各有1条斜向对称而色较浅的线形凹纹。质坚硬，不易破碎。种皮薄，子叶2枚，黄色，呈"S"形折曲并重叠。气微，味微苦。

【炮制作用】去除杂质。

【炮制方法】

（1）炮制规范制法　取原药材，除去杂质。

（2）传统制法　先用柳条或荆条编的簸箕簸扬，边簸边用嘴吹，吹跑极轻微细小的杂质后将决明子簸出，灰屑及细小杂质留在簸箕底部柳条或荆条的缝隙中，收集净决明子即可。

（3）现代制法

物料准备：决明子。

设备：风选机。

参数设置：中档风速。

炮制：将决明子放在风选机传送带上，用中档风速进行风选，再上不锈钢挑选台手工挑拣出与决明子质量体积相似的杂质，如碎石子、红豆、绿豆等杂豆的果实，得到干净的符合规定的生决明子。

【关键细节处理方法】杂质少时用风选，如尘土、碎枝梗等。杂质较多时可以选择色选机去除与其质地相似的杂质。

【守正创新点】由于决明子种植时地里会夹杂其他豆科植物，质地、大小与决明子相差不大，为了保证决明子的纯净度，人工二次净选环节不可省略。

三、水选

用水冲洗除去杂质或利用药物与杂质的比重不同，借助水的浮力清除杂质。水选分为洗净、淘洗、浸漂三种方法，分别用于表面或内部附着的泥土、盐分，如大枣，海藻，昆布；

比重不同的杂质或药用部位，如酸枣仁与核的分离。水选时不可长时间浸泡，应及时搅拌均匀、待分离后捞出，防止药效损失。

以下是采用水选法洁净的常见药材品种。

（一）酸枣仁

【药材来源】本品为鼠李科植物酸枣 *Ziziphus jujuba* Mill. var. *spinosa*（Bunge）Hu ex H. F.

Chou的干燥成熟种子。秋末冬初采收成熟果实，除去果肉及核壳，收集种子，晒干。以粒大、饱满、外皮色紫红、种仁色黄白者为佳。

本品呈扁圆形或扁椭圆形，长5~9mm，宽5~7mm，厚约3mm。表面紫红色或紫褐色，平滑有光泽，有的有裂纹。一面较平坦，中间有1条隆起的纵线纹；另一面稍突起。一端凹陷，可见线形种脐；另端有细小突起的合点。种皮较脆，胚乳白色，子叶2枚，浅黄色，富油性。气微，味淡。

【炮制作用】去杂质及非药用部位。

【炮制方法】

（1）炮制规范制法　取原药材，除去杂质及残留核壳。

（2）传统制法　以前的办法是手工碾砸、用小锤敲打、用钳子捏碎后放到水里，枣仁壳沉到水底，枣仁浮到水面，然后进行分离，晒干。取仁时只能一颗一颗进行操作，效率极低，且人工操作，不能很好控制力度，造成酸枣仁破损较多。

（3）现代制法

物料准备：酸枣仁。

设备：不锈钢锅。

炮制：将初步破碎过的酸枣仁药材放入锅内，加入清水泡洗稍许，期间搅拌1~2次。用笊篱再将浮在水面上的酸枣仁捞出，摊晾、干燥，再进行风选，去除干瘪、小石子等杂质即可。

【关键细节处理方法】

（1）水洗时间要短，容器要大，水量要足，使枣仁在锅内可充分搅拌、清洗。

（2）酸枣仁浮在水面，而酸枣仁壳吃水后沉底，与枣仁分离。

（3）捞枣仁时要用笊篱一面沿着锅边旋转，一边顺势捞起枣仁，不可来回搅动，以免使枣仁与壳再次混合。

（4）对于沉底的枣仁中，还会混杂10%~15%的枣仁壳，需要晾干后手工挑拣，避免浪费。

（5）枣仁的干燥以摊薄晾晒48小时为宜。由于含油脂较多，烘干效果不好。

（6）枣仁干燥不及时，极其容易发霉。水选枣仁时应关注天气预报，选择在连续晴好天气下进行枣仁的水选净制。

【守正创新点】现在枣仁多在产地进行初加工，使用脱壳机直接进行操作，将酸枣定量、均匀、连续地投入进料斗，酸枣在转子反复打击、摩擦、碰撞的作用下破碎，酸枣仁及破碎的酸枣壳在转子的旋转风压打压下，通过一定孔径的筛网过滤、分离。然后，酸枣壳和酸枣仁在旋转风扇吹力的作用下，使重量轻的酸枣壳吹出机体外，重量较重的酸枣仁则通过振动筛的筛选达到进一步净选的目的。

（二）菟丝子

【药材来源】本品为旋花科植物南方菟丝子*Cuscuta australis* R.Br.或菟丝子*Cuscuta chinensis* Lam.的干燥成熟种子。秋季果实成熟时采收植株，晒干，打下种子，除去杂质。以粒饱满者为佳。

本品呈类球形，直径1~1.5mm。表面灰棕色或黄棕色，具细密突起的小点，一端有微凹的线形种脐。质坚实，不易以指甲压碎。气微，味淡。

【炮制作用】去杂质及非药用部位。

【炮制方法】

（1）炮制规范制法　取原药材，除去杂质，漂洗，干燥。

（2）传统制法　将菟丝子放入盆内，用清水漂洗一至两次。用笊篱将菟丝子捞出，摊晾、干燥即可。

（3）现代制法

物料准备：菟丝子。

设备：不锈钢锅。

炮制：将菟丝子放入锅（桶）内，用清水漂洗一至两次。用笊篱将菟丝子捞出，摊晾、干燥即可。

【关键细节处理方法】

（1）菟丝子会附着大量泥沙、枝梗等杂质，需要漂洗两次才能基本除净。

（2）将菟丝子放入水里后，边漂洗边立即捞出，在水中时间越长越不容易晾晒干燥，还易导致菟丝子吸水膨胀造成种皮破裂。

（3）因菟丝子混杂的土多，漂洗时非常费水。为了节约用水，准备两个大锅（桶），第一次漂洗完的水会成为泥汤，不能再用，必须倒掉，而第二次漂洗的水虽然浑浊但仍可利用，作为第二批菟丝子的第一次漂洗用水，次第轮流，直至所有菟丝子漂洗完成。

（4）菟丝子捞出后马上摊薄晾干，及时干燥，否则出芽，不符合药用要求。

【守正创新点】菟丝子细小，干燥方法仍以摊晾自然干燥为宜。如遇天气不适宜晾晒时，可考虑低温烘干，但要严格控制温度时间。

四、磁选

对贵重药材进行金属增重，不仅增加了非药用部分，还可能引起毒副作用，且金属增重物对粉碎机的箩底或筛网破坏严重，造成较大经济损失，饮片加工厂不仅在净制时要严格把关，制药厂的粉碎设备在进料口也加装了强磁铁，在粉碎前再次针对增重金属进行净选。

以下是采用磁选法净制的常见药材品种。

（一）乌梢蛇

【药材来源】本品为游蛇科动物乌梢蛇*Zaocys dhumnades*（Cantor）的干燥体。多于夏、秋二季捕捉，剖开腹部，除去内脏，盘成圆盘状，干燥。以皮色黑褐、肉色黄白、脊背有棱、质坚实者为佳。

【炮制作用】去除金属类杂质。

【炮制方法】

（1）炮制规范制法　取原药材，除去杂质，去头，用温水洗净，闷润1~2小时，切1.5~3cm的段，干燥。

（2）传统制法　取原药材，除去杂质，去头，用温水洗净，闷润1~2小时，切1.5~3cm的段，干燥。

（3）现代制法

物料准备：乌梢蛇。

设备：金属探测仪。

炮制：先将乌梢蛇段过筛，筛去杂质，放置于金属探测仪前的传送带上，在经过探测仪时，如果乌蛇体内没有杂质，在传送带另一端收集乌梢蛇；如果乌蛇体内有铁钉、铁屑等加重杂质，机器报警、传送带停止运行，将探测仪附近的乌梢蛇段从传送带拿下来，一个一个剖开查看，挑出含金属的乌梢蛇段。

【关键细节处理方法】控制好传送带速率及乌梢蛇的放置量，以免影响金属探测仪的灵敏度。

【守正创新点】

（1）传统方法只能去除药材外部杂质，而随着为贵重药材增重的手段不断增加，需要新的净制手段。

（2）金属探测法只适用于对磁性敏感的金属增重，对泥土、水泥增重无法识别。

（二）桑螵蛸

【药材来源】本品为螳螂科昆虫大刀螂*Tenodera sinensis* Saussure、小刀螂*Statilia maculata*（Thunberg）或巨斧螳螂*Hierodula patellifera*（Serville）的干燥卵鞘。以上三种分别习称"团螵蛸""长螵蛸"及"黑螵蛸"。深秋至次春采收，除去杂质，蒸至虫卵死后，干燥。以完整、色黄褐、卵未孵化、体轻者为佳。

【炮制作用】去除金属类杂质。

【炮制方法】

（1）炮制规范制法　取原药材，除去杂质。

（2）传统制法 过筛，筛去杂质。

（3）现代制法

物料准备：桑螵蛸。

设备：金属探测仪。

炮制：先将桑螵蛸过筛，筛去杂质，放置于金属探测仪的传送带上，在经过金属探测仪时，如果桑螵蛸体内没有杂质，在传送带另一端收集净桑螵蛸；如果桑螵蛸体内有铁钉、铁屑等加重杂质，机器报警、传送带停止运行。将探测仪附近的桑螵蛸从传送带拿下来，一个一个剖开查看，挑出含金属的桑螵蛸。

【关键细节处理方法】桑螵蛸体轻、个大、膨松，探测仪扫描范围不超过20cm，故应控制在传送带上放桑螵蛸药材的量不能太多，传送带速度也不能过快。

【守正创新点】磁选法只适用于对磁性敏感的金属增重，对泥土、水泥增重无法识别。需要增加风选、水选等手段。

（三）冬虫夏草

【药材来源】本品为麦角菌科真菌冬虫夏草菌 *Cordyceps sinensis*（BerK.）Sacc. 寄生在蝙蝠蛾科昆虫幼虫上的子座及幼虫尸体的干燥复合体。夏初子座出土、孢子未发散时挖取，晒至六七成干，除去似纤维状的附着物及杂质，晒干或低温干燥。以虫体完整、肥壮、色黄、子座短者为佳。

本品由虫体与从虫头部长出的真菌子座相连而成。虫体似蚕，长3~5cm，直径0.3~0.8cm；表面深黄色至黄棕色，有环纹20~30个，近头部的环纹较细；头部红棕色，足8对，中部4对较明显；质脆，易折断，断面略平坦，淡黄白色。子座细长圆柱形，长4~7cm，直径约0.3cm；表面深棕色至棕褐色，有细纵皱纹，上部稍膨大；质柔韧，断面类白色。气微腥，味微苦。

【炮制作用】去除金属类杂质。

【炮制方法】

（1）炮制规范制法 取原药材，除去杂质。

（2）传统制法 用毛刷刷去尘土。

（3）现代制法

物料准备：冬虫夏草。

设备：金属探测仪。

炮制：将冬虫夏草放置于金属探测仪前的传送带上，在经过金属探测仪区域时，如果冬虫夏草体内有铁钉、铁屑等加重杂质，机器报警、传送带停止运行，将探测仪附近的冬虫夏草从传送带拿下来，一个一个剖开查看，挑出含金属的冬虫夏草。

【关键细节处理方法】

（1）冬虫夏草因资源稀缺而价格昂贵，不法商人通过增重牟取暴利的情况屡有发生。有加铁粉、铅粉、铁丝等，从外观较难发现。

（2）对不完整的冬虫夏草还应注意掺伪问题。

【守正创新点】 冬虫夏草因其价格昂贵，不法分子想尽办法掺伪增重。金属探测仪可以较好地探测并清除金属杂质。

第三节　挑　选

挑选是清除混在药材中的枯枝、杂草、腐叶或少量霉变、虫蛀品、泛油品等使其洁净；或将药物按大小、粗细等进行分档，便于进一步加工处理。一般选用挑选、颠簸、摘除等方法进行操作。适用于药量少且杂质或霉变品、虫蛀品易于除去的药材。

具体操作是将药物放在适宜的容器内或摊放在一定的台面上，用手拣去或摘除无法通过簸、筛而去除的不能入药的杂质，如核、柄、梗、壳等，或虫蛀、霉变、走油等变异品，或分离不同的药用部位。在实际操作中挑选往往配合筛簸交替进行。

无论是野生还是人工种植，常将采集的药材就地加工与修拣，原产地加工往往是很粗糙的，故有时仍要再加挑选。

以下是采用挑选法洁净的常见药材品种。

一、去枝梗、果柄

叶类药及花类药上，常附着叶柄或花梗，枝条、柄及梗等一般均不含芳香成分，不是治病所需要的，但完全摘除也很不容易，应当尽可能减少。

（一）金银花

【药材来源】 本品为忍冬科植物忍冬 *Lonicera japonica* Thunb.的干燥花蕾或带初开的花。夏初花开放前采收，干燥。以花蕾多、色绿白、气清香者为佳。

本品呈棒状，上粗下细，略弯曲，长2~3cm。表面黄白色、绿白色或淡黄色，密被短柔毛。花萼绿色，先端5裂，裂片有毛。开放者花冠筒状，先端二唇裂；雄蕊5，附于筒壁，黄色；雌蕊1，子房无毛。气清香，味淡、微苦。

【炮制作用】 去除非药用部位。

【炮制方法】

（1）炮制规范制法　取原药材，除去杂质及残留的梗、叶。

（2）传统制法　置于柳条或荆条编成的簸箕内簸扬，除去已折断的花柄、叶子。残存的再用手工摘除，附带也簸除了杂质。

（3）现代制法

物料准备：金银花。

设备：风选机。

参数设置：风速中等。

炮制：先过风选机吹走混杂在金银花里的枝梗、叶子、碎花瓣、碎屑等杂质，手工摘除连在花蒂上的花梗、开过头的深黄色花朵。

【关键细节处理方法】通过风选可以去除碎花瓣、尘土、绿叶等杂质，但对于连在花蒂上的花梗和开过头的花仍需手工摘除。

【守正创新点】金银花因花期会持续一段时间，因此采摘时难免混有开过头的花朵，所以金银花的净选不仅仅是去除杂质，还需去除开败的花朵，以保证使用的为花蕾，确保药力，这一点应该传承而不应被忽视。

（二）桑叶

【药材来源】本品为桑科植物桑 *Morus alba* L.的干燥叶。初霜后采收，除去杂质，晒干。以叶片完整、大而厚、色黄绿者为佳。

本品为不规则小碎片。上表面黄绿色或浅黄棕色。下表面颜色稍浅，叶脉突出，小脉网状。质脆。气微，味淡、微苦涩。

【炮制作用】去除非药用部位。

【炮制方法】

（1）炮制规范制法　取原药材，除去杂质，搓碎，去柄，筛去灰屑。

（2）传统制法　置于柳条或荆条编成的簸箕内簸扬，除去已折断的叶柄。残存的再用手工摘除，附带也簸除了杂质。

（3）现代制法

物料准备：桑叶。

设备：风选机。

参数设置：风速中等。

炮制：先将桑叶碾压、揉碎，过风选机吹除混杂在桑叶里的碎枝梗、细小碎叶子、碎屑，手工去除残存叶柄及未能吹除的粗叶柄。

【关键细节处理方法】

（1）过风选机时，微调风速，使碎枝梗、细小碎叶子、碎屑等被吹到风选机远端，桑叶留在风选机近端及中段。风速不合适桑叶与杂质分不开。

（2）摘除叶柄时，对1cm以上叶柄予以摘除，1cm以下叶柄可以保留。

【守正创新点】桑叶，尤其是霜桑叶革质，较硬，使用前应破碎。传统采用碾、砸、棍棒敲打等方法，费力费时，破碎不均匀。现在使用碾压机进行破碎，大大提高效率与质量。

（三）柴胡

【药材来源】本品为伞形科植物柴胡 *Bupleurum chinense* DC.或狭叶柴胡 *Bupleurum scorzonerifolium* Willd.的干燥根。按性状不同，分别习称"北柴胡"及"南柴胡"。春、秋二季采挖，除去茎叶及泥沙，干燥。以根粗长、无茎苗、须根少者为佳。

北柴胡为类圆形厚片。外表皮黑褐色或深棕色。切面黄白色，纤维性。质硬。气微香，味微苦。

南柴胡为不规则中段。外表皮红棕色或棕褐色；根顶端有时可见细毛状枯叶纤维。切面淡棕色，不显纤维性。质稍软。具败油气，味微苦、辛。

【炮制作用】去除非药用部位。

【炮制方法】

（1）炮制规范制法　取原药材，除去杂质及残茎，洗净，闷润4~6小时，至内外湿度一致，切厚片或中段，干燥，筛去碎屑。

（2）传统制法　过筛筛去尘土、碎屑。

（3）现代制法

物料准备：柴胡。

炮制：先手工挑拣出残茎。

【关键细节处理方法】柴胡挖出后，30%~40%残留有地上茎，属于非药用部位。传统在切制之前要一根一根剪除，一旦切成厚片或段，很难区分，只能靠人工一点一点挑拣。所以饮片厂都在切制之前完成去除地上茎的净制工作。

【守正创新点】随着柴胡饮片需求量的不断增长，除柴胡残茎的工作不仅不应放松，反而应关口前移，提前进行净制，以确保质量。

二、去根

对于药用部位为根的中药，用地下部分则要去残茎，如果同一植物根、茎都均入药的，作用不同必须分开入药，如麻黄与麻黄根。

（一）麻黄

【药材来源】本品为麻黄科植物草麻黄 *Ephedra sinica* Stapf、中麻黄 *Ephedra intermedia* Schrenk et C. A. Mey.或木贼麻黄 *Ephedra equisetina* Bge.的干燥草质茎。秋季采割绿色的草质茎，晒干。以色淡绿、内心色红棕、手拉不脱节、味苦涩者为佳。

本品为圆柱形中段。表面淡绿色至黄绿色，有细纵脊线，触之微有粗糙感。节上有膜质鳞叶。切面略呈纤维性，周边绿黄色，髓部红棕色，近圆形或三角状圆形。体轻，质脆。气微香，味涩、微苦。

【炮制作用】去除非药用部位。麻黄是解表的要药，供药用的部分是地上的茎，如山麻黄的根很粗壮肥大，不含麻黄素，用途有别，故元朝的朱震亨说："麻黄苗能发汗根能止汗也"，现在用的麻黄都要"去根"。

【炮制方法】

（1）炮制规范制法　取原药材，除去杂质及木质茎、残根，迅速洗净，闷润2~4小时（草麻黄闷润1~2小时），至内外湿度一致，切中段，干燥，筛去碎屑。

（2）传统制法　麻黄全草清水洗净，去除杂质后切除残根，挑出木质茎，晾干。

（3）现代制法

物料准备：麻黄。

炮制：切制之前手工掰除或剪掉麻黄残根。

【关键细节处理方法】麻黄根与草功能主治相反，使用前必须分开，不能混杂。如果购入的是麻黄全株，切制前去掉麻黄根。如果已经是麻黄草段，手工挑拣，去掉麻黄根。

【守正创新点】

（1）《伤寒论》方中的麻黄有要"去节"的，陶弘景在增订"肘后方"的序里说"皆去节"，宋朝的寇宗奭的"本草衍义"有一段说"麻黄折去节、令通理"，现代汤方中也有用去节麻黄的，不过现在绝大部分厂家均不要求去节。考虑到麻黄中节量很少，手工去节无法满足大规模市场需求，现在麻黄草去根不去节。

（2）因为麻黄根用量远远少于麻黄草，现在采收时采用割取地上茎的方法替代挖取整株，净制工作量大大减少。

见彩插图6-3麻黄，彩插图6-4麻黄饮片。

（二）香薷

【药材来源】本品为唇形科植物石香薷 *Mosla chinensis* Maxim.或江香薷 *Mosla chinensis*'Jiangxiangru'的干燥地上部分。前者习称"青香薷"，后者习称"江香薷"。夏季茎叶茂盛、花盛时择晴天采割，除去杂质，阴干。以枝嫩、穗多、叶色绿、香气浓烈者为佳。

本品为不规则长段。茎方柱形，直径1~2mm，节明显。叶多皱缩或脱落，暗绿色或黄绿色，边缘有疏锯齿。穗状花序、花萼宿存，钟状，淡紫红色或灰绿色，先端5裂，密被茸毛。小坚果4，近圆球形，具网纹。气清香而浓，味微辛而凉。

【炮制作用】去除非药用部位。

【炮制方法】

（1）炮制规范制法　取原药材，除去杂质及残根，迅速洗净，稍润，切长段，干燥，筛去碎屑。

（2）传统制法　过筛筛去尘土、碎屑。手工切除根部。

（3）现代制法

物料准备：香薷段。

设备：草药筛。

参数设置：10转/分。

炮制：过草药筛将，筛去尘土与碎屑。

【关键细节处理方法】

（1）香薷药材的特点是土气大、切制过程中易产生大量碎屑，质轻，一般的筛子难于将杂质分离。使用专门的草药筛，筛子可以旋转，上面有抽风装置。操作时一边筛一边旋转、振动，使质轻的和质重的杂质在旋转及振动中逐步分层；同时上面的抽风系统可以将质轻的碎屑吸走，质重的尘土、沙子从筛孔中漏下去，达到净制目的。

（2）香薷的残根也需要在切制前去除干净，一旦切成段以后，再去除残根很困难，只能依靠人工挑拣，费工费时，效果还不好。

【守正创新点】将传统的通过手工筛簸及挑拣变为通过机械完成，提高效率。

第四节　修　拣

修拣与挑选基本相同。修拣的目的是去除不适于药用的部分。与挑选不同的在于，挑选多在产地加工。而修拣则大部分由饮片厂进行。

以下是采用修拣法洁净的常见药材品种。

一、去头足翅

蛤蚧

【药材来源】本品为壁虎科动物蛤蚧 *Gekko gecko* Linnaeus 的干燥体。全年均可捕捉，除去内脏，拭净，用竹片撑开，使全体扁平顺直，低温干燥。以体大、尾全、不破碎者为佳。

本品呈扁片状，头颈部及躯干部长9~18cm，尾长6~12cm。头略呈扁三角状，两眼多凹陷成窟窿，口内有细齿，生于颚的边缘，无异型大齿。吻部半圆形，吻鳞不切鼻孔，与鼻鳞相连，上鼻鳞左右各1片，上唇鳞12~14对，下唇鳞（包括颏鳞）21片。背部呈灰黑色或银灰色，有黄白色、灰绿色或砖红色斑点散在，脊椎骨及两侧肋骨突起。四足均具5趾；趾间仅具蹼迹，足趾底有吸盘。尾细而坚实，微显骨节，有6~7个明显的银灰色环带。全身密被圆形或多角形微有光泽的细鳞。气腥，味微咸。

【炮制作用】去除非药用部位。

【炮制方法】

（1）炮制规范制法　取原药材，除去杂质。

（2）传统制法　取原药材，趁鲜剖开腹部除去内脏及鳞片，并用竹签将其撑开固定，除去杂质。

（3）现代制法

炮制：蛤蚧趁鲜时已经剖开腹部除去内脏及鳞片，并用竹签将其撑开固定，保留了头、足、尾巴。临用前人工剪去头足，其余部分剪成小块使用。

【关键细节处理方法】蛤蚧为动物药，注意保存，防止生虫、霉变。

【守正创新点】为便于鉴定真伪优劣，保持了蛤蚧的完整性，临用时除去头足，剪成小块，雌雄成对使用，多入丸散或酒剂。

二、去筋膜

龟甲与鳖甲

【药材来源】

（1）龟甲　本品为龟科动物乌龟*Chinemys reevesii*（Gray）的背甲及腹甲。全年均可捕捉，以秋、冬二季为多，捕捉后杀死，或用沸水烫死，剥取背甲及腹甲，除去残肉，晒干。以无残肉者为佳。本品为长方形、类方形或不规则的块片。表面淡黄色或黄白色，内表面黄白色，碎断面不整齐或呈锯齿状。质坚硬。气微腥，味微咸。

（2）鳖甲　本品为鳖科动物鳖*Trionyx sinensis* Wiegmann的背甲。全年均可捕捉，以秋、冬二季为多，捕捉后杀死，置沸水中烫至背甲上的硬皮能剥落时，取出，剥取背甲，除去残肉，晒干。以完整、无残肉者为佳。本品为长方形的片状。外表面具细网状皱纹及灰黄色或灰白色凹凸的斑点。内表面类白色，具肋骨，并伸出边缘，两侧边缘均具细锯齿。质坚硬。气微腥，味淡。

【炮制作用】去除非药用部位。

【炮制方法】

（1）炮制规范制法　取原药材，置适宜容器内，蒸约45分钟，取出，放入热水中，立即用硬刷除净皮肉，洗净，干燥，加工成块。

（2）传统制法　将乌龟的甲或鳖的背甲置于水缸中，加米汤或面汤水，缸口以泥涂抹，覆盖空隙，勿留过大的口缝，但也不要密封，置于空旷之处。在夏季炎热的时候需要大约一个月的时间使龟甲的皮膜腐烂，如果是春季，时间还会更长一些。烂透以后取出用水充分冲洗洁净。鳖甲，炮制方法和龟甲是相同的。

（3）现代制法

物料准备：龟甲、鳖甲。

设备：蒸箱、旋转式洗药机、风选机。

参数设置

蒸箱：100℃。

旋转式洗药机：转速15转/分，时间10分钟。

风选机：中档风速。

炮制：将龟甲、鳖甲药材放入容器中蒸1小时，使附着在龟甲、鳖甲上的肉与筋膜烂熟，捞出，用硬刷刷去皮肉，置于旋转式洗药机中清洗，干燥，用风选机吹去皮瓣等质轻的杂质。

【关键细节处理方法】蒸制时间过短腐肉筋膜不易去除，过长成本增加，根据药材残留情况确定蒸制时间，一般以1小时左右为宜。

【守正创新点】

（1）龟甲、鳖甲也分别被称为败龟甲，或败鳖甲，是因为它们在传统净制过程中，采用的是长期浸泡发酵，使残存筋肉腐败的方法制成的。这种传统的炮制方法简单易行、杂质去除得干净、无任何添加，也不需要消耗过多的人力与能源，但是在腐败过程中产生臭气，且耗时长，不宜在人多的地方去做。

（2）现在为了避免筋肉腐败产生的恶臭，且需求量大增，不再用长时间浸泡令其腐败的方法，而改用单纯蒸的方式，促使筋肉熟后脱离，但这样很难将附着在龟甲、鳖甲上的筋肉处理干净，目前也有的地方采用加胃蛋白酶浸泡或加石灰碱面浸泡以帮助腐肉分解的方法，去除杂质效果好，但添加胃蛋白酶或石灰碱面后是否会改变龟甲、鳖甲的药性尚未进行过研究。

三、去芦

"芦"又称"芦头"。一般指植物的根头、根茎、残茎、叶基等部位。历代医药学家认为"芦"为非药用部位，有的且能"致吐"，如《修事指南》谓"去芦头者免吐"。传统认为需要去芦头的药材有人参、党参、玄参、桔梗、柴胡、防风等。

（一）党参

【药材来源】本品为桔梗科植物党参 *Codonopsis pilosula*（Franch.）Nannf.、素花党参 *Codonopsis pilosula* Nannf. var. *modesta*（Nannf.）L. T. Shen 或川党参 *Codonopsis tangshen* Oliv. 的干燥根。秋季采挖，洗净，晒干。以根条粗壮、质柔润、味甜者为佳。

本品为类圆形或椭圆形的段。外表皮黄棕色至灰棕色，有纵皱纹。切面淡黄白色至淡黄棕色，有裂隙或放射状纹理，中央有黄色圆心。质稍硬或略带韧性。有特殊香气，味微甜。

【炮制作用】去除非药用部位。

【炮制方法】

（1）炮制规范制法　取原药材，除去杂质，根据干湿程度，洗净后直接切8~10mm段或闷润6~16小时或浸泡1小时，取出，闷润6~14小时，至软硬适宜，切8~10mm段，干燥，筛去碎屑。

（2）传统制法　将党参闷润好以后，剪去芦头，切片或段，干燥。

（3）现代制法

物料准备：党参。

炮制：将党参4~5根捆成一把，剁去芦头，然后再切片或段，干燥。干燥后进行二次净选，手工挑出残存的芦头。

【关键细节处理方法】

（1）党参较细，一次四五根捆成把剁去芦头。

（2）先去芦头，再切制。

【守正创新点】

（1）传统用剪切法去除芦头，工具为小板斧，效率较低。现在一般是在产地将党参用橡皮绳捆成小把，切制完成后，再将芦头和残存的橡皮绳挑出。

（2）饮片加工企业一般作为净制的一部分，先用修花枝的剪刀剪去芦头后，然后进行切制。

（二）玄参

【药材来源】本品为玄参科植物玄参 *Scrophularia ningpoensis* Hemsl. 的干燥根。冬季茎叶枯萎时采挖，除去根茎、幼芽、须根及泥沙，晒或烘至半干，堆放3~6天，反复数次至干燥。以根条肥大、质坚实、断面色黑者为佳。

本品为类圆形或不规则厚片。外表皮皱缩，灰褐色。切面黑色或黑褐色，微有光泽。质坚实，不易折断。气特异似焦糖，味甘、微苦。

【炮制作用】去除非药用部位。

【炮制方法】

（1）炮制规范制法　取原药材，除去残留根茎及杂质，大小分开，洗净，浸泡1~2小时，取出，闷润12~24小时，至内外湿度一致，切厚片，干燥，筛去碎屑。

（2）传统制法　取玄参药材，用小板斧或刀片去除根茎，大小分档，清洗、闷润、切厚片、干燥，筛去碎屑即可。

（3）现代制法

物料准备：玄参片。

设备：振动筛。

参数设置：频率和振幅是设备采购时根据需要定制，后期使用不一般不特殊进行调节。

炮制：过振动筛筛去碎屑，人工挑选出残存根茎。

【关键细节处理方法】人工挑选残存根茎的工序必不可少。

【守正创新点】

（1）目前玄参在产地加工，趁鲜用小板斧或刀片去除根茎，洗净后切片。净制关口前移，产地加工时根茎去除是否彻底，直接影响玄参饮片的质量。

（2）大黄、白术等药材与玄参类似，植物的根块大、根茎粗壮，需要用钳子、剪子、小斧刀片等工具一个一个去除根茎。趁鲜加工更易去除。

四、去心

"心"一般指根类药物的木质部或种子的胚芽而言。有些药物的木质心系属于非用部分，故须除去。例如巴戟天去、莲子等药材需要去心。

（一）远志

【药材来源】本品为远志科植物远志 *Polygala tenuifolia* Willd. 或卵叶远志 *Polygala sibirica* L. 的干燥根。春、秋二季采挖，除去须根及泥沙，晒干。以条粗、皮厚、色黄者为佳。

【炮制作用】去除非药用部位。

【炮制方法】

（1）炮制规范制法　取原药材，除去杂质及木心，洗净。

（2）传统制法　先用少量的甘草水置铜锅内煮，保持微沸十分钟左右，捞出置于盆内，上用湿布覆盖，使闷透变软，用刀割开皮部，抽出其中坚韧的木质部。也可以在大量生产时，将闷润好的远志放在石碾之上串破，用中小眼筛子趁湿将远志的心筛除。

（3）现代制法

物料准备：远志药材。

设备：振动筛、风选机。

参数设置：中档风速。

炮制：上不锈钢挑选台挑出未去除木心的远志，过筛、过风选机去除残留的远志心、尘土、碎屑等杂质。

【关键细节处理方法】

（1）振动筛可以在筛除杂质的过程中同时达到分档目的，便于分级加工、销售。

（2）如果远志药材未去心者较多，遗弃浪费，可先用少量的甘草水煮，保持微沸十分钟左右，捞出置于盆内，上用湿布覆盖，使闷透变软，再晾至7~8成干，用对辊机进行碾压，使远志开裂破碎，皮部与木质心分离，过筛，干燥。此法得到的远志肉品相散碎，只能用于工业提取投料。

【守正创新点】现在远志可在产地加工，趁鲜的时候去心，只留皮部，称为远志筒。见彩插图6-5远志饮片。

（二）麦冬

【药材来源】本品为百合科植物麦冬*Ophiopogon japonicus*（L.f）Ker–Gawl.的干燥块根。夏季采挖，洗净，反复暴晒、堆置，至七八成干，除去须根，干燥。以色黄白者为佳。

本品呈纺锤形，两端略尖，长1.5~3cm，直径0.3~0.6cm。表面黄白色或淡黄色，有细纵纹。质柔韧，断面黄白色，半透明，中柱细小。气微香，味甘、微苦。

【炮制作用】去除可产生副作用的非药用部位。

【炮制方法】

（1）炮制规范制法　取原药材，除去杂质。

（2）传统制法　干麦冬置于盆中，注入约两倍量的温水。洗、浸约10分钟，倾出污水，上覆湿布闷一夜，使麦冬内部也被湿润闷透，趁软使用夹鸡毛的铁钳子，抽拉出其中的木质纤维心，留用肉质的麦冬。

（3）现代制法

物料准备：麦冬药材。

设备：振动筛、风选机。

参数设置：中档风速。

炮制：将麦冬药材过振动筛筛去碎屑等杂质，过风选机吹去尘土、质轻的杂质即可。

【关键细节处理方法】现代的麦冬，除杭麦冬外，因产地等原因木心不明显，饮片炮制加工已经不再做去心这个操作了，有的厂家为了使麦冬易于煎煮，要求在产地趁鲜将麦冬压扁，露出部分麦冬心，但不再要求去心。但是在传统炮制中，麦冬去心是一个非常重要的操作环节。

【守正创新点】据记载，以前抽芯是用铁钳抽拉或靠人工用牙咬抽芯，工人如果连续操作数日，往往使口腔发炎，嘴唇破裂。可从侧面证明南北朝时陶弘景"令人烦"之说是有根据的。作者亲自进行"去心"操作，将干的麦冬浸泡闷润合格后，因麦冬肉与心结合紧密，阻力太大，用牙咬抽不出心，只能分段扭曲令折，一段段撤出麦冬肉，留下麦冬心，得不到完整的去心麦冬。之所以要把历史传承记录下来，是以免后人不知道麦冬有需要去心的一个品种（杭麦冬），有一个需要去心的工序。

闷润麦冬时，浸泡的过程中不能用水过多，也不能浸泡过久，以免药力溶失。使用闷润的方法，可令药物软化，缓缓擘取。但注意不可浸出汁液，否则气味散失，影响药效。

（三）莲子肉

【药材来源】本品为睡莲科植物莲 *Nelumbo nucifera* Gaertn. 的干燥成熟种子。秋季果实成熟时采割莲房，取出果实，除去果皮，干燥。以个大、饱满者为佳。

【炮制作用】将功效不同的部位分离。

【炮制方法】

（1）炮制规范制法　取原药材，除去杂质，筛去灰屑。或略浸，或润透，切开，去心，干燥。

（2）传统制法　将莲子用水清洗、润透，破开成两半，去除胚及幼叶，干燥。

（3）现代制法

物料准备：莲子药材（产地加工货）。

设备：风选机。

参数设置：中等风速。

炮制：现在莲子基本上都在产地趁鲜加工去除莲子心，净制时经过风选机吹去土气、碎屑即可。

【关键细节处理方法】

（1）如果购进的莲子药材去心率不达标，需要再次去心时，可将干莲子浸泡、闷润一宿，待莲子软硬适度，已能切开时，破成两半，用小钩针一个一个挑出莲子的胚及幼叶，干燥。

（2）取心时莲子的干湿度非常重要，以探针能顺利扎透为宜。过湿不易干燥，过干易破碎。

【守正创新点】

（1）传统上湖莲子瘦长，不去皮与心，称湖莲子；建莲子短胖，去皮去心，称莲子肉。功效略有不同，依医生处方要求，分别给付。

（2）目前莲子去心基本上都是产地加工。将鲜莲子或闷润好的整莲子倒入料斗，随着莲子一个一个下落到指定位置，在用探针插入莲子的同时，将莲子心顶出。分别收集莲子肉及莲子心，干燥。

五、去核、瓤

有些果实类药物，常用果肉而不用核或瓤。其中有的核或瓤属于非药用部分，有的果核与果肉作用不同，故须分别入药。如乌梅、北山楂、花椒、山茱萸、诃子。枳壳、青皮。

（一）花椒

【药材来源】本品为芸香科植物青椒 *Zanthoxylum schinifolium* Sieb. et Zucc.或花椒 *Zanthoxylum bungeanum* Maxim.的干燥成熟果皮。秋季采收成熟果实，晒干，除去种子及杂质。青椒以粒匀、色灰绿、气香者为佳；花椒以粒大、色紫红、香气浓郁者为佳。

【炮制作用】去除非药用部位。

【炮制方法】

（1）炮制规范制法　取原药材，除去椒目、果柄及杂质。

（2）传统制法　将花椒置于藤皮编成的圆匾内。提起匾的一端使倾斜，花椒即由匾下流。反复操作多次，则果皮与种子分离。果皮为净花椒，种子为椒目。

（3）现代制法

物料准备：花椒药材（产地加工货）。

设备：风选机。

参数设置：中档风速。

炮制：去花椒用风选机吹去果柄等杂质即可。

【关键细节处理方法】花椒要在柔软时揉散，果皮、种子分离。如果干燥后果皮易破碎。

【守正创新点】趁鲜产地加工最有利于去除椒目与保持花椒品相完整。

见彩插图6-6花椒，彩插图6-7椒目。

（二）诃子

【药材来源】本品为使君子科植物诃子 *Terminalia chebula* Retz.或绒毛诃子 *Terminalia chebula* Retz. var. *tomentella* Kurt.的干燥成熟果实。秋、冬二季果实成熟时采收，除去杂质，晒干；或趁鲜去核后晒干。以肉厚、质坚、表面色黄棕者为佳。

本品呈不规则块状或囊状，肉厚2~4mm。表面黄棕色或黄褐色，有不规则的皱纹，有时可见5~6条纵棱线。气微，味酸涩后甜。

【炮制作用】去除非药用部位。

【炮制方法】

（1）炮制规范制法　取原药材，除去杂质，浸泡1~2小时，取出，闷润2~4小时至软，去核取肉，干燥。若为产地加工品，除去杂质。

（2）传统制法　将诃子倒入容器内，用清水浸泡4小时左右，使其滋润，然后将水倒出，用厨刀在诃子上横着切开皮肉部分，然后用手一掰，将核取出。也可以将诃子浸泡后用锤子敲打，很快可以将果核儿去掉。

（3）现代制法

物料准备：诃子（产地加工货）。

设备：振动筛、风选机。

参数设置：中等风速。

炮制：取诃子肉过振动筛、风选机去除杂质即可。

【关键细节处理方法】诃子肉过振动筛、风选机后须经二次净选，手工去除机械不易去除的杂质。

【守正创新点】诃子干燥后坚硬，需浸泡闷润，在产地条件具备的情况下，趁鲜用挤压设备将诃子压扁，果肉破裂，人工用手连掰带挤去除果核，干燥。这样更有利于保持药材的药性不流失。

见彩插图6-8诃子，彩插图6-9诃子肉。

（三）山茱萸

【药材来源】品为山茱萸科植物山茱萸 *Cornus officinalis* Sieb. et Zucc.的干燥成熟果肉。秋末冬初果皮变红时采收果实，以肉厚、柔软、色紫红者为佳。

【炮制作用】去除非药用部位。山萸肉是收敛性的药物，能涩精而合能滑精，两者作用相反，所以应当去核。

【炮制方法】

（1）炮制规范制法　在产地用文火烘或置沸水中略烫后，及时除去果核，干燥。取原药材，除去杂质及残留果核。

（2）传统制法　先用少量的温水喷淋后置于容器内，上覆湿布闷约一天，待果肉转软后，用手挤出种子，称为山萸肉。

（3）现代制法

物料准备：山茱萸（产地加工货）。

设备：风选机。

参数设置：中档风速。

炮制：去山萸肉吹去尘土、碎屑等杂质。

【关键细节处理方法】山萸肉过风选机后须经二次净选，手工去除机械不易去除的杂质。

【守正创新点】

（1）山茱萸为干燥的核果，内含种子一枚。现在都趁鲜在产地加工。

（2）山萸肉传统用手挤出种子，成品呈扁片状，俗称手挤货，质优；现代用机器加工，成品呈挛缩状，加工效率高。

六、去毛

有的药物表面或内部密生大量绒毛，煎煮时易脱落，会刺激咽喉，引起呛咳或喉头水肿或其他有害作用，故须除去。如枇杷叶、石韦、骨碎补、香附、知母、鹿茸、金樱子等。

（一）黄连

【药材来源】本品为毛茛科植物黄连 *Coptis chinensis* Franch.、三角叶黄连 *Coptis deltoidea* C. Y. Cheng et Hsiao 或云连 *Coptis teeta* Wall.的干燥根茎。以上三种分别习称"味连""雅连""云连"。秋季采挖，除去须根及泥沙，干燥，撞去残留须根。以条粗壮、质坚实、连珠形、无残茎毛须者为佳。

本品呈枝状或不规则薄片状。小枝表面灰黄色或黄褐色，粗糙，有不规则结节状隆起、须根及须根残基。质硬，断面不整齐。切面皮部橙红色或暗棕色，木部鲜黄色或橙黄色，呈放射状排列。气微，味极苦。

【炮制作用】去除质次药用部位。

【炮制方法】

（1）炮制规范制法　取原药材，除去须根及杂质，掰成枝；或迅速洗净，闷润2~6小时，至内外湿度一致，切薄片，干燥，筛去碎屑。

（2）传统制法　传统一般是在调剂用前以刀刮去或剔除，随用随净制。也可以将黄连晒干，铺于碾盘上，轻轻地碾压数次，使须根折断，然后将须根簸出或筛除，适用于大量药材去毛。

（3）现代制法

物料准备：黄连药材。

设备：旋转筛。

参数设置：转速10转/分。

炮制：将干燥的黄连置于可旋转的大铁丝网筛中，通过旋转、碰撞除去毛状须根。

【关键细节处理方法】黄连须根众多，在干燥的过程中，干脆的须根通过翻动可以脱落一部分，剩余的需要加大力度撞去。

黄连形状不规则，对于去不掉的须根需要通过用火燎的方式燎去残存须根。

【守正创新点】黄连上覆着众多的须根。在原产地采集时，大部分已趁鲜摘除，但黄连主根是卷缩不整的，为保持原有形态，仍留有弯曲部位的须根。生长在黄连主根上的须根，虽然与主根药力不同，但均含有小檗碱，所以在去毛的要求上一般不是太严格，以免消耗量过大。

（二）枇杷叶

【药材来源】本品为蔷薇科植物枇杷 *Eriobotrya japonica*（Thunb.）Lindl. 的新鲜或干燥叶。全年均可采收，鲜用或晒至七、八成干时，扎成小把，再晒干。以叶大、色棕绿、完整者为佳。

呈丝条状。上表面黄棕色或红棕色，较光滑。下表面残存少量黄色绒毛。革质而脆。

【炮制作用】避免药物的刺激性。

【炮制方法】

（1）炮制规范制法　取原药材，除去杂质及梗，刷净背面绒毛，洗净或喷淋清水，闷润2~4小时，切宽丝，干燥，筛去碎屑。

（2）传统制法　将干的枇杷叶用水洗净，以湿布覆盖闷1到2小时，使干叶软化不易折破，摊平擦或刷去茸毛。叶柄附近的毛难刷净，可将带叶柄的部位剪去。如果是新鲜的枇杷叶，不需浸润，直接用刷子刷去绒毛。

（3）现代制法

物料准备：枇杷叶。

设备：风选机。

参数设置：中档风速。

炮制：手工刷去枇杷叶背面绒毛，过风选机去除杂质及细小绒毛，备用切丝。

【关键细节处理方法】

（1）枇杷叶绒毛不易去除，刷时要稍用力。

（2）枇杷叶的绒毛有刺激性，操作人员做好防护。

（3）刷毛机可以刷去大部分毛，但是也是去不彻底，需要人工二次加工，方可去净。

【守正创新点】

（1）枇杷叶叶背生有众多的绒毛。人工刷毛工作效率很低，每人每天只能刷得数斤，而且绒毛的飞扬刺激工人的呼吸道，经常引起咳嗽，造成另一方面的副作用。

（2）古代用药物粉末来煎煮，谓之"煮散"，药液混浊，不易过滤。枇杷毛容易留在汤中。由于毛的刺激，产生咳嗽的副作用，所以应当去毛。现在煎煮汤药用饮片而非药物粗粉，用带毛的枇杷叶煎煮过滤后，并未发现致咳的副作用。且刷毛时需比较用力才能将毛刷下来，一般煎煮不会导致大量毛脱落，再经过过滤，汤液中毛的量可以忽略不计。

（3）以粉末入药的枇杷叶需要用刷去毛的净杷叶，以饮片形式入煎的枇杷叶可以不去毛。

（三）金樱子

【药材来源】本品为蔷薇科植物金樱子 *Rosa laevigata* Michx.的干燥成熟果实。10~11月果实成熟变红时采收，干燥，除去毛刺或趁鲜纵切两瓣，除去毛、核，干燥。以个大、色红黄、无毛刺者为佳。

本品为倒卵形纵剖瓣。表面红黄色或红棕色，有突起的棕色小点。顶端有花萼残基，下部渐尖。花托壁厚，内面淡黄色，残存淡黄色绒毛。质硬。气微，味甘、微涩。

【炮制作用】避免药物的刺激性。

【炮制方法】

（1）炮制规范制法　取原药材，除去杂质，洗净，浸泡0.5~1小时，取出，闷润4~8小时，纵切两瓣，除去毛、核，干燥。若为产地加工品，除去杂质及残存的毛、核。

（2）传统制法　用少量温水洗净并浸泡约4小时，捞出以湿布覆盖，焖约3到4小时，使金樱子被闷透闷软，以刀切开，挖出果实内的核及其中的绒毛，然后干燥。

（3）现代制法

物料准备：金樱子（产地加工货）。

设备：振动筛、风选机。

参数设置：中档风速。

炮制：将初步去毛的金樱子过振动筛及风选机，去除碎屑、果核及黏附的绒毛。

【关键细节处理方法】金樱子毛刺激性非常强，沾到衣服上会感觉很扎、刺痒且不易被发现，操作时要从头到脚严密防护，防护服材质要求不易吸附且不易被扎透。

【守正创新点】金樱子目前大多在产地趁鲜去毛，省去浸泡闷润的步骤，做到少折腾药材，保存药效。

见彩插图6-10金樱子肉。

（四）金毛狗脊

【药材来源】本品为蚌壳蕨科植物金毛狗脊 *Cibotium barometz*（L.）J. Sm.的干燥根茎。秋、冬二季采挖，除去泥沙，干燥；或去硬根、叶柄及金黄色绒毛，切厚片，干燥。药材以体肥大、色金黄、质坚实、无空心者为佳；狗脊片以厚薄均匀、质坚实、无毛、无空心者为佳。

本品为不规则类圆形或长椭圆形厚片。

【炮制作用】去除非药用部位。

【炮制方法】

（1）炮制规范制法　取原药材，除去杂质；未切片者，洗净，浸泡0.5~1小时，取出，闷润4~8小时，至内外湿度一致，切厚片，干燥，筛去碎屑。

（2）传统制法　先用热沙土将毛烫焦，然后用细铜丝刷子刷。狗脊上不易刷除的毛可用刀刮。弯曲的部位需要用刀剔除。

（3）现代制法

物料准备：狗脊片（产地加工货）、药材量30%河砂。

设备：卧式燃气旋转炒锅。

炒锅参数设置：温度170~180℃，转速20转/分，时间30分钟左右。

炮制：先将砂土用武火炒到灵活状态，洒入少许清水，清水滴入即沸时投入狗脊片，炒制30分钟，待狗脊片颜色加深、绒毛焦黄，狗脊片膨胀起来，有些绒毛被烫脱落下来时即可出锅。过筛筛去砂土、过风车去除绒毛。

【关键细节处理方法】将仍有带毛的狗脊片倒入撞毛机或手工去毛。

【守正创新点】金毛狗脊去毛分两步，第一步产地加工去除大部分绒毛后趁鲜切片，第二步在砂烫时再次去除绒毛，如果犄角旮旯处的绒毛仍需手工剔除。

七、去粗皮

对于一些树皮类药材，多用刀刮去粗皮（栓皮）及附着的苔藓不洁物。如厚朴、杜仲、黄柏、肉桂等。

肉桂

【药材来源】本品为樟科植物肉桂 *Cinnamomum cassia* Presl的干燥树皮。多于秋季剥取，阴干。以肉厚、油性大、香气浓、嚼之渣少者为佳。

本品呈不规则的板状或块片状，厚0.2~0.8cm。外表面灰棕色，有的可见灰白色斑纹。内表面红棕色，略平坦，有细纵纹，划之显油痕。质硬，断面不平坦，外层棕色而较粗糙，内层红棕色而油润，两层间有1条黄棕色的线纹。香气浓烈，味甜、辣。

【炮制作用】肉桂外层常常复生或多或少的木栓层，多为褐灰色，木栓层中芳香油的含量甚微，气味淡薄，需要刮除。

【炮制方法】

（1）炮制规范制法　取原药材，除去杂质及粗皮，加工成块。

（2）传统制法　这种木栓层是有比较坚硬的，容易把刀刃磨钝。简便有效的方法是手握厚壁的硬酒瓶，用其锋利的裂口处来刮皮，或以铁锉来磨除木栓层。

（3）现代制法

物料准备：肉桂（产地加工货）。

设备：风选机。

参数设置：中档风速。

炮制：吹去土气及碎屑，手工挑选出残存粗皮的肉桂块。

【关键细节处理方法】产地加工已经去除绝大部分粗皮，净制时去除土气、碎屑即可。

【守正创新点】

（1）产地趁鲜更易于去除粗皮。传统制法中用玻璃片、瓷片等刮除粗皮效率更高，耐用且避免肉桂接触铁器后变色，也避免太锋利的刀刃砍入肉桂深层，破坏药材。

（2）杜仲、厚朴的净制与肉桂类似。

（3）目前机械去皮有以下两种方式：一是采用手磨机慢慢打磨掉粗皮，优点是去得比较干净，缺点是比较费时费力；二是使用去皮机进行去皮，优点是省时省力，缺点是机器打磨设置的打磨参数厚度是固定的，对厚薄不均的肉桂皮容易出现粗皮去除不彻底或去除过度的情况。

八、去皮核壳

对于某些果实类药物可砸破皮壳，去壳取仁，如草果、益智、使君子、白果、大风子、榧子、巴豆等。

对于一些种子类药物，可用㷫法去皮。如苦杏仁、桃仁等。常用㷫法。具体操作为：凉水加热至沸，投入药材加热五到十分钟至种皮膨胀，迅速捞出浸于冷水中，捞出后搓去种皮，干燥。

（一）桃仁

【药材来源】本品为蔷薇科植物桃 *Prunus persica*（L.）Batsch 或山桃 *Prunus davidiana*（Carr.）Franch. 的干燥成熟种子。果实成熟后采收，除去果肉及核壳，取出种子，晒干。以颗粒均匀、饱满、完整者为佳。

本品呈扁长卵形，长 1.2~1.8cm，宽 0.8~1.2cm。表面乳白色，顶端尖，底部钝圆稍偏斜。气微，味微苦。

【炮制作用】去除非药用部位。

【炮制方法】

（1）炮制规范制法　取原药材，除去杂质，置沸水中烫至种皮微胀时，取出，放入冷水中，取出，除去种皮，晒干后簸净，收集种仁。

（2）传统制法　石碾碾破种壳，过筛，将种仁置沸水中烫至种皮微胀时，取出，放入冷水中，取出，除去种皮，晒干后簸净，收集种仁。

（3）现代制法

物料准备：桃仁（产地加工货）。

设备：脱皮机、风选机。

参数设置

风选机：中档风速。

炮制：将带皮桃仁置沸水中略烫后捞出，入冷水少许时间待种皮收缩后，用脱皮机进行脱皮，达到种皮与种仁分离的效果。干燥后将桃仁置于风选机前，吹去尘土、碎屑及残存的种皮即可。

【关键细节处理方法】沸水烫制时间不可过长，以防桃仁煮熟变性。

【守正创新点】

（1）现代产地使用脱皮机，鲜桃仁经过机器里排列的橡胶刀片时将外种皮划破，再经过挤压，种仁与种皮分离。效率非常高，每台机器每小时可加工200~300斤净桃仁。

（2）此法也适用于杏仁等性状类似的需要去皮的药材。

（二）大枣

【药材来源】本品为鼠李科植物枣 *Ziziphus jujuba* Mill. 的干燥成熟果实。秋季果实成熟时采收，晒干，习称"大枣"；若晒干后蒸透，松树锯末烟熏后晒干，习称"乌枣"。大枣以个大、完整、色紫红、核小、味甜者为佳；乌枣以个大、完整、色棕黑者为佳。

【炮制】取原药材，除去杂质，洗净，干燥，用时破开或去核。

【炮制作用】去除非药用部位。

【炮制方法】

（1）炮制规范制法　取原药材，除去杂质。

（2）传统制法　将干大枣浸泡3小时，放在编织袋中闷润一宿。用特制方形木槌（15厘米见方，覆盖4~5毫米厚的黑胶皮）将大枣砸扁，用手剥除枣核，得到枣肉。此方法工作效率低，一天一个熟练工种只能得大枣肉12斤左右。

（3）现代制法

物料准备：大枣。

设备：风选机。

参数设置：中档风速。

炮制：将大枣置于风选机前，吹去尘土、碎屑即可。

【关键细节处理方法】目前药用大枣饮片除了制剂粉碎有要求外已不再强调大枣去核，而是在调剂时临方劈破。

【守正创新点】

（1）传统中药大枣比较讲究，使用去除枣核的枣肉的目的，一个是考虑到非药用部位枣核所占分量，另一个是革质枣皮不利于煎出药效，砸扁去核后易于煎煮。

（2）目前去核机应用已经比较普遍，得到枣肉已经不很困难，且干燥、包装技术也能保证枣片的质量。食品中去核的大枣非常普遍。

（3）类似情况还有乌梅肉、乌蛇肉，都是尽最大限度去除非药用部位，体现工匠精神。

第七章　切　制

第一节　概　述

中药饮片的切制是中药炮制的工序之一，是将净选后的药物进行软化或直接切成一定规格的片、丝、块、段等的一种炮制工艺。其目的有：便于有效成分煎出，提高煎药质量；利于炮炙；利于调配和贮存；利于制剂；便于鉴别。切制时，除部分药材需干切、鲜切外，大部分须浸、润等水处理使其柔软，便于切制。药材软化处理时应少泡多润，防止有效成分流失，并按药材大小、粗细、软硬程度等分档处理，灵活掌握气温、水量、时间等条件，以使药（润）透水尽，不伤水、柔软适度为宜，切制后应及时干燥，保证质量。

一、药材的软化

软化是指药材净制后采用不同的水处理方法使药材达到软硬适度的过程。药材软化是否合适是顺利切制的关键因素。如果不按规定软化处理，容易造成药材有效成分流失，片形不合格，降低药效。规范饮片软化方法，依法软化处理是当前饮片炮制中的重要问题。

中药软化方法主要有：淋润软化法、洗润软化法、浸润软化法、泡润软化法等。具体操作如下：

1.淋润软化法　是指将成捆的原药材，用水自上而下喷淋（一般2~4次）后，经堆润或微润后，使水分渗入药材组织内部，至内外温度一致时即进行切制的方法。此法适用于草类、叶类、果皮类等组织疏松、吸水性较好的药材，如茵陈、陈皮、佩兰、香薷等。

2.洗润软化法　是指将药材快速用水洗净后，稍摊晾至外皮微干并呈潮软状态时即进行切片的方法。此法多用于质地松软、吸水性较强的药材，如紫菀、冬瓜皮、栝楼皮、桑白皮等。

3.浸润软化法　是指将药材置于水池等容器内稍浸，洗净捞出堆润或堆润至六七成透后，摊晾至微干时，随即再行堆润，上覆盖苫布等物，以润至内外湿度一致时，即进行切片的方法。此法一般多用于根类药材，如桔梗、知母、当归、川芎、泽泻等。

4. 泡润软化法　是指将原药材置于水池等容器内，加入适量清水，没过药材5寸左右，使水渗入药材组织内至全部润透或浸泡5~7成透时，取出"晾干"，再行堆润使水分渐入内部，至内外湿度一致时，即可进行切片的方法。此法一般适用于个体粗大、质地坚硬且有效成分难溶或不溶于水的根类或藤木类等药材，如鸡血藤、苏木等。

5. 吸湿回润法　是指将药材置于潮湿地面的席子上，使其吸潮变软再行切片的方法。本法一般重于含油脂、糖分较多的药材，如牛膝、当归、玄参等。

6. 热汽软化法　是指将药材经热开水焯或经蒸汽煮等处理，使热水或热蒸汽渗透到药材组织内部，加速软化，再行切片的方法。此法一般适用于经热处理对其所含有效成分影响不大的药材，如甘草、三棱等，采用热汽软化，可克服水处理软化时出现的发霉现象。黄芩、杏仁等可使其共存的酶受热破坏，以保持中药的有效成分等。

7. 真空加温软化法　是指将净药材洗涤后，采用减压设备，通过抽气和通入热蒸汽的方法，使药材在负压情况下，吸收热蒸汽，加速药材软化。此法能显著缩短软化时间，且药材含水量低，便于干燥，适用于遇热成分稳定的药材。

8. 减压冷浸软化法　是指用减压设备通过抽气减压将药材间隙中的气体抽出，借助负压的作用将水迅速吸入，使水分进入药材组织之中，加速药材的软化。此法是在常温下用水软化药材，且能缩短浸润时间，减少有效成分的流失和药材的霉变。

9. 加压冷浸软化法　是指把净药材和水装入耐压容器内，用加压机将水压入药材组织中以加速药材的软化。

总之，药材软化是切制的关键，软化的好坏直接关系到饮片的质量，无论选择哪种方法，都要坚持"少泡多润""泡透水尽"的原则。检查其软化程度的常用方法有弯曲法、指掐法、穿刺法、手捏法等。

二、药材的切制

将净选后的中药进行软润（水冷浸或蒸煮等），再切成一定规格的薄片、小段、小方块等的一种处理方法。

切制饮片的传统方法是手工操作，目前大生产中均采用切片机进行切片，通常采用圆盘式切片机、斫刀式切片机和刨片机等。

1. 中药饮片的厚度和形状　一般传统经验是根据药材的质地软硬、松实而定中药饮片的厚度和形状。药材质地坚实的可切成薄片；质地松软的可切成厚片；皮类、叶类质薄的可切成宽丝；全草类和细嫩枝等可斫成小段（咀）；动物角及木类等极坚硬的药材，可用镑刀镑成薄片等。

2.中药饮片切制的规格 薄片、厚片、段（咀）、小块、丝、镑片等。

三、药材的干燥

药材在软化时需要用水浸泡、闷润，切制时药材含水量丰富，为了防止药材变质、霉变，切完后必须立即干燥，故药材的干燥也是影响饮片质量的因素之一。

1.日晒法 这是大多数药材常用的一种干燥方法。选择晴朗、有风的天气，将药材薄薄地摊在苇席上或水泥地上，利用日光晾晒，要注意及时翻动，保证日光照射均匀。秋后晾晒时，因夜间空气湿度大，要注意将药材收起盖好，以防返潮。

2.摊晾法 该法也叫阴干法，即将药材放置于室内或大棚的阴凉处，利用流动的空气，吹去水分而达到干燥的目的。该法常用于阴雨天气，或用于含有挥发油的药材以及易走油、变色的药材，如枣仁、柏子仁、知母、苦杏仁、党参、天冬、火麻仁等。

3.烘炕法 此法是一种传统的、简便经济的药材干燥方法。应用该法要事先在室内或大棚内垒1个或数个长方形火炕，火炕宽约1.5m，长度可根据药材多少而定，火炕下面每隔80cm留1个能开关的小门以便添加燃料。尔后，在其中放置1个火炉，火炉的火口处要架1块铁板，以防火苗上升，烤坏药材，且亦可分散热量。炕垒到1.2~1.5m高时，每隔60cm横放1根直径3~4cm的圆钢管，钢管上面铺放金属丝网，丝网上面再覆以泥巴，然后再把火炕加高60cm即可。点燃火炉，把火炕及覆盖的泥巴烘干，将药材依先大后小的层次置于炕槽内，但不要装得太满，以30~40cm厚为宜，上面覆盖麻袋、草帘等。有大量蒸汽冒起时，要及时掀开麻袋或草帘，并注意上下翻动药材，直到炕干为止。该法适用于川芎、泽泻、桔梗等药材的干燥。干燥过程要注意掌握火候，以免将药材烤焦，还要根据不同药材的特别要求，分别掌握干燥程度。

4.烘房和干燥机烘干法 适合于规模化的药材种植基地使用，效率高、省劳力、省费用，不受天气的限制，还可起到杀虫防霉的效果，温度可控，适用于各类药材，不影响药材质量，是一种较先进的干燥方法。但要注意按照规范的技术要求和标准建造烘房并购进专用干燥机械，由熟悉干燥技术的专业人员操作。另外要注意根据药材的不同性质控制干燥温度和时间。

5.远红外加热干燥法 将电能转变为远红外辐射，从而被药材的分子吸收，产生共振，引起分子和原子的振动和转动，导致物体变热，经过热扩散、蒸发和化学变化，最终达到干燥的目的。籽仁果米类药材均可采用该法干燥。远红外干燥可省电20%~50%，效果较好。

6.微波干燥法 通过感应加热和介质加热，使中药材中的水分和脂肪不同程度地吸收微波能量，并把它转变为热量从而达到干燥的目的。微波干燥可杀灭微生物和霉菌，并具有消毒作用，使药材达到卫生标准，并能防止药材在贮藏过程中发霉和生虫。目前，我国生产的常用的微波加热成套设备有915MHz和2450MHz两个频率。

第二节　薄　片

质地坚硬的根及根茎类、茎及树枝类、质硬体大的果实切薄片或较薄的斜片（0.2~0.5cm厚），如白芍、桂枝、槟榔。

（一）当归

【药材来源】本品为伞形科植物当归 *Angelica sinensis*（Oliv.）Diels 的干燥根。秋末采挖，除去须根及泥沙，待水分稍蒸发后，捆成小把，上棚，用烟火慢慢熏干。以主根粗长、油润、外皮色黄棕、断面色黄白、气味浓厚者为佳。

【炮制方法】

（1）炮制规范制法　取原药材，除去杂质，洗净，闷润12~24小时，至内外湿度一致，切薄片，晒干或低温干燥，筛去碎屑。

当归头　取净当归头部，洗净，润透，切薄片，晒干或低温干燥，筛去碎屑。

当归尾　取净当归尾部，洗净，润透，切薄片，晒干或低温干燥，筛去碎屑。

当归身　取切去头、尾的净当归，纵切成薄片，晒干或低温干燥，筛去碎屑。

本品为类圆形或不规则薄片。外表皮灰棕色或棕褐色。切面黄白色或淡黄棕色，平坦，有裂隙，中间有一黄棕色的形成层环，并有多数棕色油点。质柔韧。有浓郁的香气，味甘、辛、微苦。

（2）传统制法

净制：取当归原药材，用手掰开尾部细根，拣去夹杂的泥沙及小石块，然后入水洗净表面泥土（夏季要抢水洗）。

软化：当归软化宜采用洗润法。即将洗净的当归置漏水容器内，复用清水冲洗，放置，润至软化。或洗后置潮湿地面润软，冬季可加盖湿麻袋。

片型规格：全当归切顶头片，厚度1~2mm；当归头、归尾切顶头片、当归身切成直片，厚度1~2mm。

切制

全当归：多用片刀切顶头片。取润软的全当归用片刀或用铡刀切顶头片。

当归头：取净润软的当归，从头部开始，顶刀切4~6片薄片。

当归尾：取润软的当归尾部细根，顶刀切薄片。

当归身：取切去归头、归尾的当归中间粗大的归身部分，先切成3~4cm长的短段，然后用一种特制的有齿铁夹将归身短段纵向夹住，平放在刀床上切成直片。

（3）现代制法

物料准备：当归头或当归尾或当归身或全当归。

设备：滚筒洗药机、旋转式切药机、风选机。

参数设置

旋转式切药机：切药间距2mm。

风选机：中档风速。

炮制：将当归头或归身或全当归药材放入滚筒式洗药机，清洗3分钟，洗去泥沙等杂质，除去细的须根，取出堆放，进行闷润。冬天药堆上覆盖编织袋或塑料布，闷润24小时，夏天不用覆盖，闷润12小时，至内外湿度一致，放入旋转式切药机，切片，晾晒或烘干。过风选机，吹去碎屑及细小杂质，包装入库。

当归尾：药材过0.4mm筛，过风选机吹去尘土、碎屑等毛细杂质，留下细枝梗即可，不必再切，包装入库。

【关键细节处理方法】

（1）洗药机转速的快慢与洗药时间的长短，依据药材的干净程度与质地决定，如果泥土等杂质多，转速应稍快，时间稍长，洗至流出的水清澈干净为度。以下应用洗药机的原则可以参照执行。

（2）旋转式切药机切药间距设定为2mm，因为闷润好的药材含水分较多，干燥后失水会变薄，当归切得太薄干燥后会易碎。

【守正创新点】

（1）产地已经将不同药用部位进行处理，分好规格，形成当归头、当归身、当归尾等不同商品规格，只要针对不同商品规格切制即可，大大提高效率。

（2）切药机也在不断更新换代，切药间距的调整由手柄式进化为电脑触屏设置，更准确。

（3）由手工切制改为机器切制，大大提高产量、降低劳动强度，更利于产品质量保持稳定。

（二）天麻

【药材来源】本品为兰科植物天麻 *Gastrodia elata* Bl. 的干燥块茎。立冬后至次年清明前采挖，立即洗净，蒸透，敞开，低温干燥。以个大、质坚实、色黄白、断面半透明者为佳。

【炮制方法】

（1）炮制规范制法　取原药材，除去杂质，大小分开，洗净，浸泡6~10小时，取出，闷润18~24小时，至内外湿度一致，切薄片，干燥。

本品为不规则薄片。外表皮淡黄色或淡黄棕色，有的可见皱纹及潜伏芽排列而成的横环纹多轮。切面较平坦，黄白色，角质样，半透明。质脆。气微，味甘。

（2）传统制法

净制：取原药材，除去残茎杂质及黑色泛油者，清水洗刷干净。

浸润法 取净天麻大小分档，浸泡至三四成透。软化取出。每天洒水1~2次，并随之翻动，直至质软，能弯曲切开中间无干心为度。

蒸软法 取净天麻清水洗净，捞出润透后置笼内蒸软，切片。

姜制法 取天麻，洗净后滤干水，每100kg天麻加姜汤30kg（生姜5kg，加水40kg，煮取30kg），拌匀，使吸尽姜汤，润透体软，蒸3~4小时，取出，放冷后切片。

烘软法 取天麻大小分档，洗净后捞入筐内滤干水分，在70℃（±5℃）恒温下烘烤0.5~1小时，趁软切片。

片型规格：薄片，厚度1~2mm。

切制：取软化后的天麻置切药刀（铡刀）上，竹压板压药，切薄片或斜薄片，切斜薄片，切药时注意刷油（刷菜油），保持铡刀的润滑。

干燥：晒干或低温烘干。

（3）现代制法

物料准备：天麻药材。

设备：滚筒洗药机、旋转式切药机、风选机、烘干箱。

参数设置

旋转式切药机：切药间距2mm。

风选机：中档风速。

烘干箱：70℃。

炮制：将天麻药材放入滚筒式洗药机，清洗3分钟，洗去泥沙等杂质，取出，放入蒸箱中，圆汽后蒸5~10分钟，捞出闷润24~48小时。至内外湿度一致，放入刨片机，纵切片，晾晒或低温烘干。过风选机，吹去碎屑及细小杂质，包装入库。

【关键细节处理方法】

（1）天麻质地坚实，不易软化，采用浸润法泡和润的时间较长，容易发霉变质。现多采用蒸润法，减少霉变情况的发生。

（2）天麻等质地坚实的药物在切制时，需要观察切制好的药片，如果发现药片起毛刺，需要给刀片抹香油，以保证药片表面光滑油润。如果抹油后切制时药片粗糙、掉渣，需要及时换刀。

【守正创新点】 现有专为天麻、人参、姜半夏等质地坚硬又较高端的药材设计的专用刨片机，以替代传统的手工切片，效率高、片形美观。

（三）白芍

【药材来源】本品为毛茛科植物芍药 *Paeonia lactiflora* Pall. 的干燥根。夏、秋二季采挖，洗净，除去头尾及细根，置沸水中煮后除去外皮或去皮后再煮，晒干。以根粗、坚实、粉性足、无白心或裂隙者为佳。

【炮制方法】

（1）炮制规范制法　取原药材，除去杂质，大小分开，浸泡8~12小时，约七成透时，取出，闷润12~24小时，至内外湿度一致；或投入浸润罐内，加水适量，浸润约8小时，至折断面无干心，取出，晾至内外软硬适宜，切薄片，干燥，筛去碎屑。

本品为类圆形或椭圆形薄片。外表皮类白色或淡红棕色。切面平坦，类白色或微带棕红色，有明显的形成层环和放射状纹理。质坚脆。气微，味微苦、酸。

（2）传统制法

净制：取原药材，拣去杂质，清水洗净。

软化

浸润法：取净白芍，大小分档，用清水浸泡至六、七成透，捞出后，盖上草席闷润2~4天，每天淋水1~2次，用弯曲法检查软化程度合乎要求，切断面无干心为止。夏季天热，可不加草席直接润之。

热浸闷润法：大小分档，选根系粗壮，质坚实，无白心或裂隙的白芍。用沸水浸泡15~20分钟（润透后用铡刀切片）。根系较小的，泡8~12分钟（润透后用片刀切片）。夏季每1kg白芍在沸水中加明矾10g。泡至用手试至白芍稍能弯曲而易折断时捞出，沥干余水，趁热迅速装入有盖的坛或缸内密封闷润。坛缸与盖的接口处垫放1~2层薄膜压紧，勿使漏气。冬季坛缸宜放置于炉火旁或室温较高的地方。至第三天取样检视（即检视水性），将白芍握于手中，以大拇指向外推，其余四指向内缩，能略微弯曲而不易折断时即为合格，否则须中途淋洒60℃热水，按上法继续闷润至透。如太过（即为伤水），则应取出晾干至表面无水分，不滑手，不粘手，切片时不起粉为度。

闷润法：取白芍洗净后，以湿麻袋或湿布盖之，润3天至软化合乎要求。

蒸汽软化：取净白芍，置蒸笼或流通蒸汽中蒸1小时，软后趁热切片。片型规格薄片，厚度1~2mm，传统切极薄片0.1~0.2mm。

切制：根系粗壮的宜选用铡刀切薄片，较细小的根可使用片刀切片。

铡刀切片：操作时将白芍成把地捏紧，置于刀床上，用手之虎口压着药材上特制的竹压板，食指平伸于刀桥平面前方，拇指紧靠刀桥，其余三指自然弯曲紧握白芍或竹压板，竹压板的另一端架于铡凳平面左大腿的中部。利用左手手腕和大腿配合抬送之力，向刀口推进均匀送药过桥，右手敏捷地按下刀片，切制成0.1~0.2mm的圆薄片。

片刀切片：左手持白芍紧按于切药砧板上，手腕尽量靠着切药砧板；右手握刀，拇指压在刀片与刀柄结合处的上面，食指平伸靠于刀片的外侧，其余三指和手掌握住刀柄，用前刀部分垂直向下切，双手灵巧协调，每支药要一切到头，不能中途改换方向。否则出现败片。以切传统的瓜子片为宜，厚度在0.1~0.2mm之间。

干燥：切制后的白芍饮片放置在阴凉处晾至九成干后复晒收藏。不宜曝晒，否则易变色。

（3）现代制法

物料准备：白芍药材。

设备：滚筒洗药机、剁刀式切药机、风选机、烘干箱。

参数设置

剁刀式切药机：切药间距2mm。

风选机：中档风速。

烘干箱：70℃。

炮制：将白芍药材大小分档，分别放入滚筒式洗药机，清洗3分钟，洗去泥等杂质，用清水泡8~12小时至6~7成透，捞出后上覆塑料薄膜及编织袋进行闷润12~24小时，每天淋水1~2次，至内外湿度一致，能弯曲不易折断，断面无干心。放入剁式切药机，切圆片，晾晒或低温烘干。过风选机，吹去碎屑及细小杂质，包装入库。

【关键细节处理方法】

（1）白芍浸泡时不易泡透，冬天低温就更不易泡透，时间长了白芍外表易发黏、起热，可以考虑放入发芽发酵用的保温箱，温度控制在40~50℃，在24~48小时之间随时观察，以润透为度。

（2）低温干燥或阴凉处晾晒，避免暴晒，否则易变色发红。

【守正创新点】目前薄片可以实现机械化切片，0.1~0.2mm的极薄片仍需手工切制。

（四）锁阳

【药材来源】本品为锁阳科植物锁阳 *Cynomorium songaricum* Rupr. 的干燥肉质茎。春季采挖，除去花序，切段，晒干。以条粗壮、体重、质硬、断面显油润者为佳。

【炮制方法】

（1）炮制规范制法（《中国药典》（2020年版）） 取原药材，除去杂质，洗净，浸泡6~8小时，取出，闷润6~10小时，至内外湿度一致，切厚片，干燥，筛去碎屑。

本品为不规则或类圆形厚片。外表皮棕色或棕褐色，粗糙，具明显纵沟。切面浅棕色或棕褐色，有黄色三角状维管束。质硬。气微，味甘而涩。

（2）传统制法

净制：取原药材，拣去杂质，洗净泥土。即可切制。

软化：取净药材，用清水湿润后，闷润1~2天，至软化。

片型规格：薄片，厚度为1~2mm。

切制：用铡刀切顶头片，左手持药或用竹压板压送，右手握刀，两手配合切薄片。

干燥：晒干或烘干。

（3）现代制法

物料准备：锁阳药材。

设备：滚筒洗药机、剁刀式切药机、风选机、烘干箱。

参数设置

滚筒式洗药机转速：中速。

剁刀式切药机：切药间距3mm。

风选机：中档风速。

烘干箱：70℃。

炮制：将锁阳药材放入滚筒式洗药机，清洗3分钟，洗去泥沙等杂质，除去细的须根，清水浸泡6~8小时，闷润6~10小时，至内外湿度一致，放入剁刀式切药机，切片，晾晒或低温烘干。过风选机，吹去碎屑及细小杂质，包装入库。

【关键细节处理方法】浸泡时水量不宜过大，以没过药材10~15cm为宜。

【守正创新点】炮制规范中规定为厚片、传统和《中国药典》中规定为薄片。

（五）土茯苓

【药材来源】本品为百合科植物光叶菝葜 *Smilax glabra* Roxb.的干燥根茎。夏、秋二季采挖，除去须根，洗净，趁鲜切成薄片，干燥。以片大、粉性足、色淡黄棕者为佳。

【炮制方法】

（1）炮制规范制法　取原药材，除去杂质。本品为不规则或类圆形薄片。外表皮黄棕色或灰棕色，边缘不整齐。切面类白色至淡红棕色，粉性，可见点状维管束及多数小亮点。质略韧，折断时有粉尘飞扬，以水湿润后有黏滑感。气微，味微甘、涩。

（2）传统制法

净制：取土茯苓原药材筛去灰末，拣去杂质、须根；若为产地已切过片者，筛去灰屑，如有霉片、黑片时，应注意选出。

软化：取净土茯苓用清水浸泡。夏季每日换水1次，春秋季每2日换水1次，冬季每3日换水1次，防止发臭，泡透为度，取出后切片；本品如属鲜品，只要除去须根，用水洗净泥沙后，即可切片。

片型规格：薄片，多切顶头片，厚度为1~2mm。

切制：左手握软化过的原药材或鲜品，右手持刀，两手配合，切顶刀片。

干燥：晒干或用低温烘干。

现代制法：产地洗净后趁鲜切片薄片，到饮片厂后进行净制。

【关键细节处理方法】净制后进行二次净选，人工挑出未除净的须根等杂质、异物。

【守正创新点】产地鲜切可避免软化药材时长时间浸泡造成的气味流失及变质的弊端，易于干燥、储存，提高质量。

（六）枳壳

【药材来源】本品为芸香科植物酸橙 *Citrus aurantium* L. 及其栽培变种的干燥未成熟果实。7月果皮尚绿时采收，自中部横切为两半，晒干或低温干燥。以外皮色绿褐、果肉厚、色白、香气浓者为佳。

【炮制方法】

（1）炮制规范制法　取原药材，除去瓤，浸泡1~2小时，取出，闷润24~48小时，至内外湿度一致，切薄片，干燥，筛去碎屑。

本品为不规则弧状条形薄片。表面黄色，有的有焦斑；内侧有的有少量紫褐色瓤囊。质脆易折断。气焦香。

（2）传统制法

净制：取原药材，除去杂质，清水洗净。

软化

浸泡法：取净枳壳放清水中浸泡1~3小时，压上重物以免在水中漂起，直至用手指甲能掐入枳壳表面，捞出，稍润至透，即可切制。

减压冷浸法：取净药材，置钢减压浸泡罐中，采用先减压后加水的方法，先抽气减压至2.66kPa压力时，抽气加水，然后恢复常压。减压浸泡时间为10分钟，取出后无需闷润即可切片。

片型规格：薄片，厚度1~2mm。

切制：宜用片刀切薄片。

干燥：晒干，干燥后筛去碎落的瓤核。

（3）现代制法

物料准备：枳壳。

设备：滚筒洗药机、旋转式切药机、风选机、烘干箱。

参数设置

旋转式切药机：切药间距2mm。

风选机：中档风速。

烘干箱：70℃。

炮制：将枳壳药材放入滚筒式洗药机，清洗3分钟，洗去泥沙等杂质，放清水中浸泡4~8小时，压上重物以免在水中漂起，至用手指甲能掐入枳壳表面，捞出，稍润

12~24小时，润透，放入旋转式切药机，切片，晾晒或低温烘干。过风选机，吹去碎屑及细小杂质，包装入库。

【关键细节处理方法】

（1）枳壳药材质轻，浸泡时上覆重物，以防飘起。

（2）药材形状为半球形，使用转盘式切药机。

【守正创新点】枳壳药材有瓤，传统制法要挖去瓤，此项操作少量加工可以，但大量加工时难以实现。现已在实践中摸索出新工艺：切制时先不去瓤，经过烘干、二次净选可吹去80%的瓤，再麸炒、再净制，瓤的残存率趋近于零。

见彩插图7-1枳壳，彩插图7-2枳壳饮片。

（七）黄连

【药材来源】本品为毛茛科植物黄连*Coptis chinensis* Franch.、三角叶黄连*Coptis deltoidea* C. Y. Cheng et Hsiao或云连*Coptis teeta* Wall.的干燥根茎。以上三种分别习称"味连""雅连""云连"。秋季采挖，除去须根及泥沙，干燥，撞去残留须根。以条粗壮、质坚实、连珠形、无残茎毛须者为佳。

【炮制方法】

（1）炮制规范制法　取原药材，除去须根及杂质，掰分成枝；或迅速洗净，闷润2~6小时，至内外湿度一致，切薄片，干燥，筛去碎屑。

本品呈枝状或不规则薄片状。小枝表面灰黄色或黄褐色，粗糙，有不规则结节状隆起、须根及须根残基。质硬，断面不整齐。切面皮部橙红色或暗棕色，木部鲜黄色或橙黄色，呈放射状排列。气微，味极苦。

（2）传统制法

净制：取原药材，拣净杂质，洗净泥沙。

软化：以闷润法，取净黄连，每天喷淋水2~3次，并不断予以翻动，以弯曲法检查合格备切。

片型规格：薄片，厚度1mm。

切制：将软化的黄连，置于刀床上一手握刀，另一手以特制的压板将黄连推向刀口切片。

干燥：自然晒干。

（3）现代制法

物料准备：黄连药材，去除地上茎。

设备：滚筒洗药机、旋转式切药机、风选机、烘干箱。

参数设置

旋转式切药机：切药间距2mm。

风选机：中档风速。

烘干箱：70℃。

炮制：将黄连药材放入滚筒式洗药机，清洗3分钟，洗去泥沙等杂质，闯去细的须根，闷润2~6小时，至内外湿度一致，放入旋转式切药机，切片，晾晒或低温烘干。过风选机，吹去碎屑及细小杂质，包装入库。

【关键细节处理方法】

（1）清洗、闷润前用手剪、手掰的方法去除地上茎。

（2）片厚1mm。

（3）干燥后的黄连片须经二次净制，过风选机吹去碎屑、须根等杂质。

【守正创新点】传统手工切制，为了提高效率需将鸡爪黄连掰分成单枝，机械化切制可以减少这一环节，不影响成品质量。

（八）木瓜

【药材来源】本品为蔷薇科植物贴梗海棠 *Chaenomeles speciosa*（Sweet）Nakai的干燥近成熟果实。夏、秋二季果实绿黄时采收，置沸水中烫至外皮灰白色，对半纵剖，晒干。以外皮皱缩、质坚实、味酸者为佳。

【炮制方法】

（1）炮制规范制法　取原药材，除去杂质，浸泡2~3小时，取出，置适宜容器内，蒸（15~30分钟）软后，切薄片，干燥。

本品呈类月牙形或不规则片状。切面棕红色，周边紫红色或红棕色，有不规则的深皱纹。质坚硬。气微清香，味酸。

（2）传统制法

净制：取原药材，除去杂质，清水略泡，洗净。

软化：取净木瓜置水中浸泡6~10小时，捞出后润8小时，入蒸笼或木甑中加热，蒸至圆汽。取样剖开，内无硬心，趁热切片。

蒸法：将洗净湿润的木瓜，置蒸笼或木甑等容器中，加热至沸腾圆汽，加热蒸透，用穿刺法检查，至以铁扦能刺穿而无硬心感即可，趁热切制。

浸润法：将洗净的木瓜置清水中浸6~8小时，置适宜容器内或润药台上，上盖湿麻袋，润3~5天，中途每日淋水2~3次，至无硬心，即可切制。

切制：多用片刀趁热切薄片，呈月牙形。片型规格为薄片，厚度为1~2mm。

晒干或低温烘干。

（3）现代制法

物料准备：木瓜药材。

设备：滚筒洗药机、蒸箱、旋转式切药机、风选机、烘干箱。

参数设置

蒸箱：100℃。

旋转式切药机：切药间距2mm。

风选机：中档风速。

烘干箱：70℃。

炮制：将木瓜药材放入滚筒式洗药机，清洗3分钟，洗去泥沙等杂质。取净木瓜置水中浸泡2~3小时，入蒸箱加热，圆汽后蒸15~30分钟，取样剖开，内无硬心，趁热切片。晾晒或低温烘干。过风选机，吹去碎屑及细小杂质，包装入库。

【关键细节处理方法】

（1）木瓜先泡再蒸，热蒸汽容易进入。

（2）趁热切片，否则药材中空切制时易碎不易成形。

（3）二次净制，过风选机吹去碎屑。

（4）低温烘干70℃，8~12小时。

【守正创新点】传统软化药材时的蒸润法成本高、产量低，浸润法需长时间浸泡和闷润，也可以切制，但片形容易散碎，用于对片形要求不高的药材切制。现在的蒸箱体积大，热源稳定、热效率高，可以满足大量生产需要，降低成本，保证质量。

见彩插图7-3木瓜，彩插图7-4木瓜饮片。

（九）槟榔

【药材来源】本品为棕榈科植物槟榔 *Areca catechu* L.的干燥成熟种子。春末至秋初采收成熟果实，用水煮后，干燥，除去果皮，取出种子，干燥。以个大、体重、质坚、无破裂者为佳。

【炮制方法】

（1）炮制规范制法　取原药材，除去杂质，大小分开，洗净，浸泡15~30天，至约七成透；或投入浸润罐内，加水适量，浸润60~80小时，至内无干心，取出，闷润至软硬适宜，切薄片，阴干。

本品为类圆形薄片。切面可见棕色种皮与白色胚乳相间的大理石样花纹，周边淡黄棕色或淡红棕色。质坚脆，易碎。气微，味涩、微苦。

传统制法：净制取原药材，拣去杂质，清水洗净，晒干。

软化

浸润法：取净槟榔大小分档，用清水浸泡，春冬浸5~6天，夏秋浸3~4天，至六七成透捞起置缸或其他容器内润3~4天，每天淋水1~2次，药物上面需加盖粗布或麻袋，至内无干心为度。

砂润法：取净槟榔，大小分档，埋入吸水饱和的洁净中粗河砂内，一般质硬、体大者深埋，反之亦然。要求河砂与药材充分接触，软化期间每日淋水1次，至盛砂的镂空容器底部有水滴流出为度。持续35天，并用传统检查软化程度的手捏法等进行检查至软化合格。

减压冷浸法：取槟榔置蒸馏罐内，先用水冲洗干净，密闭，减压至2.66kPa左右。在继续减压情况下，将常压水徐徐加入罐内（加水速度以保持压力不变为宜），加水量约为槟榔重量的75%，加水停止后，继续减压至40分钟左右，此时浸液上面的泡沫消失，停止减压，恢复常压，继续浸泡2天，至合乎软化要求。

片型规格：薄片，厚度为1~2mm。

切制：取软化后的槟榔，左手用槟榔蟹爪钳夹住槟榔中部（大头向右侧）置锉刀上，握钳应松紧适宜（太松钳不稳，太紧又会把槟榔夹破），左手大拇指与食指分别靠刀桥慢慢向右移动，右手握刀切制，当与左手相互配合默契，以达到片薄如纸，不掉边，无踢刀片者为佳。

干燥：阴干或低温烘干。

现代制法：以产地鲜切为主，饮片厂进行净制。

【关键细节处理方法】净制后二次净选，人工挑出未除净的杂质异物。

【守正创新点】槟榔质硬，干槟榔需要长时间浸泡，冬春5~6天，夏秋3~4天，洗净，再长时间闷润，期间还需每天淋水1~2次，费时费力，还折腾药材。现在产地鲜切，省略了以上繁琐的程序，减少了槟榔的气味损失。

第三节　厚　片

饮片厚度为2~4mm，适宜质地松泡、黏性大、切薄片易破碎的药材，如茯苓、山药、天花粉、泽泻、升麻、大黄、白术、甘草、沙参；藿香梗等。

（一）泽泻

【药材来源】本品为泽泻科植物泽泻*Alisma orientalis*（Sam.）Juzep.的干燥块茎。冬季茎叶开始枯萎时采挖，洗净，干燥，除去须根及粗皮。以个大、质坚、色黄白、粉性足者为佳。

【炮制方法】

（1）炮制规范制法　取原药材，除去杂质，大小分开，洗净，浸泡6~8小时，至约七成透时，取出，闷润12~24小时，至内外湿度一致，切厚片，干燥，筛去碎屑。

本品为圆形厚片。外表面黄白色或淡黄棕色，有多数细小突起的须根痕。切面黄白色，粉性，有多数细孔。质坚实。气微，味微苦。

（2）传统制法

净制：取原药材，拣去杂质，撞去须根及粗皮，大小分档。

软化：取净泽泻，再以清水洗净后，以水浸泡3~4小时，待八成透后捞出，晾晒，每天翻动数次，并洒水2~3次，闷润至内外湿度均匀。用力将泽泻个劈开，无干心即可备切。

片型规格：顶头厚片，厚度4.5cm。

切制：取软化后的泽泻，用铡刀。先将泽泻置于刀床上，一手握刀，另一手用特制的压板将泽泻推向刀口，然后按下切刀。注意调整推进的速度，以保障饮片的厚度。

干燥：自然晒干或烘干。

（3）现代制法

物料准备：泽泻药材。

设备：滚筒洗药机、蒸箱、旋转式切药机、风选机、烘干箱。

参数设置

蒸箱：100℃。

旋转式切药机：切药间距4mm。

风选机：中档风速。

烘干箱：70℃。

炮制：取泽泻药材，大小分档，置滚筒式洗药机清洗3分钟，浸泡6~8小时，至约七成透时，取出，闷润12~24小时，至内外湿度一致，切厚片，干燥，过风选机吹去碎屑，包装入库。

【关键细节处理方法】实际操作中，如果泽泻中心有花生米大硬心不影响切制，但不能大于栗子大小。

【守正创新点】泽泻质硬，适合在产地趁鲜加工。目前产地的专用切制设备已经可以很好地达到要求。

（二）黄芩

【药材来源】本品为唇形科植物黄芩 *Scutellaria baicalensis* Georgi 的干燥根。春、秋二季采挖，除去须根及泥沙，晒后撞去粗皮，晒干。以条长、色黄者为佳。

【炮制方法】

（1）炮制规范制法　取原药材，除去杂质，置沸水中煮10~20分钟或置适宜容器内蒸制30分钟，取出，闷润1~3小时至透，切厚片，干燥（注意避免暴晒）。

本品为类圆形或不规则形厚片。外表皮黄棕色至棕褐色。切面黄棕色或黄绿色，有放射状纹理，中心部分有的呈枯朽状，暗棕色。气微，味苦。

（2）传统制法

净制：取原药材，拣去杂质，除去残茎，筛去泥土。

软化：取净黄芩置木甑或蒸笼内加热，蒸至圆汽后约半小时，待质地软化，取出趁热切片；或将净黄芩投入沸水中煮10分钟（水量要适当，力求10分钟能煮干）取出，趁热置桶或缸内，上面盖上热湿麻袋，闷一夜，次日切片。

片型规格：厚片，厚度2~4mm。

切制：将软化后的黄芩药材整理成把，置于刀床上，用手向刀口推进，右手按下刀片，切制成斜片或顶头片圆片。

干燥：晒干或低温烘干，避免曝晒过度饮片泛红.

（3）现代制法

物料准备：黄芩药材。

设备：滚筒洗药机、旋转式切药机、风选机、烘干箱。

参数设置

旋转式切药机：切药间距4mm。

风选机：中档风速。

烘干箱：70℃。

炮制：将黄芩药材放入滚筒式洗药机，清洗3分钟，洗去泥沙等杂质，除去细的须根，取出，放入开水中煮5~10分钟，捞出闷润12~24小时，至内外湿度一致，放入旋转式切药机，切片，晾晒或低温烘干。过风选机，吹去碎屑及细小杂质，包装入库。

【关键细节处理方法】

（1）煮制是为了杀酶保苷，防止变色，所以要开水下锅。连续加工在煮第二锅时，需添加凉水，也要等水开后再放入药材。

（2）煮制时控制水量，与药材体积近似即可，尽量做到谁都被吸入药材而不剩余太多，以免水溶成分随水流失。

（3）大小分档，避免伤水或未润透。

（4）干燥时，如果天好，少量的可以采取自然晾晒的方式，一般1~2天，定时翻动，以确保干燥均匀。如果量大采用烘干的方法，70℃以下，12小时。

【守正创新点】蒸或煮均是为了破坏黄芩的酶的活性，无论采用怎样的方式，迅速高温处理的原则不变。

（三）白术

【药材来源】本品为菊科植物白术 *Atractylodes macrocephala* Koidz. 的干燥根茎。冬季下部叶枯黄、上部叶变脆时采挖，除去泥沙，烘干或晒干，再除去须根。以个大、表面色灰黄、断面色黄白、质坚实、香气浓郁者为佳。

【炮制方法】

（1）炮制规范制法　取原药材，除去杂质及残茎，洗净，浸泡12~24小时，至七成透时，取出，闷润24~32小时，至内外湿度一致，切厚片，干燥，筛去碎屑。

本品为不规则厚片。外表皮灰棕色或灰黄色。切面黄白色或淡黄棕色，中间色较深，有棕黄色的点状油室散在。气清香，味甘、微辛，嚼之略带黏性。

（2）传统制法

净制：取原药材，拣去杂质，除去泥土及须根，大小分档，洗净。

软化：取净白术，再以清水洗净后，以清水泡2~4小时，约7成透时，捞出，晾晒，每天翻动数次，并洒水2~3次。冬季浸泡时间可稍长，夏季时间可稍短。至润透为度。将白术个以刀劈开，中间无干心既为已透，备切。

片型规格：顺片，厚度3~4cm。

切制：用铡刀，将白术个放置于刀床上，以特制的压板将白术向刀口推进，另一手按下切刀，注意推进的速度和按下切刀之间的节律来配合，以保障饮片的厚度。

干燥：自然晒干或烘干。

（3）现代制法

物料准备：白术药材。

设备：滚筒洗药机、蒸箱、旋转式切药机、风选机、烘干箱。

参数设置

蒸箱：100℃。

旋转式切药机：切药间距5mm。

风选机：中档风速。

烘干箱：70℃。

炮制：取白术药材，大小分档，滚筒洗药机洗3分钟，浸泡12~24小时，至七成透时，取出，闷润24~48小时以上，至内外湿度一致，切厚片，干燥，过风选机吹去碎屑，挑出不合格饮片，包装入库。

【关键细节处理方法】

（1）白术个头大小不等，需分档，以保证软化效果一致。

（2）对于个头大的，闷润时间可能会超过48小时，需要勤观察。

（3）天花粉等药材与白术的切制方法类似。

【守正创新点】旋转式切药机，适合切制不规则形状药材。

（四）甘草

【药材来源】本品为豆科植物甘草 *Glycyrrhiza uralensis* Fisch.、胀果甘草 *Glycyrrhiza inflata* Bat. 或光果甘草 *Glycyrrhiza glabra* L. 的干燥根及根茎。春、秋二季采挖，除去须根，晒干。以外皮细紧、色红棕、质坚实、断面色黄白、粉性足、味甜者为佳。

【炮制方法】

（1）炮制规范制法　取原药材，除去杂质，大小分开，洗净，浸泡10~12小时，取出，闷润12~24小时，至内外湿度一致；或投入浸润罐，加水适量，浸润约90分钟，至折断面无干心，取出，晾至内外软硬适宜，切厚片，干燥，筛去碎屑。

本品为类圆形或椭圆形厚片。外表皮红棕色或灰棕色。切面略显纤维性，黄色，粉性，形成层环明显，射线放射状。气微，味甜而特殊。

（2）传统制法

净制：取原药材，拣净杂质，以清水洗净，大小分档。

软化：取净甘草，粗者以水浸泡1~2小时，捞出后稍晾，每天淋水2~3次，翻动2~3次，细者可直接闷润。以弯曲法检验其可弯曲则为润透，备切。

片型规格：横片或斜片，厚度3mm。

切制：将甘草置于刀床上，一手持刀，一手推甘草至刀口切片。

干燥：自然晾干。

（3）现代制法

物料准备：甘草药材。

设备：剁刀式切药机、风选机、烘干箱。

参数设置：剁刀式切药机切药间距4mm。

风选机：中档风速。

烘干箱：70℃。

炮制：取甘草药材，粗细分档，滚筒洗药机洗3分钟，浸泡10~12小时，至七成透时，取出，闷润12~24小时，至内外湿度一致，切厚片，干燥，过风选机吹去碎屑，挑出不合格饮片，包装入库。

【关键细节处理方法】

（1）甘草软化先泡后润，浸泡时间比较长，注意水量，控制没过药材10cm左右。

（2）切制前将甘草整理成把，一把切得差不多时再往里续下一把，可以提高效率。

【守正创新点】甘草梢也是一个饮片规格，甘草切片时应先切去梢，另行加工。现在已经很少见到甘草梢了，会用的人也越来越少，应引起重视。

（五）肉苁蓉

【药材来源】本品为列当科植物肉苁蓉 *Cistanche deserticola* Y. C. Ma 或管花肉苁蓉 *Cistanche tubulosa*（Schenk）Wight 的干燥带鳞叶的肉质茎。春、秋两季均可采收，但以 3~5 月间采者为好，过时则中空。春季采者，通常半埋于沙土中晒干，商品称"甜大芸""淡大芸"。秋季采者，因水分多，不易晒干，往往投入盐湖中 1~3 年，取出晒干，称为"咸大芸""盐大芸"。药材以肥大肉质，条粗长、棕褐色、柔嫩滋润者为佳。

【炮制方法】

（1）炮制规范制法　取原药材，除去杂质，大小分开，洗净，浸泡 3~8 小时，取出，闷润 5~12 小时，至内外湿度一致，切厚片，干燥，筛去碎屑。

肉苁蓉为类圆形厚片。表面黑色，中间有点状维管束，排列成波状环纹，或排列成条状而散列。质柔润。味微甜，微有酒气。

管花肉苁蓉为类圆形厚片。切面散生点状维管束。

（2）传统制法

净制：甜大芸、咸大芸，均需拣去杂质，以清水洗净，大小分档备用。

软化：甜大芸，用水洗净，稍晾，每日淋水 2 次并翻动数次，以闷润透为度，用弯曲法检查合格备切。咸大芸，用清水浸漂 1~2 天，每日换水 2 次，捞起晒至七、八成干，再淋水润透，以弯曲法检查合格备切。

片型规格：横切片，厚度 3mm。

切制：将肉苁蓉整齐置于台面上，一手握刀，另一手将药推向刀口切片。

干燥：自然晒干。

（3）现代制法

物料准备：肉苁蓉药材。

设备：滚筒洗药机、蒸箱、旋转式切药机、风选机、烘干箱。

参数设置

蒸箱：100℃。

旋转式切药机：切药间距 5mm。

风选机：中档风速。

烘干箱：70~90℃。

炮制：取肉苁蓉药材，拣去杂质，大小分档，放入滚筒洗药机洗 3~5 分钟，浸泡 3~8 小时，至七成透时，取出装袋闷润 5~12 小时，至内外湿度一致，切厚片，干燥，挑出不合格饮片，包装入库。

【关键细节处理方法】

（1）肉苁蓉又称大芸，商品规格有淡、咸之分。淡大芸泡12~24小时后即可闷润，咸大芸需要清水浸泡2天并每日换水2次，以漂净盐分，然后再闷润。

（2）肉苁蓉闷润时要装到编织袋里，放在水池中，保持药材的水分，至柔韧不干瘪为度。

（3）肉苁蓉肉质柔韧有油性，不易干燥，烘干温度在90℃左右。

【守正创新点】

（1）肉苁蓉别名"大云"，分为肉质大云和木质大云。肉质大云又称为"甜大云、软大云、荒漠肉苁蓉"，由于寄生在梭梭树根上，又被称为梭梭大云。野生资源多分布在新疆北疆与内蒙古地区。内蒙古阿拉善地区是软大云的道地产区，被称为"肉苁蓉之乡"。软大云一般用于饮片以及保健食品。

木质大云又称为"硬大云"，由于寄生在红柳根部，又称为"红柳大云"，学名"管花肉苁蓉"，野生资源多分布在新疆南疆与甘肃地区，现商品主要以栽培品为主，含量较高，一般用于药厂提取。

（2）现在产地干燥技术不断提升，主产区商品以淡大芸为主。

见彩插图7-5管花肉苁蓉饮片，彩插图7-6肉苁蓉饮片。

（六）防风

【药材来源】本品为伞形科植物防风 *Saposhnikovia divaricata*（Turcz.）Schischk.的干燥根。春、秋二季采挖未抽花茎植株的根，除去须根及泥沙，晒干。以条粗壮、断面皮部色浅棕、木部色浅黄者为佳。

【炮制方法】

（1）炮制规范制法　取原药材，除去杂质及硬苗，洗净，闷润2~4小时，至内外湿度一致，切厚片，干燥，筛去碎屑。

本品为圆形或长椭圆形厚片。外表皮灰棕色。切面皮部浅棕色，有裂隙，木部浅黄色，形成层环深棕色。质松。气特异，味微甘。

（2）传统制法

净制：取原药材，除去杂质及参与芦头、须根，洗净泥土。

软化：取净防风，用水润湿，置适宜容器内或台上，润至用弯曲法检查合乎要求。

片型规格：薄片，厚度为1~2mm，或厚片，厚度为2~4mm。

切制：多用片刀切斜片。也可用铡刀切圆片。左手持药，右手握刀切顶头片。

干燥：晒干或烘干。

（3）现代制法

物料准备：防风药材。

设备：铡刀式切药机、风选机、烘干箱。

参数设置

铡刀式切药机：切药间距3mm。

风选机：中档风速。

烘干箱：70℃。

炮制：取防风药材，过风选机吹去杂质及硬苗，放洗药池中洗净，捞出，闷润2~4小时，期间淋水2次，每次都需要淋透，至内外湿度一致，切厚片，干燥，再次过风选机吹去碎屑，包装入库。

【关键细节处理方法】

（1）因防风质地松泡，故洗药时间不能过长。先将药材放入洗药池，往池子中加水，待水加满时马上放水，期间进行搅拌清洗。待水放尽，取出闷润正合适。

（2）闷润时药材靠墙码放，堆放高度以60cm为宜，过高不易淋透。

【守正创新点】传统手工切制，因每次加工量不大，故药材清洗较容易。现代加工量大，少量多次清洗不现实，大量清洗时既要保证洗净，又不能造成药材长时间在水中浸泡而伤水，故须根据药材质地、洗药容器体积摸索洗药时间，以达到最佳效果。

（七）南沙参

【药材来源】本品为桔梗科植物轮叶沙参 *Adenophora tetraphylla*（Thunb.）Fisch. 或沙参 *Adenophora stricta* Miq. 的干燥根。春、秋二季采挖，除去须根，洗后趁鲜刮去粗皮，洗净，干燥。以条粗长、色黄白者为佳。

【炮制方法】

（1）炮制规范制法　取原药材，除去杂质及残留的根茎，大小分开，洗净，闷润4~8小时，至内外湿度一致，切厚片，干燥，筛去碎屑。

本品为圆形或类圆形厚片。外表皮淡棕黄色，皱缩。切面黄白色或类白色，有多数不规则裂隙。体轻，质松泡。气微，味微甘。

（2）传统制法

净制：取原药材，拣去杂质，洗净。

软化：闷润法，取净南沙参，每日淋水2~3次，2日后闷润至以弯曲法检查合格备切。

片型规格：横片，厚度3mm。

切制：将南沙参整理成把，置于刀床上，一手握刀，另一手将沙参把推向刀口切片。

干燥：晒干或烘干。

（3）现代制法

物料准备：南沙参药材。

设备：滚筒式洗药机、剁刀式或转盘式切药机、风选机、烘干箱。

参数设置

剁刀式切药机：切药间距3mm。

风选机：中档风速。

烘干箱：70℃。

炮制：取南沙参药材，除去杂质及残留的根茎，大小分档，放入滚筒式洗药机清洗3分钟，闷润4~8小时，至内外湿度一致，切厚片，干燥，过风选机吹筛碎屑，包装入库。

【关键细节处理方法】

（1）南沙参质地松泡，易伤水，闷润时要根据药材粗细大小决定闷润时间，勤观察。

（2）南沙参切厚片的破碎率为1%~3%。

（3）南沙参虽然为长条形药材，但使用旋转式切药机，减少碎片。

【守正创新点】 南沙参质地松泡，易伤水，用滚筒式洗药机可以快速清洗，避免大量药材清洗时捞出不及时，在水中时间过长造成伤水。

（八）生地黄

【药材来源】 本品为玄参科植物地黄 *Rehmannia glutinosa* Libosch.的新鲜或干燥块根。秋季采挖，除去芦头、须根及泥沙，鲜用；或将地黄缓缓烘焙至约八成干。前者习称"鲜地黄"，后者习称"生地黄"。鲜地黄以粗壮、色红黄者为佳；生地黄以块大、体重、断面色紫黑者为佳。

【炮制方法】

（1）炮制规范制法　取原药材，除去杂质，大小分开，洗净，闷润8~12小时，至内外湿度一致，切厚片，干燥，筛去碎屑。

本品呈不规则类圆形厚片。外表皮棕黑色或棕灰色，皱缩。切面棕黑色或乌黑色，有光泽，具黏性，中间隐现菊花心纹理。质较软而韧。气微，味微甜。

（2）传统制法

净制：取原药材，拣净杂质，大小分档。

软化：取净生地，洗净捞出，每天淋水1~2次，常翻动，柔软为度，备切。

片型规格：横片，厚度6mm。

切制：将生地块置于刀床上，一手握刀，另一手将生地推向刀口切片。

干燥：自然晒干或烘干。

（3）现代制法

物料准备：生地黄药材。

设备：滚筒洗药机、蒸箱、旋转式切药机、风选机、烘干箱。

参数设置

蒸箱：100℃。

旋转式切药机：切药间距5mm。

风选机：中档风速。

烘干箱：70~90℃。

炮制：取生地黄药材，大小分档，放入滚筒洗药机洗3~5分钟，闷润8~12小时，至内外湿度一致，切厚片，烘干，过风选机吹去碎屑，拣除不合格饮片，包装入库。

【关键细节处理方法】

（1）生地黄泥沙很多，但清洗不能过度，过度会造成破皮，地黄里的黑色物质随水流失。洗药时观察水的颜色，以刚出现黑汤为止。

（2）烘干温度70℃左右。

（3）玄参等药材制法与生地类似。

【守正创新点】传统闷润时间较长，为防止变质需时常翻动，工作量大。现在冬季可以采取药材放入容器，上覆塑料布，同时间断通入蒸汽提升温度，可以大大缩短闷润时间。

（九）羌活

【药材来源】本品为伞形科植物羌活 *Notopterygium incisum* Ting ex H. T. Chang或宽叶羌活 *Notopterygium franchetii* H.de Boiss.的干燥根茎及根。春、秋二季采挖，除去须根及泥沙，晒干。以条粗、表面色棕褐、断面朱砂点多、香气浓者为佳。

【炮制方法】

（1）炮制规范制法　取原药材，除去杂质，洗净，闷润12~24小时，至内外湿度一致，切厚片，晒干或低温干燥，筛去碎屑。

本品为不规则或类圆形厚片。外表皮棕褐色至黑褐色。切面有放射状裂隙，皮部黄棕色至暗棕色，油润，有棕色油点，习称"朱砂点"；木部黄白色，射线明显；髓部黄色至黄棕色。体轻，质脆。气香，味微苦而辛。

（2）传统制法

净制：取原药材，拣净杂质，洗净泥沙，大小分档。

软化：取净羌活，以闷润法，每天淋水2~3次，并予以翻动，闷润至以弯曲法检查合格备切。

片型规格：厚片，厚3mm。

切制：将羌活置刀床上，一手握刀，另一手将药推向刀口切片。

干燥：自然晒干。

（3）现代制法

物料准备：羌活药材。

设备：滚筒式洗药机、剁刀式切药机、风选机、烘干箱。

参数设置

剁刀式切药机：切药间距4mm。

风选机：中档风速。

烘干箱：70℃。

炮制：取羌活药材，过风选机吹去杂质，放滚筒式洗药机洗净，闷润12~24小时，期间淋水2~3次，至内外湿度一致，切厚片，晒干或低温干燥，再次过风选机吹去碎屑。

【关键细节处理方法】

（1）羌活香气浓郁，不能浸泡，一泡香气就没了。

（2）切制前将羌活整理成小把，使用剁刀式切药机，整把切制。

（3）自然晾干或低温烘干。

【守正创新点】传统羌活就是采用淋润的方式，对保留药物气味非常有利。

（十）青皮

【药材来源】本品为芸香科植物橘 *Citrus reticulata* Blanco 及其栽培变种的干燥幼果。5~6月收集自落的幼果。个小者直接晒干，习称"个青皮"；较大者将外层果皮剖成四瓣至基部，除净内瓤晒干，习称"四花青皮"。个青皮以坚实、皮厚、香气浓者为佳。四花青皮以皮黑绿色、内面黄白色、油性足、香气浓者为佳。晒干。以质硬、香气浓者为佳。

【炮制方法】

（1）炮制规范制法　取原药材，除去杂质，洗净，浸泡4~6小时，取出，闷润8~12小时，至内外湿度一致，切厚片，干燥，筛去碎屑。

本品为类圆形厚片。外表皮灰绿色或黑绿色，微粗糙，有细密凹下的油室。切面淡黄棕色，瓤囊8~10瓣，淡棕色。质硬。微有醋酸气，味酸、苦、辛。

（2）传统制法

净制：取原药材，除去杂质，清水洗净。

软化：取净青皮药材，若为"四花青皮"，洗净后闷润至软即可切制；若为"个青皮"则应采用泡润法软化，将洗净的个青皮置水中浸泡1~2小时，并要压以重物，使其完全浸入水中。捞出后闷润10~12小时，至用指掐法能掐入青皮表面即可。

片型规格：厚片或丝，2~4mm。

切制：取软化后的"四花青皮"，用片刀切丝或用剪刀剪成三角块片，软化后的"个青皮"则可用药钳固定，用铡刀切丝片。

干燥：阴干或低温烘干。

（3）现代制法

物料准备：青皮药材。

设备：滚筒洗药机、旋转式切药机、风选机、烘干箱。

参数设置

旋转式切药机：切药间距5mm。

风选机：中档风速。

烘干箱：50~70℃。

炮制：取青皮个子，放入滚筒洗药机清洗3分钟，浸泡4~6小时，取出，闷润8~12小时，至内外湿度一致，切厚片，低温烘干，过风选机吹去碎屑，挑出不合格饮片，包装入库。

【关键细节处理方法】

（1）青皮商品规格分个子货与四花青皮，个子货需要较长时间泡润，四花青皮洗净后不需浸泡，直接闷润软化即可切丝或剪成三角块。

（2）青皮含挥发油，阴干或低温烘干，温度不超过70℃。

【守正创新点】现在产地有专门为趁鲜切制青皮类个子研制的个子机，可以快速大量加工鲜青皮，避免了药材软化造成的气味损失，也降低成本。

（十一）黄芪

【药材来源】本品为豆科植物蒙古黄芪*Astragalus membranaceus*（Fisch.）Bge. var. *mongholicus*（Bge.）Hsiao或膜荚黄芪*Astragalus membranaceus*（Fisch.）Bge.的干燥根。春、秋二季采挖，除去须根及根头，晒干。以条粗长、断面色黄白、味甜、有粉性者为佳。

【炮制方法】

（1）炮制规范制法　取原药材，除去杂质，大小分开，洗净，闷润12~14小时至柔韧；或投入浸润罐内，加水适量，浸润至可弯曲约90°，取出，晾至内外软硬适宜，切2~3mm片，干燥，筛去碎屑。

本品为类圆形或椭圆形厚片。外表皮淡棕黄色或淡棕褐色，有纵皱纹。切面皮部黄白色，木部淡黄色，有放射状纹理及裂隙。质硬而韧。气微，味微甜，嚼之微有豆腥味。

（2）传统制法

净制：取原药材，拣净杂质，除去残留的根头和空心较大者，洗净。

软化：取净黄芪，以闷润法，每天喷水数次，尾部少喷水，条粗者多喷水，并经常翻动，至以弯曲法检查合格备切。

片型规格：斜片或厚片，厚度为4mm。

切制：将软化的黄芪整齐地扎成小把，置于刀床上，一手握刀，另一手将黄芪把推向刀口切片。

干燥：自然晒干。

（3）现代制法

物料准备：黄芪药材。

设备：剁刀式切药机、风选机、烘干箱。

参数设置

剁刀式切药机：切药间距3mm。

风选机：中档风速。

烘干箱：70℃。

炮制：取黄芪药材，过风选机吹去杂质，大小分档，放入洗药池中洗净，闷润12~24小时，期间淋水3~4次，至柔韧到可弯曲至约90°，再晾至内外软硬适宜，扎成小把，用剁刀式切药机切3~4mm厚片，70~90℃烘干燥，过风选机吹去碎屑，挑出不合格饮片，包装入库。

【关键细节处理方法】

（1）黄芪为豆科植物，水溶性成分较多，软化时避免浸泡，泡后质地疏松，一切就瘪，不成形。只能采取淋润的方式。

（2）淋润时根据黄芪的粗细调整淋水量和淋水次数。

（3）如果加工量少，可以用浸润罐，加水适量，浸润至可弯曲约90°时水基本吸尽。

【守正创新点】

（1）采收后加工　黄芪一般9月中下旬采收为佳。小心挖取全根，避免碰伤外皮和断根，去净泥土，趁鲜切去芦头，修去须根，晒至半干，堆放1~2天，使其回潮，再摊开晾晒，反复晾晒，直至全干，将根理顺理直，扎成小捆，即可供药用。质量以条粗、皱纹少、断面色黄白、粉性足、味甘者为佳。

（2）黄芪用量非常大，也是饮片加工厂最常见的品种。因为切片机对药材适应性较强，软点硬点都能切，有些操作者为了赶工期缩短闷润时间，容易造成裂片或炸心，或者图省事只浸泡不闷润，浸泡时间过长，容易造成气味的流失，降低药效，这两种做法都不可取，还是应当坚持少泡多润的原则。

（十二）紫苏梗

【药材来源】本品为唇形科植物紫苏*Perilla frutescens*（L.）Britt.的干燥茎。秋季果实成熟后采割，除去杂质，晒干，或趁鲜切段，晒干。以色紫、香气浓者为佳。

【炮制方法】

（1）炮制规范制法　取原药材，除去杂质，大小分开，浸泡1~2小时，取出，闷润4~8小时，至内外湿度一致，切中段，干燥。若为产地段，除去杂质。

本品为不规则中段（《中国药典》中规定为厚片）。茎呈方柱形，四棱钝圆。表面紫棕色或暗紫色，节部稍膨大，有对生的枝痕和叶痕。切面木部黄白色，射线细密，呈放射状，髓部白色，疏松或脱落。体轻，质硬。气微香，味淡。

（2）传统制法

净制：取原药材，拣去杂质，去掉枝、叶及根。

软化：取净苏梗，洗净，以清水略泡，捞出，润透为度，待切。

片型规格：中段片，厚度6~9mm。

切制：将软化后的苏梗扎成小把一手握刀，手将苏梗把推向刀口切片。

干燥：自然晒干。

（3）现代制法

物料准备：紫苏梗。

设备：滚筒洗药机、剁刀式切药机、风选机、烘干箱。

参数设置

滚筒式洗药机转速：中档转速。

剁刀式切药机：切药间距9mm。

风选机：中档风速。

烘干箱：70℃。

炮制：将紫苏梗药材过风选机，吹去尘土、碎屑、细小叶梗，放入滚筒式洗药机，清洗3分钟，洗去泥沙等杂质，用清水略泡，捞出闷润4~8小时，至能回弯、柔软为度，扎成小把，放入剁式切药机，切中段，晾晒或低温烘干。过风选机，吹去碎屑及细小杂质，包装入库。

【关键细节处理方法】

（1）苏梗虽然是植物茎，但不好切，如果闷润不到位，切制时容易炸心、破裂。

（2）防暴晒，以免香气散失。低温烘干，温度控制在50℃以下。

【守正创新点】《中国药典》中的规格由中段改为厚片，需要在产地趁鲜切成厚片，因为苏梗一旦干燥后，即使闷润好也很难切成厚片。产地趁鲜切片的好处是避免药材因反复干燥造成气味散失。由段到片不仅是规格改变，更是内在质量的提升。原产地受加工能力限制，只能让药材先干燥保存，现在可以短时间内机械大量加工，实现趁鲜切片。

（十三）鸡血藤

【药材来源】本品为豆科植物密花豆*Spatholobus suberectus* Dunn 的干燥藤茎。秋、冬二季采收，除去枝叶，切片，晒干。以树脂状分泌物多者为佳。

【炮制方法】

（1）炮制规范制法　取原药材，除去杂质，掰成块，筛去碎屑。

本品为椭圆形、长矩圆形或不规则的斜切片。栓皮灰棕色，有的可见灰白色斑，栓皮脱落处显红棕色。切面木部红棕色或棕色，导管孔多数；韧皮部有树脂状分泌物呈红棕色至黑棕色，与木部相间排列呈3~8个偏心性半圆形环；髓部偏向一侧。质坚硬。气微，味涩。

（2）传统制法

净制：取原药材，拣净杂质，清水洗净，粗细分档。

软化：取净鸡血藤，以水浸泡至四、六成透，捞出，稍晾，每日淋水1~2次，予以翻动，润透，至以弯曲法检查合格备切。

片型规格：横片或斜片，厚度2~4mm。

切制：将整理成把的鸡血藤放置于刀床上，手握铡刀把，另一手将药把推向刀口切片。

干燥：晒干。

（3）现代制法　产地趁鲜切片，饮片厂净制。

【关键细节处理方法】产地片净制后二次净选，人工挑拣未去净的杂质。

【守正创新点】干鸡血藤等藤木类药材质地坚硬，非常难切制。现在在产地趁鲜加工，片形美观，易于干燥，保持药材原本的性味。

第四节　段

将洗净软化后的药材，铡切成段状的炮制工艺过程。长段又称"节"，短段又称"咀"。用于形态细长，内含成分又易煎出的或含黏质较多，质软而黏的药材，可切制成一定长度的段。如木贼、荆芥、薄荷、麻黄、益母草、如白茅根、仙鹤草、忍冬藤等。形体细长的根、根茎、茎较粗硬的切全草切较短的段（2~5cm），如茅根、藿香；茎叶细软的切较长的段（6~9cm），如蒲公英。

中药切段的目的是便于有效成分煎出，提高煎药质量，利于炮制，利于调配和贮存，利于制剂，便于鉴别。

（一）紫菀

【药材来源】 本品为菊科植物紫菀 *Aster tataricus* L. f.的干燥根及根茎。春、秋二季采挖，除去有节的根茎（习称"母根"）和泥沙，编成辫状晒干，或直接晒干。以根长、色紫红、质柔韧者为佳。

【炮制方法】

（1）炮制规范制法　取原药材，除去杂质，洗净，闷润4~8小时，至内外湿度一致，切中段，干燥，筛去碎屑。

本品为不规则类圆形中段。根为细圆柱形，表面紫红色或灰红色，有细纵皱纹。切面灰棕色，中心有黄白色的筋脉小点。质较柔韧。气微香，味甜、微苦。

（2）传统制法

净制：取原药材，除去杂质及残茎抢水洗去泥沙。

软化：取净紫菀，在泡药池中用清水浸泡0.5~1小时，头浸泡1~3小时，然后放入水中，闷润8~12小时。

片型规格：切段，为6~9mm长的段。

切制：取软化后的紫菀，用铡刀手工切制成段。

干燥：晒干。

（3）现代制法

物料准备：紫菀药材。

设备：剁刀式切药机、风选机、烘干箱。

参数设置

剁刀式切药机：切药间距10mm。

风选机：中档风速。

烘干箱：70℃。

炮制：取紫菀药材，除去母根疙瘩头及地上茎，放入洗药池，加水搅拌，洗净后用笊篱捞出，闷润4~8小时，至内外湿度一致，切中段，烘箱70℃干燥4~8小时，过风选机，吹去碎屑、残存地上茎，包装、入库。

【关键细节处理方法】

（1）原药材紫菀为一个根茎（主根）上长出几十根须根，传统母根与须根均可入药，现在只用须根，故切制前需要去除疙瘩状母根及轻泡的地上茎。

（2）紫菀须根短而散落，横七竖八，需要用剁刀式切药机，且将药材尽量铺平压紧，切出的成品长度能不完全一致，在10~15mm之间均算作中段，符合规定。

（3）紫菀自身较柔韧，洗净捞出后放置4~8小时即可切制，不用再淋水。

【守正创新点】传统中将紫菀母根与须根均切制入药，母根粗大需要浸泡1~3小时再闷润、切制。现在弃去母根，只用须根。

（二）荆芥

【药材来源】本品为唇形科植物荆芥 *Schizonepeta tenuifolia* Briq.的干燥地上部分。夏、秋二季花开到顶、穗绿时采割，除去杂质，晒干。以茎细、色淡黄绿、穗长而密、香气浓者为佳。

【炮制方法】

（1）炮制规范制法　取原药材，除去杂质，摘去花穗，粗细分开，迅速洗净，闷润2~4小时，至内外湿度一致，切中段，低温干燥，筛去碎屑。

本品为不规则中段。茎呈方柱形，表面淡黄绿色或淡紫红色，被短柔毛，切面中央有白色的髓。体轻，质脆。气芳香，味微涩而辛凉。

（2）传统制法

净制：取原药材，除去杂质，精细分档，抢水洗或喷水冲去泥土。

软化：取净荆芥在泡药池中用清水浸泡24~48小时，取出淋净水。

片型规格：切段，为6~9mm长。

切制：取软化后的荆芥，用铡刀手工切段或用剁刀式、旋转式切药机，调好切制长度切成段。

干燥：阴干。

（3）现代制法

物料准备：荆芥药材。

设备：剁刀式切药机、风选机、烘干箱。

参数设置

剁刀式切药机：切药间距9mm。

风选机：中档风速。

烘干箱：50℃。

炮制：取荆芥药材，过风选机吹去杂质，摘去花穗，粗细分开，迅速洗净，闷润2~4小时，期间淋水1~2次，至内外湿度一致，切中段，50℃低温烘干，过2mm筛筛去细面、碎叶、碎的花序，包装入库。

【关键细节处理方法】

（1）荆芥以长出绿色花穗时采摘质量最好，切制时即使摘去花穗，也难免残存碎叶及花序，需要过筛去除。荆芥以香气浓郁为佳，干燥时宜低温烘干，烘箱温度以不超过50℃为宜。

（2）荆芥长切坚硬，最适合用铡刀式切药机，用其他切药机容易切劈了。

【守正创新点】

（1）传统软化荆芥药材浸泡时间长，主要是因为荆芥质地坚硬。现在用铡刀式切药机，向下切的速度和力度都超过手工，故可以降低软化程度。

（2）传统手工切制，中段长度一般在6mm，现在机器切制，很难切这么短，一般控制在6~9mm。

（三）广藿香

【药材来源】 本品为唇形科植物广藿香 *Pogostemon cablin*（Blanco）Benth.的干燥地上部分。枝叶茂盛时采割，日晒夜闷，反复至干。以叶多、茎枝色灰黄、香气浓者为佳。

【炮制方法】

（1）炮制规范制法　取原药材，除去杂质及残根、老梗，先抖下叶，筛去泥土，另放；取茎，粗细分开，洗净，浸泡2~4小时，至约七成透时，取出，闷润4~8小时，至内外湿度一致，切小段，低温干燥，再与叶混匀。

本品为不规则小段。茎略呈方柱形，表面灰棕色或灰褐色，被柔毛，切面中央有白色髓部。叶片多皱缩，破碎，两面均被灰白色茸毛，边缘具大小不规则的钝齿；叶柄细，被柔毛。气香特异，味微苦。

（2）传统制法

净制：取原药材，除去杂质及老茎，先抖下叶，筛净另放，茎用水淋洗，除去泥沙。

软化：取净藿香，在泡药池中用清水浸泡12~24小时然后放去水，闷润4~8小时。

片型规格：切段为3~6mm长。

切制：取软化后的藿香梗，用铡刀手工切段。

干燥：阴干。

（3）现代制法

物料准备：取藿香药材，分离茎叶，叶子单洗，切碎备用。藿香梗粗细分档，备用。

设备：铡刀式切药机、风选机、烘干箱。

参数设置

剁刀式切药机：切药间距6mm。

风选机：中档风速。

烘干箱：50℃。

炮制：取净藿香梗，迅速洗净，浸泡2~4小时，至七成透时，闷润4~8小时，至内外湿度一致，切中段，与碎藿香叶混匀，50℃低温烘干，过2mm筛筛去细渣，包装入库。

【关键细节处理方法】

（1）藿香叶不能泡，一泡就烂了，所以要将茎叶分开处理。

（2）藿香香气浓郁，避免暴晒，或50℃以下低温烘干，避免香气散失。

【守正创新点】

（1）传统切制前需要泡12~24小时，是为了容易切制，防止切碎。现用剁刀式切药机，可以大大缩短浸泡时间。

（2）产地趁鲜加工切制，能更好地保证药品质量。

（四）党参

【药材来源】本品为桔梗科植物党参 *Codonopsis pilosula*（Franch.）Nannf.、素花党参 *Codonopsis pilosula* Nannf. var. *modesta*（Nannf.）L. T. Shen 或川党参 *Codonopsis tangshen* Oliv. 的干燥根。秋季采挖，洗净，晒干。以根条粗壮、质柔润、味甜者为佳。

【炮制方法】

（1）炮制规范制法　取原药材，除去杂质，根据干湿程度，洗净后直接切8~10mm段或闷润6~16小时或浸泡1小时，取出，闷润6~14小时，至软硬适宜，切8~10mm段或2~4mm厚片，干燥，筛去碎屑。

本品为类圆形段。外表皮黄白色。切面角质样，木部类白色。质硬而脆。气微，味淡。

（2）传统制法

净制：取原药材，除去杂质，洗去泥沙。

软化：取净党参，在泡药池中喷洒清水闷润8~12小时，至内外湿度一致。

片型规格：切段为9mm、3mm长。

切制：取软化后药材，用手工法刀切或用旋转式切片机，切成9mm厚度的段。

干燥：晒干。

（3）现代制法

物料准备：党参药材。

设备：剁刀式切药机、风选机、烘干箱。

参数设置

剁刀转式切药机：切药间距10mm或4mm。

风选机：中档风速。

烘干箱：60℃。

炮制：取党参药材，过风选机吹去杂质，放入洗药池中洗净捞出，闷润6~16小时，期间淋水1~2次，至内外湿度一致，切中段，70~90℃烘干，筛去碎屑，包装入库。

【关键细节处理方法】

（1）党参含糖量较高，不适合采用浸泡或长时间闷润的方法进行软化，否则药材发黏，沾刀，无法切制。

（2）党参药材条长且质地柔韧，如果采用旋转式切药机，旋转式刀具容易将药材带偏，故采用剁刀式切药机。

【守正创新点】传统切制规格为切中段，《中国药典》中规定为厚片，表面积更大，更易于煎煮。

（五）细辛

【药材来源】本品为马兜铃科植物北细辛Asarum heterotropoides Fr. Schmidt var. mandshuricum（Maxim.）Kitag.、汉城细辛Asarum sieboldii Miq. var. seoulense Nakai或华细辛Asarum sieboldii Miq.的干燥根及根茎。前二种习称"辽细辛"。夏季果熟期或初秋采挖，除净地上部分和泥沙，阴干。以根多、色灰黄、香气浓者为佳。

【炮制方法】

（1）炮制规范制法　取原药材，除去杂质，迅速洗净，闷润约1小时，切长段，阴干，筛去碎屑。

本品为不规则长段。根茎呈不规则的圆柱状，表面灰棕色，有环形的节，节上生有细根。细根表面灰黄色，平滑；有须根或须根痕；质脆，易折断，断面平坦，黄白色或白色。气辛香，味辛辣、麻舌。

（2）传统制法

净制：拣净杂质，筛去灰屑。

软化：取净细辛，在泡药池内，喷洒清水，闷润4~12小时。

片型规格：切段，10~15mm长。

切制：手工刀切成10~15mm长的段。

干燥：阴干（低温干燥）。

（3）现代制法

物料准备：细辛药材，切去芦头备用。

设备：剁刀式切药机、筛、烘干箱。

参数设置

剁刀式切药机：切药间距15mm。

筛：4mm。

烘干箱：50℃。

炮制：取细辛药材，过4mm筛，去除芦头等杂质，抢水洗净，放置1小时，至内外湿度一致，切10~15mm段，低温干燥，筛去碎屑，包装入库。

【关键细节处理方法】

（1）细辛根细且易相互缠绕，宜放入水池中快速搅拌后立即捞出，未筛除的芦头等杂质沉底，起到净制作用。

（2）细辛捞出后放置一小时，清洗时带出的水分量即可起到软化药材的作用，不必再专门闷润。

【守正创新点】

（1）传统手工切制需要药材更软一些，需要闷润4~8小时，现在1小时即可切制。

（2）传统使用细辛全草，现在只使用根，提高安全性。

（六）淡竹叶

【药材来源】 本品为禾本科植物淡竹叶 *Lophatherum gracile* Brongn.的干燥茎叶。夏季未抽花穗前采割，晒干。以叶多、色绿者为佳。

【炮制方法】

（1）炮制规范制法　取原药材，除去杂质，迅速洗净，稍晾，切长段，干燥。

本品为长段。茎呈圆柱形，有节，表面浅绿色或黄绿色，切面中空。叶片完整者呈披针形，表面浅绿色或黄绿色；叶脉平行，具横行小脉，形成长方形的网格状，下表面尤为明显。体轻，质柔韧。气微，味淡。

（2）传统制法

净制：除去杂质，洗去泥沙。

软化：取洁净药材，在泡药池中喷淋清水，闷润2~4小时。

片型规格：切段。长度为10~15mm。

切制：用铡刀手工切制或用切药机切制为10~15mm长度的段。

干燥：晒干。

（3）现代制法

物料准备：淡竹叶药材。

设备：剁刀式切药机。

参数设置：剁刀式切药机：切药间距15mm。

炮制：取淡竹叶药材，除去杂质，喷淋湿润2~4小时，稍晾，切长段，晾晒干燥，包装入库。

【关键细节处理方法】

（1）淡竹叶不用洗药机或泡药池中加水清洗的方法，而是采用喷淋的方法，使药材湿润后直接闷润2~4小时。

（2）干燥方法以晒干为主，因其质轻、松泡，体积大且易于干燥，烘干机一次放不了多少，性价比不高。晾晒时摊至5cm厚，勤翻动。

【守正创新点】产地趁鲜加工颜色更好，避免反复干燥。

（七）石斛

【药材来源】本品为兰科植物金钗石斛 *Dendrobium nobile* Lindl.、霍山石斛 *Dendrobium huoshanense* C. Z. Tang et S. J. Cheng、鼓槌石斛 *Dendrobium chrysotoxum* Lindl. 或流苏石斛 *Dendrobium fimbriatum* Hook. 的栽培品及其同属植物近似种的新鲜或干燥茎。全年均可采收，鲜用者除去根及泥沙；干用者采收后，除去杂质，用开水略烫或烘软，再边搓边烘晒，至叶鞘搓净，干燥。铁皮石斛剪去部分须根后，边炒边扭成螺旋形或弹簧状，烘干，习称"铁皮枫斗（耳环石斛）"。鲜石斛以色青绿、肥满多汁、嚼之发黏者为佳；干石斛以色金黄、有光泽、质柔韧者为佳；耳环石斛以色金黄、有龙头凤尾、嚼之黏性大者为佳。

【炮制方法】

（1）炮制规范制法　取鲜石斛，洗净，去根。用时剪成段。呈扁圆柱形段，直径0.4~0.6cm。除去杂质及残根，洗净，闷润4~8小时，至内外湿度一致，切中段，干燥，筛去碎屑。表面金黄色或黄中带绿色，有深纵沟纹，切面较平坦。质硬而脆。味苦。

（2）传统制法

净制：剪去须根，洗去泥土，晒干或烘干。

软化：取净石斛，在泡药池中用清水浸泡，铁皮石斛48~96小时，黄草石斛24~48小时至八、九成透时，放水后闷润24~48小时至内外湿度一致。

片型规格：切段，长度为9mm。

切制：用铡刀手工切成9mm长的段。

干燥：晒干或烘干。

（3）现代制法

物料准备：石斛药材，一根一根剪去须根，燎去膜质叶鞘，备用。

设备：剁刀式切药机、风选机、烘干箱。

参数设置

剁刀式切药机：切药间距10mm。

风选机：中档风速。

烘干箱：70℃。

炮制：取净石斛，在泡药池中用清水洗净，淋润1~2次至能回弯，捋成把放入剁刀式切药机切成小于1cm段，70℃烘干，过风选机吹去碎屑等杂质，包装入库。

【关键细节处理方法】

（1）目前需要切制的石斛品种为流苏石斛，耳环需趁鲜加工，铁皮石斛也以鲜品规格为主流商品。

（2）石斛软化过程中夏季可以不闷润，淋水放置至能回弯即可切制。

【守正创新点】传统软化，铁皮石斛48~96小时，黄草石斛24~48小时至八、九成透时，放水后闷润24~48小时至内外湿度一致。现在随着设备与技术的不断完善，可以人工控制温度、压力，切制设备、切制刀具的切制速度与材料质量也在不断提升，对某些药材软化程度的要求有所降低，故应因地因时制宜，只要能切除符合规定的饮片，不必拘泥于浸泡或闷润的方法与时间。

（八）白花蛇舌草

【药材来源】本品为茜草科植物白花蛇舌草 *Hedyoris diffusa* Willd. 的干燥全草。夏季采收，除去杂质及泥土，晒干。以叶多、色绿者为佳。

【炮制方法】

（1）炮制规范制法　取原药材，除去杂质，洗净，稍晾，切中段，干燥，筛去碎屑。

本品为不规则中段。茎纤细，扁圆柱形，绿色或紫绿色，有分枝。叶线形，全缘；上面深绿色，下面淡绿色。蒴果单生或双生于叶腋，扁球形，直径2~3mm，具短柄，种子细小。气微，味微苦。

（2）传统制法

净制：拣去杂质，筛去泥沙。

软化：取净药材，喷淋清水，闷润4~8小时，至内外湿度一致。

片型规格：切段，长度为9mm。

切制：用铡刀手工切或用切药机切成9mm的段。

干燥：晒干或鲜用。

（3）现代制法

准备：白花蛇舌草药材。

设备：剁刀式切药机、筛。

参数设置

剁刀式切药机：切药间距10mm。

筛：1~2mm。

炮制：取白花蛇舌草药材，拣去杂质，喷淋清水至90%药材湿润，稍晾，切中段，干燥，过1~2mm筛，筛去碎屑、膜质茎、蒴果苞片，包装入库。

【关键细节处理方法】

（1）白花蛇舌草净制时不用放入洗药池水洗的方法，过多吸水后易变色。采用手工挑拣和喷淋的方法，净制药材。

（2）蛇舌草质轻、体积大，多采用晒干方法，选择干燥晴朗天气加工切制。

（3）过筛网眼直径要控制好，不能过大或过小。网眼过小膜质茎、蒴果苞片等杂质去除不净，网眼过大部分药材会随杂质漏出去，减少成品率。一般将膜质茎、蒴果苞片控制在3%以内为合格。

【守正创新点】白花蛇舌草质地不硬，用现代化的切药机不用软化也可以切制。

（九）益母草

【药材来源】本品为唇形科植物益母草 *Leonurus japonicus* Houtt. 的干燥地上部分。夏季茎叶茂盛、花未开或初开时采割，晒干，或趁鲜切段，晒干。以质嫩、叶多、色灰绿者为佳。

【炮制方法】

（1）炮制规范制法　取原药材，除去杂质及根，迅速洗净，闷润2~4小时，至内外湿度一致，切中段，干燥。若为产地切段，除去杂质，筛去灰屑。

本品为不规则的段。茎方形，表面灰绿色或黄绿色，切面中部有白髓。叶对生。轮伞花序腋生，花萼筒状。气微，味微苦。

（2）传统制法

净制：取原药材，除去杂质，残留根及老茎，筛去灰屑。

软化：取净药材，在泡药池内，喷淋清水，闷润4~8小时至内外湿度一致。

片型规格：切段，长度为6~9mm。

切制：用铡刀手工切或用切药机切成6~9mm长的段。

干燥：晒干。

（3）现代制法

物料准备：益母草药材。

设备：剁刀式切药机。

参数设置：剁刀式切药机：切药间距9mm。

炮制：取益母草药材，除去杂质及根，迅速洗净，闷润2~4小时，至内外湿度一致，切中段，晒干，包装入库。

【关键细节处理方法】

（1）益母草中空，切制时容易纰裂，闷润时间需要适当延长，比荆芥长1小时左右。

（2）花开初期时采收质量最佳，故益母草段应混有腋生轮伞花序。

【守正创新点】产地切段，减少软化环节，颜色更好。

（十）伸筋草

【药材来源】本品为石松科植物石松*Lycopodium japonicum* Thunb.的干燥全草。夏、秋二季茎叶茂盛时采收，除去杂质，晒干。以茎长、色黄绿者为佳。

【炮制方法】

（1）炮制规范制法　取原药材，除去杂质及根，迅速洗净，稍润，切中段，干燥，筛去碎屑。

本品为细圆柱形中段。茎表面黄绿色，切面皮部浅黄色，木部类白色。叶密生茎上，螺旋状排列，皱缩弯曲，线形或针形，长3~5mm，黄绿色至淡黄棕色，无毛，先端芒状，全缘，易碎断。气微，味淡。

（2）传统制法

净制：取原药材，去净泥土及杂质并去掉老根。

软化：取净药材，喷淋清水，闷润4~8小时。

片型规格：切长度为6~9mm的段。

切制：用铡刀手工切切成6~9mm长的段。

干燥：晒干或阴干。

（3）现代制法

物料准备：伸筋草药材。

设备：剁刀式切药机、筛。

参数设置

剁刀式切药机：切药间距10mm。

炮制：取伸筋草药材，除去杂质及根，迅速洗净，稍润，切中段，晒干，筛去碎屑，包装入库。

【关键细节处理方法】伸筋草易切，但去除杂质的工作量很大。因其为干燥全草，弯曲缠绕，需手工挑拣杂质、老根，筛去泥土，再放入水池迅速搅拌捞出。

【守正创新点】根据伸筋草特点，即使现代设备可以迅速切制，筛去碎屑，但因其弯曲缠绕，手工挑拣杂质、老根的工序不能省略。

（十一）桂枝

【药材来源】本品为樟科植物肉桂 *Cinnamomum cassia* Presl 的干燥嫩枝。春、夏二季采收，除去叶，晒干，或切片晒干。以枝条嫩、色红棕、香气浓者为佳。

【炮制方法】

（1）炮制规范制法　取原药材，除去杂质，粗细分开，洗净，浸泡8~12小时，至约八成透时，取出，闷润8~12小时，至内外湿度一致，切厚片或小段（《中国药典》中规定为厚片），干燥，筛去碎屑。若为产地片，除去杂质。

本品为类圆形、椭圆形薄片或不规则形小段，直径0.3~1cm。外表皮红棕色，有时可见点状皮孔或纵棱线。切面皮部红棕色，木部黄白色至浅黄棕色，髓部类圆形或略呈方形。质硬而脆。有特异香气，味甜、微辛，皮部味较浓。

（2）传统制法

净制：取原药材，除去老枝及皮，晒干。

软化：取净药材在泡药池内，用清水浸泡8~12小时，至八、九成透时，放水，闷润8~12小时至内外湿度一致。

片型规格：切段，3~6mm长。

切制：用铡刀或切药机切成5mm长的段。

干燥：晒干。

（3）现代制法

物料准备：桂枝药材。

设备：剁刀式切药机、风选机、烘干箱。

参数设置：剁刀式切药机：切药间距6mm。

风选机：中档风速。

烘干箱：70℃。

炮制：取桂枝药材，过风选机吹去尘土、碎屑，放入洗药池清洗，捞出，粗细分档，浸泡8~12小时，至八成透时，取出，闷润8~12小时，至内外湿度一致，切厚片或小段，干燥，过风选机吹去碎屑，挑出不规则、不符合要求的饮片，包装入库。

【关键细节处理方法】

（1）闷润时，如果是夏季，需喷清水3~5次，闷润一宿；如果是冬季，闷润时间适当延长，直至内外湿度一致。

（2）桂枝有特异香气，低温烘干，烘箱温度控制在70℃以下为宜。

【守正创新点】

（1）干桂枝质硬，不易软化，需长时间浸泡和闷润。正是因为桂枝质硬，不易软化切制，传统为切段。切制设备的改进可以轻松实现切成厚片，更有利于煎煮和调剂。

（2）目前可以实现产地趁鲜切片，减少了对药材的折腾，最大限度减少了药材气味的散失。

第五节　块

将洗净软化后的药材，铡切制成块状的炮制工艺过程。用于不易切成其他形状或含淀粉含量高、需反复炮制加工的药材，切成小块，立方块或长方块，如何首乌、药曲、葛根等，常切成约0.8cm厚的长方块。

中药切块的目的是便于有效成分煎出，提高煎药质量，利于炮制，利于调配和贮存，利于制剂，便于鉴别。

（一）何首乌（产地货）

【药材来源】本品为蓼科植物何首乌*Polygonum multiflorum* Thunb.的干燥块根。秋、冬二季叶枯萎时采挖，削去两端，洗净，个大的切成块，干燥。以外皮色红褐、体重质坚、粉性足、云锦状花纹明显者为佳。

【炮制方法】

（1）炮制规范制法　取原药材，除去杂质，大小分开，洗净，浸泡12~24小时，至约七成透，取出，闷润6~12小时，切10~15mm片或直径约10mm块，干燥，筛去碎屑。

本品为不规则的片或小块。外表皮红棕色或红褐色，皱缩不平。切面浅黄棕色或浅棕红色，显粉性，有云锦状的花纹。体重，质坚。气微，味微苦而甘涩。

（2）传统制法

净制：取原药材，拣去杂质，洗净泥沙后，分开大小。

软化：取净何首乌，在泡药池内用清水浸至六、七成透（约需时8~24小时），此时用铁钎能穿透，放水后闷润8~12小时至内外湿度一致。

片型规格：块，边长1cm左右（多用于蒸制首乌）；横切片，厚度为2~4cm。

切制：取软化好的何首乌，先纵切成2~4片，再横切成片或块。

干燥：晒干或烘干。

（3）现代制法

物料准备：何首乌丁或片（产地加工货）。

设备：风选机。

参数设置

风选机：中档速。

炮制：将何首乌丁或片过风车，吹去杂质和碎屑，手工挑选出残次品即可。

【关键细节处理方法】何首乌药材为形状不规则块根，产地加工较粗糙，难免混有小石块、不规则的边角料等杂质，风选机难于清除，需要手工二次净选。

【守正创新点】产地加工，可免去长时间浸泡和反复干燥的工序，更有利于保存药性。

（二）茯苓（产地货）

【药材来源】本品为多孔菌科真菌茯苓 *Poria cocos*（Schw.）Wolf 的干燥菌核。多于7~9月采挖，挖出后除去泥沙，堆置"发汗"后，摊开晾至表面干燥，再"发汗"，反复数次至现皱纹、内部水分大部散失后，阴干，称为"茯苓个"；或将鲜茯苓按不同部位切制，削下的茯苓外皮，习称"茯苓皮"，去皮后切制的茯苓，习称"茯苓块"，阴干。以体重坚实、外皮色棕褐、无裂隙、断面色白细腻、嚼之黏性强者为佳。

【炮制方法】

（1）炮制规范制法　取原药材，除去杂质，筛去碎屑。

本品为立方块或不规则的片。白色、淡红色或淡棕色。体重，质坚实，切面颗粒性。气微，味淡，嚼之粘牙。

（2）传统制法

净制：取原药材，拣去杂质，用水洗去泥沙。

软化

浸润法：取净茯苓，用清水浸泡2小时，捞出，闷润4~6小时。

浸蒸法：取净茯苓，用清水浸泡4~6小时，中途换水，捞出，去皮（皮另作药用），置蒸笼内蒸1小时，取出。

煮法　取净茯苓，用开水（加盐少许）煮至钻子插入不费力，捞出（先捞小的，后捞大的），削去皮，润2~3天即可。

片型规格：块，边长约为10mm；扁平方块，边长40~50mm，厚10~20mm；薄片，厚度为1~2mm。

切制

茯苓皮：收集软化时片下的皮或取润软的带皮茯苓，将皮片下即可。

茯苓块：取去皮润好的茯苓，先横切成厚约33mm的块，再切成小方块或薄片。若为在产地已加工好的茯苓块，可捣碎成小块，也可用旋转式切药机进行切碎。

皮茯苓：取软化好的整茯苓，按茯苓块的切法，切成小块。

茯神木：取带木茯苓，不用软化，去掉外皮和肉，取中心的木块，剁成小块。

干燥：晒干或低温烘干，干燥后筛去灰屑。

（3）现代制法

物料准备：茯苓丁（片）。

设备：风选机。

参数设置

风选机：中档风速。

炮制：将产地货茯苓丁或片过风车，吹去杂质和碎屑即可。

【关键细节处理方法】产地加工货中易混有带粉红色边皮的茯苓丁或茯苓片，需手工挑拣去除。

【守正创新点】产地加工，可免去长时间浸泡和反复干燥的工序，更有利于保存药性。

（三）杜仲

【药材来源】本品为杜仲科植物杜仲 *Eucommia ulmoides* Oliv. 的干燥树皮。4~6月剥取，刮去粗皮，堆置"发汗"至内皮呈紫褐色，晒干。以皮厚、内表面色暗紫者为佳。

【炮制方法】

（1）炮制规范制法　取原药材，除去杂质，刮去残留的粗皮，厚薄分开，洗净，闷润4~8小时，至内外湿度一致，切宽丝，干燥，筛去碎屑。

本品呈丝状。外表面淡棕色或灰褐色，有明显的皱纹或纵裂槽纹。内表面暗紫色，光滑。质脆，易折断，断面有细密、银白色、富弹性的橡胶丝相连。气微，味稍苦。

（2）传统制法

净制：取原药材，拣去杂质，分开厚薄，用清水洗。

软化：取净药材置容器内加盖润4~8小时，至内外湿度一致，取出，用钢丝刷纵横各刷一次，粗皮即可全部脱落，同时纵裂槽纹中的粗皮、绿苔也一次去净。

片型规格：丝，宽约10mm；块，边长为10~15mm。

切制：取软化好的杜仲，先开直条，再横切成丝。

干燥：晒干或烘干。

（3）现代制法

物料准备：杜仲药材。

设备：剁刀式切药机、风选机、烘干箱。

参数设置

剁刀式切药机：切药间距30mm。

烘干箱：70℃。

炮制：取杜仲药材，刮去残留的粗皮，厚薄分开，洗净，除去杂质，闷润4~8小时，至内外湿度一致，先剁刀式切药机切30mm宽条，将杜仲条3~4片一摞，再用剁刀式切药机切成30mm见方的片，干燥，筛去碎屑，包装入库。

【关键细节处理方法】

（1）切制前刮去粗皮及苔藓。药材不是越厚越好，越厚，粗皮苔藓等越多，成品率越低。以3~7mm的杜仲性价比最高。

（2）如果是产地去除粗皮及苔藓的杜仲也可以干切，但对刀具磨损很大。

（3）闷润软化不可太过，否则易出现"鲶鱼皮"，影响质量。

【守正创新点】产地加工，趁鲜更易刮去厚栓皮，刷去苔藓。

第六节　丝

将洗净软化后的药材，铡切制成丝状的炮制工艺过程。片大有韧性的叶、体薄的树皮果皮类切较宽的丝（宽度为3~6cm），如竹叶、枇杷叶、瓜蒌皮；质硬而厚的树皮、果皮类切较细的丝（约1cm），如厚朴；质地疏松的树皮、果皮类切块（大方块约1方寸），如橘红，叶片短小或易碎的不需切，或揉碎，如番泻叶、冬桑叶。

（一）陈皮

【药材来源】本品为芸香科植物橘 *Citrus reticulata* Blanco 及其栽培变种的干燥成熟果皮。药材分为"陈皮"和"广陈皮"。采摘成熟果实，剥取果皮，晒干或低温干燥。以色鲜艳、香气浓者为佳。

【炮制方法】

（1）炮制规范制法

陈皮　取原药材，除去杂质，迅速洗净，闷润4~8小时，至内外湿度一致，切窄丝，阴干或低温干燥，筛去碎屑。

本品呈丝状。外表面橙红色或红棕色，有细皱纹及凹下的点状油室。内表面浅黄色或黄白色，粗糙，附黄白色或黄棕色筋络状维管束。质稍硬而脆。气香，味辛、苦。

广陈皮　取原药材，除去杂质，加工成块。呈不规则块状。点状油室较大。质较柔软。

（2）传统制法

净制：取原药材，刷净灰尘，拣去杂质，过筛，去净泥土。

软化

闷润法：取净陈皮，喷洒清水，置容器内，加盖，春、秋季闷12~24小时，冬、夏季时间适当增减，至内外湿度一致即可。

蒸润法：取净陈皮，置蒸笼内蒸至圆汽后20分钟，取出摊晾即可。

洗法：取净陈皮，抢水选净，及时捞出，摊晒至八成干即可。

片型规格：丝，宽度为3~6mm。

切制：取软化好的陈皮，用切药刀或剪刀按常规操作进行切制。也有不软化直接取净陈皮用剪刀剪。

干燥：置通风处阴干或晒干，再过筛除去尘土。

（3）现代制法

物料准备：陈皮药材。

设备：剁刀式切药机、风选机、热风循环式烘干箱。

参数设置

剁刀式切药机：切药间距3mm。

风选机：中档风速。

热风循环式烘干箱：50℃。

炮制：取陈皮药材，过风选机吹去杂质，抢水洗净，闷润4~8小时，至内外湿度一致，切2~3mm窄丝，阴干或低温干燥，筛去碎屑。

【关键细节处理方法】

（1）陈皮清洗时放入洗药池，边放水边搅拌，待水基本放满时迅速捞出。

（2）采用淋润的方法，捞出后堆堆放置4~8小时，期间淋水1~2次。

（3）陈皮切丝，广陈皮不切或剪成块状。

【守正创新点】

（1）传统陈皮讲究"一条线"，可以穿过针鼻，一是需要手工切制，二是对原药材品种有要求。传统陈皮用四川大红袍，果皮薄，质量优。现代大批量生产，一次加工量以"吨"为单位，品种也包括了橘及其栽培变种。

（2）由于陈皮气香，含丰富的挥发油，不耐高温，加工量大不适合自然晾晒，故须采用热风循环式烘干机，温度控制在50℃以下，避免高温或局部高温影响饮片质量。

（二）桑白皮

【药材来源】本品为桑科植物桑 *Morus alba* L.的干燥根皮。秋末叶落时至次春发芽前采挖根部，刮去黄棕色粗皮，纵向剖开，剥取根皮，晒干。以色白、皮厚、质柔韧、粉性足者为佳。

【炮制方法】

（1）炮制规范制法　取原药材，除去杂质，迅速洗净，闷润2~4小时，至内外湿度一致，切窄丝，干燥，筛去碎屑。

本品呈丝状，略卷曲。外表面白色或淡黄白色，较平坦，偶见残留橙黄棕色栓皮。内表面黄白色或灰黄色，有细纵纹。切面纤维性。体轻，质韧。气微，味微甘。

（2）传统制法

净制：取原药材，拣去杂质，用清水洗净泥沙。

软化

洗晒法：选择晴天，将清水洗净的桑白皮，晒至七、八成干即可。这样软化后切制出来的饮片，色泽美观。

闷润法：水洗后，置容器内，上盖湿布，闷润8~12小时，至内外湿度一致时即可。

片型规格：丝，宽3~6mm。

切制：取闷润软化好的桑白皮，用切药刀切制。

干燥：晒干或烘干。

（3）现代制法

物料准备：桑白皮药材。

设备：剁刀式切药机、风选机、烘干箱。

参数设置：剁刀式切药机：切药间距6mm。

风选机：中档风速。

烘干箱：70~90℃，4~8小时。

炮制：取桑白皮药材，洗药池内搅拌清洗后捞出，除去杂质，闷润2~4小时，至内外湿度一致，切窄丝，干燥，筛去碎屑。

【关键细节处理方法】桑白皮纤维性极强，即使闷润至内外湿度一致时切制也极易连刀。窍门是将桑白皮切制工作安排在冬季腊月，白天浸泡8小时，注意水量不可过多，最好是基本吸尽，装入干净容器放置室外冷冻。

第二天一早日出前开始切制，类似切羊肉片，不连刀，片形美观。一般早上10：00前、药材未解冻时结束切制工作。

【守正创新点】

（1）药材的软化、切制可以有很多方法，只要能保证成品性状符合规定，气味药力不过度损失即可。尤其现在加工量巨大，完全按照传统方法无法保证供应，在符合中医药理论的前提下创新是时代的要求与中医药发展的趋势。

（2）产地加工也是一种不错的选择。

见彩插图7-7桑白皮，彩插图7-8桑白皮饮片。

（三）黄柏

【药材来源】本品为芸香科植物黄皮树 *Phellodendron chinense* Schneid. 的干燥树皮。习称"川黄柏"。多系野生。主产于四川、云南、贵州、辽宁、吉林等地，山东亦有栽培。4~7月间剥取树皮，刮去外层粗皮，晒干。以片厚张大、鲜黄色、无栓皮者为佳。

【炮制方法】

（1）炮制规范制法 取原药材，除去杂质，洗净，闷润3~5小时，至内外湿度一致，切3~5mm丝，晒干或低温干燥，筛去碎屑。

本品呈微卷曲的丝状。外表面黄绿色或淡棕黄色，具不规则纵裂纹，偶见灰白色稍具弹性的栓皮。内表面黄色或黄棕色。切面鲜黄色或黄绿色。体轻，质较硬。气微，味极苦，嚼之有黏性。

（2）传统制法

净制：取原药材，拣去杂质，刮去粗皮，分开厚薄，用清水洗净泥土。

软化

洗润法：取水洗后洁净的药材，趁湿置于容器内，加盖闷润8~12小时，至内外湿度一致，即可。

洗润晾法：取水洗后洁净的药材，趁湿置于竹箩等容器内，加盖润4~6小时，至内外湿度一致，摊开晾干表面水分，即可。

浸泡法：取净黄柏，用水浸泡30分钟，取出置容器内略润即可。

片型规格：横丝，宽3~9mm；方块，宽4~6cm；直丝，长约30mm，宽3~6mm，多用于盐炙黄柏。

切制：取软化好的黄柏，开直条，宽3~4cm，再横切丝。②取软化好的黄柏，先切小段，再将小段顺直丝叠在一起，横切成丝（不要纵切）。③将软化好的黄柏拍平，再用面糊贴数张叠起，再铡成横丝，这样得出成品好看。

干燥：摊放通风处晾干或烘干。本品不宜日晒，以防颜色变淡。

（3）现代制法

物料准备：黄柏药材。

设备：剁刀式切药机、风选机、烘干箱。

参数设置

剁刀式切药机：切药间距3~4mm。

风选机：中档风速。

烘干箱：80℃。

炮制：取黄柏药材，除去杂质，洗净，闷润0.5小时，至内外湿度一致，切3~5mm丝，晒干或低温干燥，筛去碎屑。

【关键细节处理方法】

（1）采购时挑选大片、无栓皮、厚度在2~4mm的药材。

（2）先竖切成6mm直条，三四条叠起压平，用剁刀式切药机横切成丝。

（3）黄柏闷润时间不宜过长，时间长了易发黏、沾刀，影响切制。

（4）尽量避免夏天切制，做好生产计划，最好在秋冬切制。

（5）川黄柏片薄，颜色鲜黄；关黄柏成层，颜色焦黄。

【守正创新点】产地加工可避免反复折腾药材。

（四）枇杷叶

【药材来源】本品为蔷薇科植物枇杷 *Eriobotrya japonica*（Thunb.）Lindl. 的新鲜或干燥叶。全年均可采收，鲜用或晒至七、八成干时，扎成小把，再晒干。以叶大、色棕绿、完整者为佳。

【炮制方法】

（1）炮制规范制法

鲜枇杷叶　取鲜枇杷叶，刷净背面绒毛，洗净。用时剪成丝。

呈长圆形或倒卵形。先端尖，基部楔形，边缘有疏锯齿，近基部全缘。上表面灰绿色，较光滑。下表面被黄色绒毛，主脉于下表面显著突起，侧脉羽状。革质。气微，味微苦。

枇杷叶　取原药材，除去杂质及梗，刷净背面绒毛，洗净或喷淋清水，闷润2~4小时，切宽丝，干燥，筛去碎屑。

呈丝条状。上表面黄棕色或红棕色，较光滑。下表面残存少量黄色绒毛。革质且脆。

（2）传统制法

净制：取原药材，拣净杂质及梗，刷净背面绒毛，清水洗或不洗。

软化：取净枇杷叶，喷淋清水，润2~8小时。

片型规格：横丝，宽5~10mm；不规则的小碎片。

切制：取软化好的枇杷叶，用切药刀切或用剪刀剪；也有不经软化取干净枇杷叶打成小碎片。

干燥：晒干。

（3）现代制法

物料准备：枇杷叶药材。

设备：剁刀式切药机、烘干箱。

参数设置

剁刀式切药机：切药间距8~10mm。

烘干箱：70℃，4~6小时。

炮制：取枇杷叶药材，放洗药池中搅拌，捞出，除去杂质，闷润2~4小时，切8~10mm丝，干燥，筛去碎屑及脱落的绒毛，70℃烘干。

【关键细节处理方法】枇杷叶革质且脆，切丝易碎，故丝的宽度不宜过窄，以8~10mm为宜。

【守正创新点】传统切制前要刷去背面绒毛，因加工量少可手工操作。现在加工量巨大，全靠手工操作无法完成。经反复验证，加工时洗净即可，经过清洗、切制、干燥后，筛去脱落的绒毛，且后期还要经过蜜炙，未脱落的绒毛不易再因脱落引起刺激咽喉的副作用。

（五）荷叶

【药材来源】本品为睡莲科植物莲 *Nelumbo nucifera* Gaertn.的新鲜或干燥叶。夏、秋二季采收，鲜用或晒至七八成干时，除去叶柄，折成半圆形或折扇形，干燥。以叶大、色绿、无斑点、完整者为佳。

【炮制方法】

（1）炮制规范制法

鲜荷叶　取鲜荷叶，洗净，用时切宽丝。

荷叶　取原药材，除去杂质，喷淋清水，稍润，切宽丝，干燥，筛去碎屑。

为不规则宽丝。上表面深绿色或黄绿色，较粗糙。下表面淡灰棕色，较光滑，叶脉突起。质脆，易破碎。稍有清香气，味微苦。

（2）传统制法

净制：取原药材，拣去杂质，用清水洗净。

软化：取净荷叶，趁湿堆润4~5小时，剪去叶蒂。

片型规格：横丝，宽10mm左右。

切制：取软化好的荷叶，用片刀先顺着叶脉切成30mm宽的长条，再将长条横切成丝；若为鲜荷叶则切成三角形片，每片重约9g。

干燥：晒干。

（3）现代制法

物料准备：荷叶药材。

设备：剁刀式切药机、风选机、烘干箱。

参数设置

剁刀式切药机：切药间距10mm。

风选机：中档风速。

烘干箱：70℃。

炮制：取荷叶药材，除去杂质，用剁刀式切药机切成10mm宽丝，干燥，过风选机，吹去荷梗荷蒂，筛去碎屑，包装入库。

【关键细节处理方法】

（1）荷叶干切并不困难，成把切制即可。

（2）荷叶切制前需去蒂、梗，留叶。

（3）过风选机的不同风速，分离残存的荷梗、荷蒂与荷叶。

【守正创新点】产地加工时除去荷梗及败叶，捆扎成把，利于饮片厂切制。

（六）大腹皮

【药材来源】本品为棕榈科植物槟榔 *Areca catechu* L.的干燥果皮。冬季至次春采收未成熟的果实，煮后干燥，纵剖两瓣，剥取果皮。以色深褐、皱皮结实者为佳。

【炮制方法】

（1）炮制规范制法　取原药材，除去杂质，加工至松散状，筛去碎屑。

本品呈不规则的丝团状，纤维性。黄白色或淡棕色。体轻松，质柔韧。气微，味淡。

（2）传统制法

净制：取大腹皮原药材，拣净杂质后，用木棒、竹竿、锦头、石碾等工具反复抽打串碾使其呈绒状，筛去泥沙及碎壳，用清水（也有用甘草水）洗净晒干，做成直径约3cm，重约9g的圆球状。拣净杂质，筛去杂屑。

软化：取大腹皮喷清水，闷润2~4小时。

片型规格：圆球状小团，有的尚有麻线扎住，也有按每个原药材扎成长圆形药球；短丝，长约15mm。

切制：多数在加工洁净后揉成小团直接入药不再切制，也有在软化后，再按垂直干丝的方向横切成短丝。

干燥：晒干或烘干。

（3）现代制法

物料准备：大腹皮药材。

设备：中药筛、破碎机。

参数设置：破碎机撤去箩底。

炮制：取原药材，过筛除去杂质泥沙、碎壳后放入撤除箩底的破碎机，将大腹皮打散至蓬松状态，筛去碎屑，包装入库。

【关键细节处理方法】炮制前先净制，否则打散后蓬松很难再净制。

【守正创新点】破碎机取代了木棒、竹竿、锦头、石碾等工具，大大提高了效率和均匀度。

第八章 蒸煮法

第一节 概　述

蒸煮法是一类水火共制的炮制方法，需要用液体或固体，如清水，酒、醋、药汁、豆腐等进行炮制加工。蒸与煮的区别在于液体辅料的用量，液体辅料量多于药材量的为煮，液体辅料量少于药材量的为蒸。

一、蒸制

蒸制是将净制或切制后的药物利用水蒸气隔水加热药物，分加辅料蒸与清蒸。加辅料蒸的目的是改变药物性味、产生新功能或增强疗效；清蒸主要是为了软化药材，便于切制和贮存。常用液体辅料如黄酒、米醋、黑豆汁等，如酒蒸地黄、肉苁蓉，醋蒸五味子。每100kg药物，一般用液体辅料20~30kg。

1.蒸制目的　改变药物性能，扩大药物使用范围、减少副作用、保存药效、利于贮藏、便于切片。采用清蒸法炮制的药物，如天麻、木瓜便于切片，桑螵蛸、黄芩便于保存。

2.注意事项

（1）蒸制时间一般视药物的性质及炮制目的而定，短者1~2小时，长者数十小时，有的则要求反复蒸制，如九蒸九晒。直接蒸时，从圆汽开始计时，炖时则以水沸时为计时起点。

（2）用液体辅料拌蒸的药物应待辅料被药物吸尽后再蒸制。

（3）蒸制时一般先武火待圆汽或水沸后改为文火，保持锅内有足够的蒸汽。但在非密闭容器中，酒蒸时宜先用文火，防止酒很快挥发，达不到酒蒸的目的。

（4）蒸制时要注意火候，时间太短则达不到蒸制的目的；蒸制过久，有的药物可能伤水，难于干燥，影响药效。

（5）需长时间蒸制的药物应该不断添加沸水或者通入稳定的水蒸气，以免蒸汽中断。特别注意不要将水分蒸干，以免影响药物质量。

（6）加辅料蒸制完毕后，若容器内有剩余的液体辅料，应将药物晒晾至四到六成干，再拌入剩余的药液，使之吸尽后再进行干燥，以免药物中的有效成分损失而降低药效。

二、煮制

煮制是将净制或切制后的药物利用水或药汁同煮的方法加热药材。目的是降低药物毒性或副作用，分清水煮、药汁煮和固体辅料煮，如甘草汁煮巴戟天、远志、吴茱萸等（每100kg药材，用甘草6kg）。

1.煮制目的 消除或降低药物的毒副作用，改变药性，增强疗效，清洁药物。

2.注意事项

（1）药物大小分档，分别煮制，以免出现生熟不匀，影响药效。

（2）适当掌握加水量，水量与药物煮的时间长短、煮制程度（煮熟、煮透）、是否留汁、药物是否具有毒性有关。

（3）掌握火力，一般先用武火煮至沸腾，再改用文火加热，保持微沸状态。

第二节　蒸　法

蒸法是将净选后的药物加辅料或不加辅料装入蒸制容器内用水蒸气加热或隔水加热至一定程度的炮制方法。其中不加辅料者为清蒸，加辅料者为加辅料蒸。直接利用流通蒸汽蒸煮称为"直接蒸法"，药物在密闭条件下隔水蒸者称"间接蒸法"。

（一）醋五味子

【药材来源】本品为木兰科植物五味子 *Schisandra chinensis*（Turcz.）Baill.的干燥成熟果实。习称"北五味子"。秋季果实成熟时采摘，晒干或蒸后晒干，除去杂质及果梗。以粒大、肉厚者为佳。本品呈不规则的球形或扁球形，直径5~8mm。表面乌黑色，油润，稍有光泽。果肉柔软，有黏性。种子1~2颗，肾形，表面棕黄色，有光泽。味酸。

【炮制作用】五味子功能止嗽和滋阴，用于止嗽宜生用。本身之酸可以补肺，治肾虚白浊，醋蒸后增加其收敛性能。

【炮制方法】

（1）炮制规范制法　取原药材，除去杂质，迅速洗净，加米醋拌匀，闷润3~4小时，置适宜容器内，蒸18~24小时，至乌黑色、有油润光泽时，取出，干燥。

每100kg净五味子，用米醋20kg。

（2）传统制法

①笼屉蒸：每十斤五味子用醋两斤至盆中拌匀。浸润一夜，待食醋全部被吸收到五味子内部备用。第二天将五味子放在笼屉中蒸4小时，取出干燥即得。

②铜鐎（铜制的盆形炊器，下有三足，附长柄）蒸：将五味子置于铜鐎之内，每100斤五味子用醋15斤，加清水20斤，搅拌均匀，将铜鐎盖好，并用纸条封固。锅内注入净水，铜鐎入锅内，开始用武火加热熏蒸12小时，火力越大越好，蒸至五味子呈黑色为度。干燥。

（3）现代制法

准备物料：净五味子、加入五味子量20%的米醋，加入五味子量30%的水调成醋水。

设备：回转式蒸煮浸润罐。

参数设置：温度90~100℃，颠倒频率为1次/小时，时间为10~18小时。

炮制：将净五味子与醋水放入罐内，闷润3~4小时后，采用蒸汽加热、不带压罐蒸法，蒸10~18小时，期间每小时倒罐一次，使醋水与五味子充分混匀。至乌黑色有油润光泽时，取出，干燥。

【关键细节处理方法】

（1）米醋加适量水调成醋水，利于五味子与辅料混合均匀。

（2）倒罐频率以每小时1次为宜，过于频繁容易使五味子表皮破损。

（3）出锅后需把成团的五味子打散后再进行烘干。

【守正创新点】传统蒸制方法有笼屉蒸和隔水蒸，适用于小量加工，且耗时耗能，蒸制过程中无法搅拌翻倒，尤其是隔水蒸，容易造成颜色不均匀。

采用回转式蒸煮浸润罐，在蒸煮过程中可以实现密闭、翻倒，避免了辅料蒸发、混合不匀的缺点，节省时间和能源，适合大生产。

（二）熟大黄

【药材来源】本品为蓼科植物掌叶大黄*Rheum palmatum* L.、唐古特大黄*Rheum tanguticum* Maxim. ex Balf.或药用大黄*Rheum officinale* Baill.的干燥根及根茎。秋末茎叶枯萎或次春发芽前采挖，除去细根，刮去外皮，切瓣或段，绳穿成串干燥或直接干燥。以质坚实、断面锦纹明显、色红棕、气清香、味苦而微涩、嚼之粘牙者为佳。

【炮制作用】大黄性寒微苦，为峻下之要药。生用泻下可以通大便秘结。酒可提升，酒炒可以引药上行，达至高之处，趋热而下，故邪热在上非酒大黄不治；熟大黄为酒煮，泻下力缓，泻火解毒，用于火毒疮疡。

【炮制方法】

（1）炮制规范制法　取大黄块或片，加黄酒拌匀，闷润1~2小时，至黄酒被吸尽，置适宜容器内，密封，蒸18~24小时，至表面呈黑褐色，内部黄褐色，取出，晾干。

每100kg大黄块（片），用黄酒50kg。

本品为不规则块或厚片。表面黑褐色，内部黄褐色。味微苦，微有酒香气。

（2）传统制法　将大黄装入铜鏪之内，倒入定量的绍兴黄酒，将铜鏪盖好、封固，入锅内先用文火加热。烧到12小时左右，转为武火，锅内之水一定保持翻滚沸腾，不管文火还是武火，都要在中间调换翻动一次。蒸到固定时间将铜鏪抬出，把大黄倒出烘干或晒干。

（3）现代制法

准备物料：大黄切8~12cm³方丁，大黄量50%的黄酒。

设备：回转式蒸煮浸润罐。

参数设置：温度90~100℃，颠倒频率1次/小时，时间10~18小时。

炮制：将净大黄丁与黄酒放入罐内，闷润1~2小时后，采用蒸汽加热、不带压罐蒸法，蒸10~18小时，期间每小时倒罐一次，使黄酒与大黄丁充分混匀。至大黄丁呈黑褐色至棕黑褐色、内外一致无干心时，取出，干燥。

【关键细节处理方法】

（1）装罐时控制在罐容量的60%~70%，以免吸酒膨胀后罐内过满，倒罐时不易混匀、蒸匀。

（2）大黄块大、质地坚实，不易蒸透，切成方丁再蒸不仅可以使药材大小均匀，也可节省时间和能源。

（3）由于使用回转式蒸煮浸润罐，中途不能打开观察蒸制火候，必须经过三批试制进行验证，确定好温度、时间、黄酒的量，以确保大黄能吸尽液体辅料、蒸透而不蒸烂。

（4）炮制熟大黄的用酒量与蒸制时间与投料的大黄体积密切相关，大黄体积越小，蒸制时间越短，用酒量相对较多，所以一定要根据投料时的大黄体积确定炮制参数。

【守正创新点】生大黄块大、质地坚实，切制较困难，故传统切厚片或打碎成不规则块，现在切制设备可以很轻松地切成小方丁，在不影响药性的同时，利于炮制与调剂。

（三）酒肉苁蓉

【药材来源】本品为列当科植物肉苁蓉 *Cistanche deserticola* Y. C. Ma 或管花肉苁蓉 *Cistanche tubulosa*（Schenk）Wight 的干燥带鳞叶的肉质茎。多于春季苗未出土或刚出土时采挖，除去花序，切段，晒干。以粗壮、密被鳞片、色棕褐、质柔润者为佳。

【炮制作用】酒肉苁蓉甘、咸，温。归肾、大肠经，可补肾阳，益精血，润肠通便。

用于阳痿，不孕，腰膝酸软，筋骨无力，肠燥便秘。酒蒸之后增加肉苁蓉甘温的功能，使药性和缓，亦可以治虚弱、滑肠之病症。

【炮制方法】

（1）炮制规范制法　取原药材，除去杂质，大小分开，洗净，浸泡3~8小时，取出，闷润5~12小时，至内外湿度一致，切厚片，干燥，筛去碎屑。取肉苁蓉片，加黄酒拌匀，闷润4~8小时，装入蒸罐内，密封，蒸12~24小时，中间倒罐一次，至黄酒被吸尽，表面黑色时，取出，干燥。

每100kg肉苁蓉片，用黄酒30kg。

（2）传统制法　将切好的1cm厚的肉苁蓉片用绍兴黄酒搅拌。5kg肉苁蓉加1kg绍兴黄酒浸一夜，使绍兴黄酒完全被吸收，然后放入笼屉内，放在锅上水蒸约4小时取出，进行干燥。

（3）现代制法

准备物料：净肉苁蓉片，肉苁蓉量30%的黄酒。

设备：回转式蒸煮浸润罐。

参数设置：温度为90~100℃，颠倒频率为1次/小时，时间为8~12小时。

炮制：将净肉苁蓉片与黄酒放入罐内，闷润4~8小时后，采用蒸汽加热、不带压罐蒸法，蒸8~12小时，期间每小时倒罐一次，令黄酒与肉苁蓉片充分混匀。至肉苁蓉片呈乌黑或黑褐色、内外一致无干心、质地柔韧时，取出，干燥。

【关键细节处理方法】大小分档。肉苁蓉分盐渍肉苁蓉及淡苁蓉。盐渍肉苁蓉酒蒸前要先漂出盐分，用水浸泡三天，每天换水数次，漂净盐分后切片。淡苁蓉泡8~12小时，再闷润12~24小时，待苁蓉软化后切片备用。

控制蒸制时间不要超过18小时，时间过长就蒸熟了，挂粉色，类似蒸红薯，干燥呈透明角质，这种情况就属于蒸毁了，不堪药用。

肉苁蓉因寄生于梭梭与红柳的不同造成质地有差异，俗称"软大云"与"硬大云"，在蒸制时间和黄酒用量上稍有不同，需要分别对待。

【守正创新点】回转式蒸煮浸润罐属于密闭设备，可以减少黄酒的挥发，大大缩短工期。

（四）制何首乌

【药材来源】本品为蓼科植物何首乌*Polygonum multiflorum* Thunb.的干燥块根。秋、冬二季叶枯萎时采挖，削去两端，洗净，个大的切成块，干燥。以外皮色红褐、体重质坚、粉性足、云锦状花纹明显者为佳。

【炮制作用】生何首乌味苦涩，微酸，有红、白二种，为偏于入气分血分之药，可调营血。酒蒸之后胃转甘且不觉酸涩，若欲专补下焦，重厚有力则必蒸晒方能入厚入阴。酒能助其药势。

【炮制方法】

（1）炮制规范制法　取何首乌片或块，置非铁质的适宜容器内，加黑豆汁和黄酒拌匀，闷润4~8小时，装入蒸罐内，加水适量，密封，蒸18~24小时，中间倒罐一次，至汁液被吸尽，内外均呈棕褐色至黑褐色时，取出，干燥。

每100kg何首乌片（块），用黑豆10kg，黄酒25kg。

黑豆汁制法　取黑豆10kg，加水适量，煎煮二次，第一次4小时，第二次3小时，合并煎液，滤过，取滤液（约25L）。

（2）传统制法

①取小块生何首乌，每5kg何首乌用绍兴黄酒1.25kg，共在盆内搅拌均匀，放置一夜，使酒渗透到何首乌的内部。次日铺在笼屉里，放在锅上用水蒸约4小时，从外部逐渐变成紫褐色或褐黄色取出，待其自然干燥。如此反复操作两到三次后，何首乌内外完全变成褐黑色即可。

②将何首乌块或片倒入锅内，用绍兴黄酒拌匀，装入铜镴之内，剩余之酒一并倒入铜镴内，盖封严入锅内，武火蒸24小时。打开铜镴，首乌以黑色为度。然后进行烘干或晒干。

（3）现代制法

准备物料：净首乌丁，首乌量30%黄酒，首乌量10%黑豆熬制黑豆汁，将黄酒与黑豆汁合并，加水调至首乌量的70%，备用。

设备：回转式蒸煮浸润罐。

参数设置：温度70℃，颠倒频率1次/小时，时间12~18小时。

炮制：将净首乌丁与黄酒黑豆汁的混合液放入罐内，闷润4~8小时后，采用蒸汽加热、不带压罐蒸法，蒸12~18小时，期间每小时倒罐一次，使首乌丁与液体辅料充分混匀。至首乌丁呈乌黑或黑褐色、内外一致无干心时，取出，干燥。

【关键细节处理方法】黄酒与黑豆汁混合后制成的液体辅料量要达到首乌量的70%，否则蒸不透。

【守正创新点】

（1）传统制法只加黄酒，不用黑豆汁。北京地区沿用的是黄酒加黑豆汁制法，增加了补肝肾作用。

（2）传统蒸制方法因黄酒易挥发，不能连续长时间蒸制，故要反复蒸制。现代的密封罐解决了黄酒蒸发的问题，可以一次长时间连续蒸制，大大节约了时间和辅料成本，提高了产量。

（五）熟地黄

【药材来源】本品为玄参科植物地黄 *Rehmannia glutinosa* Libosch. 的新鲜或干燥块根。秋季采挖，除去芦头、须根及泥沙，鲜用；或将地黄缓缓烘焙至约八成干。前者习称"鲜地黄"，后者习称"生地黄"。鲜地黄以粗壮、色红黄者为佳；生地黄以块大、体重、断面色紫黑者为佳。

【炮制作用】生地黄甘，寒。归心、肝、肾经，为清火凉血之品，为虚者宜酒。血热者宜慎用。酒为热性，可以抗寒，酒在熟地上起的作用是通血脉，改善其寒性而变温，故有补精髓，养肝肾，利耳目、乌须发的功效。熟地黄味甘、微温，归肝肾经，适用于肝肾阴虚衰弱者。

【炮制方法】

（1）炮制规范制法　取整生地黄，除去杂质，洗净，稍晾干，加黄酒拌匀，闷润24~48小时，装入蒸罐内，加水适量，密封，蒸12~24小时，中间倒罐一次，至黄酒被吸尽，色泽黑润时，取出，晒至约八成干时，切厚片，干燥。

每100kg净生地黄，用黄酒30~50kg。

本品为不规则厚片。表面乌黑色，有光泽，黏性大。质柔软而带韧性，不易折断，断面乌黑色，有光泽。气微，味甜。

（2）传统制法　将生地上的沙土及污垢用清水洗净，晒干或烘干备用。铜鐎内外刷净，将晒干的生地装入铜鐎内，将固定量的绍兴黄酒倒入铜鐎，盖好盖，用纸条将接口处封严，勿使跑气。锅内放入70%的水，将装好的生地的铜鐎放入锅内开始加热，如蒸大生地是先用文火加热8小时后转武火，保持锅内的水沸腾，蒸48小时。如蒸小生地则一开始就用武火，蒸24小时。

将蒸好的生地倒入容器内，如还剩有未被吸收的汁液，必须倒入蒸好的生地搅拌均匀，然后烘干或晒干。

（3）现代制法

准备物料：净生地、生地量50%的黄酒。

设备：回转式蒸煮浸润罐。

参数设置：温度为70℃，颠倒频率为1次/小时，时间为6~12小时。

炮制：将净生地与黄酒放入罐内，闷润8~12小时后，采用蒸汽加热、不带压罐蒸法，蒸6~12小时，期间每小时倒罐一次，使黄酒与生地充分混匀。至生地呈乌黑或黑褐色、内外一致无干心、质地柔韧时，取出摊晾、切片、干燥。

【关键细节处理方法】

（1）生地与大黄、首乌、苁蓉不同，需要先蒸后切片。如果先切片，容易蒸烂、糟朽、翘片，不符合药用要求。

（2）生地装量不宜过大，以免蒸得不均匀。

【守正创新点】传统制法因容器不密闭，黄酒又容易挥发，故需多次蒸制，传统有九蒸九晒的说法，目的是将药材充分蒸透。由于多次蒸晒，加酒量不好确定，也未见明确记载，均靠经验，不同人、不同季节操作成品性状偏差较大。

现代的密封罐解决了黄酒蒸发的问题，可以一次长时间连续蒸制，不仅可以达到九蒸九晒的质量要求。还可以明确辅料用量，大大节约时间和辅料成本，提高产量与成品一致性。

传统蒸熟地最好在秋季，利用自然气候促使生地片干燥。现在有烘干设备，随时可以烘干。

（六）制吴茱萸

【药材来源】本品为芸香科植物吴茱萸 *Euodia rutaecarpa*（Juss.）Benth.、石虎 *Euodia rutaecarpa*（Juss.）Benth. var. *officinalis*（Dode）Huang 或疏毛吴茱萸 *Evodia rutaecarpa*（Juss.）Benth. var. *bodinieri*（Dode）Huang 的干燥近成熟果实。8~11月果实尚未开裂时，剪下果枝，晒干或低温干燥，除去枝、叶、果梗等杂质。以饱满、色绿、香气浓郁者为佳。

【炮制作用】辛、苦，热；有小毒。归肝、脾、胃、肾经。散寒止痛，降逆止呕，助阳止泻。缓和药物烈性。

【炮制方法】

（1）炮制规范制法　取原药材，除去杂质。与甘草煎液同置锅内，煮至汤被吸尽，取出，干燥。

每100kg吴茱萸，用甘草片6kg。

甘草煎液制法：取甘草片6kg，加水适量（约为甘草量的12倍）煎煮二次，第一次2小时，第二次1小时，合并煎液，滤过，取滤液（约42L）。

本品呈球形或略呈五角状扁球形。表面绿黑色，粗糙，有多数点状突起或凹下的油点。顶端有五角星状的裂隙，基部具有果梗残痕或短果梗。质硬而脆。气芳香，味辛辣而微苦。

（2）传统制法　取吴茱萸与甘草水煎液一起放入锅内煎煮，不时搅拌，待锅内甘草水被吸尽时取出，散去水汽后干燥。

（3）现代制法

准备物料：甘草水的制备：甘草量为吴茱萸量的6%，第一次加入甘草7倍量水，煎煮2小时，第二次加入甘草7倍量水煎煮1小时，将两次煎液合并，适当浓缩至吴茱萸量的40%左右备用。

设备：回转式蒸煮浸润罐。

参数设置：温度为70~80℃，颠倒频率为1次/小时，时间为1~2小时。

炮制：将净吴茱萸与甘草水放入罐内，闷润8~12小时后，采用蒸汽加热、不带压罐蒸法，蒸1~2小时，期间每小时倒罐一次，使甘草水与吴茱萸充分混匀。至甘草水被吸尽、吴茱萸颜色变深时取出，干燥。

【关键细节处理方法】

（1）吴茱萸炮制目的与山茱萸、肉苁蓉不同，不是为了增强补益作用，而是为了用甘草降低其毒性，所以甘草水的用量必须控制好，以吸尽为度。甘草水多了吴茱萸易被煮烂，甘草水少了不利于吴茱萸均匀吸收，达不到减毒效果。

（2）蒸煮时间到时可从罐底放水口试探，以放出的药汁量不超过3~5kg为宜。如出水口水流迅猛，则提示罐内药汁残存较多，应适当延长蒸煮时间。

【守正创新点】传统敞口锅煮制，随着加热与药汁蒸汽的挥发，煮制时间相对较短（0.5~1小时）、加工量少。密闭蒸制加工量大，火力温和，蒸制时间长，更利于药汁吃透，以达到减毒效果。

见彩插图8-1吴茱萸，彩插图8-2制吴茱萸。

（七）酒萸肉

【药材来源】本品为山茱萸科植物山茱萸 *Cornus officinalis* Sieb. et Zucc.的干燥成熟果肉。秋末冬初果皮变红时采收果实，用文火烘或置沸水中略烫后，及时除去果核，干燥。以肉厚、柔软、色紫红者为佳。

【炮制作用】生山茱萸皮红色，其味酸涩。蒸后转为紫黑色。酸味降低，转为甘味，增加了补益和通血脉的能力，易被体内吸收。

【炮制方法】

（1）炮制规范制法　取原药材，除去杂质及残留果核，加黄酒拌匀，闷润3~4小时，置适宜容器内，加水适量，密封，蒸18~24小时，至紫黑色有油亮光泽时，取出，晾干。

每100kg净山茱萸，用黄酒30kg。

本品呈不规则的片状或囊状。表面呈紫黑色，皱缩。质润而柔软。味酸、涩、微苦，微有酒香气。

（2）传统制法　将杂质簸净，用绍兴黄酒拌匀（每5kg山茱萸用酒1kg）。装入铜镴内，用盖封严。将铜镴放入锅内，开始文火加热，再转武火，蒸到12小时，将铜镴抬出。烘干或晒干。

（3）现代制法

准备物料：净山茱萸，山茱萸量30%的黄酒，拌匀闷润3~4小时备用。

设备：蒸润箱。

参数设置：温度90~100℃，时间8~12小时。

炮制：将闷润好的山萸肉放入蒸润箱的屉里，蒸汽加热8~12小时，至紫黑色有油亮光泽时，取出，低温干燥。

【关键细节处理方法】用屉蒸出的山萸肉松散、外表美观，直接晾干即可，不宜多翻动。

【守正创新点】山萸肉皮薄，用黄酒闷润后更容易破，故蒸时不宜翻动，只能采取屉蒸或隔水蒸的方法。屉蒸受笼屉直径影像，一次加工量受限，隔水蒸还容易造成容器底部的药色黑柔软，上部仍有红影的现象。蒸润箱内可直接利用蒸汽加热，显著提高热效率，使蒸润箱体积不受热源限制，大大提高产能，节省能源。

见彩插图8-3山茱萸，彩插图8-4酒萸肉。

第三节　煮　法

煮法是将净制后的药物加辅料或不加辅料置适宜容器内，加入适量清水加热至沸，调小火力维持微沸至所需程度的炮制方法。如清水煮、药汁煮或醋煮、豆腐煮等。

（一）制远志

【药材来源】本品为远志科植物远志*Polygala tenuifolia* Willd.或卵叶远志*Polygala sibirica* L的干燥根。春、秋二季采挖，除去须根及泥沙，晒干。以条粗、皮厚、色黄者为佳。

【炮制作用】缓和燥性、减轻对黏膜的刺激性和毒性。

【炮制方法】

（1）炮制规范制法　取原药材，除去杂质及木心，洗净，闷润约1小时，至内外湿度一致，切长段，干燥。取远志段，与甘草煎液同置锅内，不时翻搅，煮至煎液被吸尽，取出，干燥。

每100kg净远志，用甘草6kg。

甘草煎液制法取甘草片6kg，加水适量（约甘草量的12倍）煎煮两次，第一次2小时，第二次1小时，合并煎液，滤过，取滤液（约42L）。

（2）传统制法　取远志与甘草水煎液一起放入锅内煎煮，不时搅拌，待锅内甘草水被吸尽时取出，散去水汽后干燥。

（3）现代制法

准备物料：①净远志。②甘草水的制备：每100kg药材用甘草6kg，第一次加入甘草

6倍量水，煎煮2小时，第二次加入甘草6倍量水煎煮1小时，将两次煎液合并，适当浓缩至远志量的40%备用。

设备：回转式蒸煮浸润罐。

参数设置：温度为70℃，颠倒频率为4次/小时，时间为60分钟左右。

炮制：将甘草水与远志共同放入蒸煮罐内，70℃蒸煮一小时。从锅底部出水口放水仅能放出极少量水时即可出锅。摊晾、烘干2小时。

【关键细节处理方法】

（1）甘草水量要合适，甘草水过多远志易被煮烂，且甘草水吸不尽造成有效成分流失，会降低减少刺激性的功效，甘草水过少不易搅拌均匀，制出的远志不柔韧、颜色浅、发白。

（2）温度控制非常关键，经过反复验证，罐内温度控制在70℃左右比较合适。温度过低远志吃透甘草水的时间长、耗费能源、煮不到位；温度过高煮出的远志颜色发黑不符合规定。

【守正创新点】

（1）颠倒罐解决了普通煎煮容器不易搅拌均匀、产量低、受热不均匀的问题。

（2）颠倒罐的蒸汽加热方式解决了传统敞口锅或罐火候不易控制，甘草水部分挥发的问题，喷入的常压蒸汽有助于甘草水对药材的浸润作用。

（3）现在有的加工厂用煮出的甘草水直接喷到远志上，闷软以后晒干。不经过煎煮的过程，企求省工、省时又节约能耗。但远志与甘草水共同蒸煮是减毒增效的关键环节，不能省略。这种方法不是创新而是偷工减料，不可取。

（二）醋延胡索

【药材来源】本品为罂粟科植物延胡索 *Corydalis yanhusuo* W．T．Wang的干燥块茎。夏初茎叶枯萎时采挖，除去须根，洗净，置沸水中煮至恰无白心时，取出，晒干。以个大、饱满、质坚实、断面色黄者为佳。

【炮制作用】延胡索生用可平肝止痛、养血调经、敛阴止汗，主要用于胁肋疼痛、腹痛、产后腹痛。醋制后增加了柔肝、活血、止痛的作用。

【炮制方法】

（1）炮制规范制法　取原药材，除去杂质，大小分开，置锅内，加米醋和适量水，煮约2小时，至透心，米醋被吸尽时，取出，稍晾，至内外湿度一致，切厚片，干燥；或取出，干燥，破碎成碎粒。

每100kg延胡索，用米醋25kg。

本品为不规则的碎块或厚片。表面黄色或黄褐色，有不规则网状皱纹。切面黄色或棕黄色，角质样，具蜡样光泽。有醋酸气，味苦。

（2）传统制法　取净延胡索，加入定量米醋拌匀，稍闷润，待醋被吸尽后，置炒制容器内，用文火加热，炒干，取出晾凉。筛去碎屑。

（3）现代制法

准备物料：净延胡索。延胡索量25%的米醋，备用。

设备：回转式蒸煮浸润罐。

参数设置：温度为70℃，颠倒频率为4次/小时，时间为2~2.5小时。

炮制：将米醋加水调制成米醋水，与延胡索共同放入蒸煮罐内，100℃蒸煮2小时。从锅底部出水口仅能放出极少量水时即可出锅。稍晾，至内外湿度一致，切片，干燥；或取出，干燥，破碎成碎粒。

【关键细节处理方法】加水量以煮后米醋水能被吸尽为宜。对于延胡索，将25%的米醋加水调至延胡索量的40%比较合适。

【守正创新点】延胡索质地坚硬，用煮的方法更利于醋的吸收，而且煮后可切片、可打碎。切片更利于考察延胡索处于什么档次。片形的大小可以反映延胡索的个头大小，而破碎成粒后无法体现延胡索药材的大小。

见彩插图8-5延胡索，彩插图8-6醋延胡索。

（三）醋莪术

【药材来源】本品为姜科植物蓬莪术 *Curcuma phaeocaulis* Val.、广西莪术 *Curcuma Kwangsiensis* S. G. Lee et C. F. Liang 或温郁金 *Curcuma wenyujin* Y. H. Chen et C. Ling 的干燥根茎。后者习称"温莪术"。冬季茎叶枯萎后采挖，洗净，蒸或煮至透心，晒干或低温干燥后除去须根及杂质。以个均匀、质坚实、断面色灰绿者为佳。

【炮制作用】莪术质地坚硬，炮制后易于切片或粉碎；加强其入肝经，行气破血消积的功能。

【炮制方法】

（1）炮制规范制法

①取原药材，除去杂质，大小分开，置锅内，加米醋和水适量，煮3~4小时，至米醋被吸尽、内无干心（如有不透者，可加温水再煮），取出，稍晾，切厚片，晒干或低温干燥，筛去碎屑。

②取原药材，除去杂质，大小分开，洗净，浸泡4~8小时，取出，闷润8~12小时，至内外湿度一致，切厚片，晒干或低温干燥，筛去碎屑。取莪术片，置锅内，加米醋和水适量，煮1~2小时，至米醋被吸尽，取出，晒干或低温干燥。

每100kg净莪术（片），用米醋20kg。

本品为类圆形或椭圆形厚片。外表皮棕褐色，有时可见环节、须根痕或残留须根。

切面黄绿色至棕褐色，蜡样，有光泽，可见黄白色的内皮层环及淡黄棕色的点状维管束。质坚实而脆，易折断。气微香，略有醋酸气，味微苦而辛。

（2）传统制法　每5kg莪术用醋1.25kg，再加入4倍量的清水，入锅内共煮。开始微火加热，待锅内水徐徐沸腾，盖好锅盖，一直用微火，焖煮的时间为4~5小时，以莪术被煮透，无生心为度，取出后阴干到五成即可切片。

（3）现代制法

准备物料：净莪术片；莪术片量25%的米醋，调成醋水，备用。

设备：回转式蒸煮浸润罐。

参数设置：温度为70℃，颠倒频率为2次/小时，时间为60~90分钟。

炮制：将米醋加水调制成米醋水，与莪术共同放入蒸煮罐内，70℃蒸煮1~2小时。从锅底部出水口放水仅能放出极少量水时即可出锅。稍晾，至五成干，切片，干燥；或取出，干燥，破碎成碎粒。过直径2mm筛筛去碎末、细小鳞片、灰屑，包装。

【关键细节处理方法】

（1）莪术应大小分档。

（2）控制好温度，温度过高易破皮，温度过低不易煮透，有生心。

（3）煮制过程中不宜再加凉水。

（4）加水量以煮后醋水能被吸尽为宜，对于延胡索，将25%的米醋加水调至延胡索量的40%比较合适。

【守正创新点】莪术醋炙时可先煮后切片，也有先切片后醋煮或醋炒的，将生莪术片放入锅内，加米醋和水适量，煮1~2小时，至米醋被吸尽，取出，晒干或低温干燥。因为莪术质地坚实，以先醋煮后切片的传统制法更有利于醋的吸收、避免二次蒸煮。

见彩插图8-7莪术，彩插图8-8醋莪术。

第九章　炒　制

第一节　概　述

炒法是将净制或切制的药物，筛去灰屑，大小分档，置炒制容器内，加辅料或不加辅料，用不同火力加热，并不断翻动或转动使之达到一定程度的炮制方法。

根据炒法操作时是否加辅料，将炒法分为清炒（单炒法）和加辅料炒法（合炒法）两种。清炒法又分为炒黄、炒焦和炒炭等。加辅料炒法有麦麸炒、米炒、土炒、砂炒、蛤粉炒和滑石粉炒等。

一、清炒

炒制根据不同要求，分炒微黄和炒焦化两种。炒微黄是药材文火（微火）加热，炒至表面显微黄火色或比原药材色泽加深，有微鼓起或爆裂声，透出固有香气为度。炒焦化是将药材经武火（大火）加热，炒至表面焦化显褐色或焦黄色，透出焦香气，喷淋清水少许，灭净火星，取出，摊晾凉，干燥制得。

1.目的

（1）利于煎出药效成分和捣碎。如一般种皮坚硬的种子类药材决明子、牵牛子、牛蒡子、酸枣仁等，经炒制后可使质地松脆，种皮鼓起或爆裂，入汤剂时有利煎出有效成分或配方时易捣碎。

（2）增强消导作用。中医临床常用的消导药如山楂、麦芽、神曲、槟榔等经炒制使药材部分焦化，以增强其健脾消导的作用。

（3）利于保持饮片质量。如种子类的药材生品在一定湿度和温度条件下，其共存的酶（氧化酶、脂肪酶等）易促进种子萌动而引起成分变化，故传统有"逢子必炒"之说。如槐花、杏仁、芥子等含苷类成分药材，在其共存酶的作用下易酶解而影响其有效成分及其治疗效果。经加热炒制后，可使酶受热（70℃左右）而失去活力，利于保存药材固有的有效物质。同时药材受热后可除去残余水分、杀灭霉菌和虫害，保持饮片的质量。

2.注意事项

（1）炒制将原药材按大小分类，分别炒制，以便掌握受热程度。

（2）炒微黄时多用文火，炒焦化时多先用文火而后采用武火。

（3）炒焦化选用铁铲，出锅前灭净火星，防止复燃。

（4）出锅后及时摊晾散热。

二、加辅料炒

净制或切制后的药物与固体辅料同炒的方法。辅料具有中间传热作用，能使药物受热均匀。常用的加辅料炒法有麸炒、米炒、土炒、砂炒、滑石粉炒、蛤粉炒等。

1.目的

（1）降低毒性，如砂烫马钱子、米炒斑蝥等。

（2）增强药效，如常用健脾利湿的中药山药、薏苡仁、芡实、神曲等，经麸炒制后，可助其引药入脾经，起到增强醒脾和胃的作用。土炒白术增加温中止呕、健脾止血的作用。

（3）缓和药性的作用，如对一些含挥发油量较高的中药白术、枳壳、枳实等，由于过量油脂服后易引起恶心发呕的副作用，传统认为是"燥性"所致。经麸炒制后，可降低其含油量，起到缓和其燥性作用，故有"麸炒制抑酷性勿伤上膈"之说。

（4）矫臭作用，如滑石粉炒刺猬皮、砂烫鸡内金、麸炒僵蚕可起到矫臭作用。

（5）降低药物的滋腻之性，矫正不良气味。如蛤粉烫阿胶。

2.注意事项

（1）掌握火候，过高或过低都不能达到熏炒的作用，根据不同要求使用不同火力，如麸炒、米炒、土炒、蛤粉炒、滑石粉炒一般情况下用中火，砂烫一般用武火。预先可取少量辅料做预试。

（2）辅料要均匀布于锅壁上，不要集中一处，操作宜快。

（3）饮片要求干燥，否则易黏附辅料。

（4）灶心土炒制时，土可连用，若土显黑色时，可再更换新土。

第二节　清炒法

一、概述

清炒法是不加辅料的炒法。包括炒黄、炒焦、炒炭三种不同的火候要求。

1.炒黄（炒爆） 将净选或切制后的药物，置炒制容器内，用文火或中火加热，炒至药物表面呈黄色或较原色稍深，或发泡鼓起，或爆裂，并透出药物固有的气味。

目的

（1）增强疗效：有效成分溶出增加；杀酶保苷；增加香气。如决明子、王不留行、麦芽等。

（2）降低毒副作用。如牵牛子、苍耳子、瓜蒌子等。

（3）缓和或改变药性。如冬瓜子、紫苏子等。

（4）利于储存，保证药效。如酸枣仁、芥子、苦杏仁等。

2.炒焦　将净选或切制的药物，置炒制容器内，用中火或武火，炒至药物表面呈焦黄或焦褐色，内部颜色变深，并具有焦香气味。适用药物主要用于消食健脾、止泻的药物。

目的

（1）增强药物消食健脾的功效。如山楂。

（2）减少药物刺激性。如栀子。

3.炒炭　将净选或切制后的药物，置炒制容器内，用武火或中火加热，炒至药物表面焦黑色，内部呈棕黄色或棕褐色。

目的　增强或产生止血作用，如茜草、侧柏叶、干姜、荆芥等。

注意事项

（1）炒炭存性，防太过或不及。

（2）根据药物质地、大小、决定所用火力或火候。

（3）炒炭过程中及时喷洒清水熄灭火星，防止复燃。

二、制法详述

（一）炒麦芽

【药材来源】本品为禾本科植物大麦 *Hordeum vulgare* L. 的成熟果实经发芽干燥而得。

【炮制作用】生麦芽味甘微咸，能行上焦滞血，助胃气上升而下乳；焦麦芽其性枯而能消导行气和胃、散血回乳力最强。

【炮制方法】

（1）炮制规范制法　取净麦芽，置热锅内，用文火炒至表面棕黄色，微鼓起时，取出，晾凉。

本品呈梭形，长 8~12mm，直径 2.5~4mm。表面棕黄色，偶见焦黄斑。有香气。

（2）传统制法　铁锅烧热，麦芽倒入锅内，用微火徐徐加热，并不断搅拌，炒到麦芽由浅黄色转为深黄色并膨胀起来，有一种焦香的气味，即可扫出锅外。晾凉之后即可。

（3）现代制法

物料准备：麦芽过风选机净制备用。

设备：滚筒燃气炒药机（简称炒锅）。

炒锅参数设置：温度80~90℃，转速10转/分，时间20分钟。

炮制：将生麦芽放入炒锅，炒至15分钟左右时要频繁打开转锅门查看炒制火候，待锅内传出爆鸣声、麦芽微黄色、有香气逸出时，再炒片刻，出锅、摊晾。经风选机吹走碎渣、糊粒，分装。

【关键细节处理方法】

（1）麦芽发得不可过长，麦芽入药取的是其生发之性，芽生的过大药力反而衰减。

（2）因芽易互相缠绕成团，炒之前要将其揉散，避免炒时受热不均，外焦里生。

（3）炒前需过风选机吹掉瘪壳、须毛，炒后仍需过风选机吹掉断芽、糊粒。

（4）文火炒制，时间不宜过长，鼓起但不炭化。

【守正创新点】

（1）麦芽不禁折腾，但搅拌均匀才能炒得恰到好处。

（2）滚筒的特点就是可以使大量的药材均匀受热，大大提高产量。

见彩插图9-1麦芽，彩插图9-2炒麦芽。

（二）炒谷芽

【药材来源】本品为禾本科植物粟 *Setaria italica*（L.）Beauv.的成熟果实经发芽干燥而得。

【炮制作用】炒后增加谷芽健胃、消食开胃、和中的作用。

【炮制方法】

（1）炮制规范制法　取净谷芽，置热锅内，用文火炒至表面深黄色，微鼓起时，取出，晾凉。本品类圆球形，偶见爆裂。表面深黄色。气香，味微甘。

（2）传统制法　铁锅烧热，谷芽倒入锅内，用微火徐徐加热，并不断搅拌，炒到谷芽由浅黄色转为深黄色并膨胀起来，有一种焦香的气味，即可扫出锅外。晾凉之后即可。

（3）现代制法

物料准备：将粟谷用水浸泡后，保持适宜的温、湿度，待须根长至约6mm时，晒干或低温干燥。以色黄、有幼芽者为佳。过风选机净制备用。

设备：滚筒燃气炒药机（简称炒锅）。

炒锅参数设置：温度80~90℃，转速10转/分钟，时间20分钟左右。

炮制：将生谷芽放入炒锅，炒至15分钟左右时要频繁打开转锅门查看炒制火候，待锅内传出爆鸣声、谷芽微黄色、有香气逸出时，再炒片刻，出锅、摊晾。经风选机吹走碎渣、糊粒，分装。

【关键细节处理方法】

（1）谷芽发得不可过长，谷芽入药取的是其生发之性，芽生的过大药力反而衰减。

（2）因芽易互相缠绕成团，炒之前要将其揉散，避免炒时受热不均，外焦里生。

（3）炒前需过风选机吹掉须毛，炒后仍需过风选机吹掉断芽、糊粒。

（4）文火炒制，时间不宜过长，鼓起但不炭化。

【守正创新点】谷芽脆弱不禁折腾，但搅拌均匀才能炒得恰到好处。滚筒的特点就是可以使大量的药材均匀受热，大大提高产量。

见彩插图9-3谷芽，彩插图9-4炒谷芽。

（三）炒苦杏仁

【药材来源】本品为蔷薇科植物山杏 *Prunus armeniaca* L. var. *ansu* Maxim.、西伯利亚杏 *Prunus sibirica* L.、东北杏 *Prunus mandshurica*（Maxim.）Koehne 或杏 *Prunus armeniaca* L. 的干燥成熟种子。

夏季采收成熟果实，除去果肉及核壳，取出种子，晒干。以颗粒均匀、饱满、完整、味苦者为佳。

【炮制作用】减轻毒性，增加止咳平喘功效。

【炮制方法】

（1）炮制规范制法　取燀苦杏仁，置热锅内，用文火炒至表面微黄色，略带焦斑时，取出，晾凉。本品呈扁心形。表面微黄色，略带焦斑。味苦，有特殊的香气。

（2）传统制法　将铁锅烧热，取净杏仁倒入锅内，以文火徐徐加热，炒到杏仁黄褐之时即可出锅，晾凉即可。

（3）现代制法

物料准备：去皮生杏仁，过风选机净制。

设备：滚筒燃气炒药机（简称炒锅）。

炒锅参数设置：温度为100~110℃，转速为10转/分钟，时间为20分钟左右。

炮制：将生杏仁放入炒锅，炒至15分钟左右时要频繁打开转锅门查看炒制火候，杏仁微黄、表面挂焦斑时，即可出锅、摊晾。经风选机吹走碎渣、糊粒，分装。

【关键细节处理方法】

（1）用燃气炒锅，火力才能达到要求。

（2）转速要慢，让药物与锅底接触时间长一些，约3秒，利于炒出焦斑。

（3）炒制时间20分钟左右，如果太短欠火，过长会使白色的杏仁颜色发暗、断面颜色加深。

【守正创新点】炒杏仁成品为整个或单瓣，在临方调剂时应捣碎。在面临调剂压力大的情况下，存在来不及捣碎或捣碎不达标的情况，可以根据供货计划提前一周至一个月应用对辊机（平面）加以碾压，使杏仁破碎至单瓣杏仁1/4~1/3瓣的程度，用内膜袋、自封袋包装，以避免杏仁走油、氧化，有利于使用。

见彩插图9-5苦杏仁，彩插图9-6炒苦杏仁。

（四）炒白扁豆仁

【药材来源】本品为豆科植物扁豆 *Dolicho labzab* L.的干燥成熟种子。秋、冬二季采收成熟果实，晒干，取出种子，再晒干。以粒大、饱满、色白者为佳。

【炮制作用】生扁豆长于消暑化湿，多用于暑湿内蕴，呕吐泄泻，或消渴饮水。炒扁豆性温微香，能醒脾和胃，长于健脾化湿，用于脾虚泄泻，白带过多。

【炮制方法】

（1）炮制规范制法　取白扁豆仁，置热锅中，用文火炒至微黄色，具焦斑，取出，晾凉。

本品呈扁椭圆形或扁卵圆形。表面微黄色，具焦斑，气微香。

（2）传统制法　铁锅烧热，取净白扁豆仁倒入锅内，以文火徐徐加热，炒到白扁豆仁黄褐之时即可出锅，晾凉即可。

（3）现代制法

物料准备：白扁豆仁，过风选机净制。

设备：滚筒燃气炒药机（简称炒锅）。

炒锅参数设置：温度为100~110℃，转速为10转/分，时间为25分钟左右。

炮制：将白扁豆仁放入炒锅，炒至20分钟左右时要频繁打开转锅门查看炒制火候，白扁豆仁微黄色、挂焦斑时，出锅、摊晾。经风选机吹走碎渣、糊粒，分装。

【关键细节处理方法】

（1）白色的种子类药材不易挂火色，需要严格控制火候与转速，根据药材质地决定药材与热的锅底接触时间。

（2）炒制完后的白扁豆仁要迅速摊开晾凉，以免继续受热发红，影响质量。

【守正创新点】传统炮制方法中除炒法外，宋代还有炒制、焙制、蒸制、姜汁略炒、火炮等炮制方法；元代用煮制、姜汁浸去皮，炒熟去壳生姜烂煮，微炒等法；明代有微炒黄、姜制、煮烂去皮、炒熟去壳等方法；清代有连皮炒，炒黑，同陈皮炒、醋制等法；近代的炮制方法还有土炒、麸炒、砂烫等，应当了解。

燀扁豆将扁豆衣和扁豆仁分别入药是近代的用法，1963年版《中国药典》虽然收载了此法，但只以仁入药。2010年版《中国药典》以及《全国中药炮制规范》都只收载了生用和连皮炒用两种，即生白扁豆，用时捣碎，炒白扁豆带皮，用时捣碎。现今很多地方规范也是如此。

北京习惯用法是去皮扁豆仁。《北京市中药饮片炮制规范》收载的就是白扁豆仁和炒白扁豆仁，项下还有个白扁豆皮。目前为满足各地不同的用药习惯和临床需要，饮片厂提供生白扁豆、炒白扁豆，生去皮扁豆仁、炒去皮扁豆仁，以及白扁豆皮。

目前临床上很少见到单用扁豆衣的，一般祛暑化湿习用生扁豆，补脾化湿习用炒扁豆。

对辊机碾压力量和双辊间隙可以调节，可以把物料按要求均匀破碎，避免过碎或过整的不均匀现象发生。

白扁豆质硬，可以根据使用计划炒好后提前用对辊机破碎为3~4瓣，既减轻调剂时的劳动强度，也可保证捣碎质量利于煎煮，又避免了过早提前破碎引起氧化、虫蛀等质量问题。

见彩插图9-7白扁豆仁，彩插图9-8炒白扁豆仁。

（五）炒芥子

【药材来源】本品为十字花科植物白芥 Sinapis alba L. 或芥 Brassica juncea（L.）Czern. et Coss.的干燥成熟种子。前者习称"白芥子"，后者习称"黄芥子"。夏末秋初果实成熟时采割植株，晒干，打下种子，除去杂质。以粒大、饱满者为佳。

【炮制作用】炒制之后，降低芥子的走散辛热之性。

【炮制方法】

（1）炮制规范制法　取净生芥子，置热锅内，用火90~100℃炒至深黄色或深棕黄色，有爆裂声，并有香辣气逸出时，取出，晾凉。

本品呈球形。表面深黄色或深棕黄色。微有焦香气。

（2）传统制法　铁锅烧热，取净生芥子倒入锅内，以文火徐徐加热，炒到芥子深黄色或深棕黄色，有爆裂声，并有香辣气逸出时出锅，晾凉即可。

（3）现代制法

物料准备：生芥子，过风选机净制。

设备：滚筒燃气炒药机（简称炒锅）。

炒锅参数设置：温度为90~100℃，转速为12转/分钟，时间为20分钟左右。

炮制：将芥子放入炒锅，炒至15分钟左右时听到爆裂声，要频繁打开转锅门查看炒制火候，芥子颜色加深、鼓起、香气逸出时，即可出锅、摊晾。

经风选机吹走碎渣、糊粒，分装。

【关键细节处理方法】

（1）芥子粒小，质地不像白扁豆那样坚实，转速不可太慢、温度也应控制在100℃

以内，否则易焦糊。

（2）出锅时也要炒锅需要转7~8转才能将药材杂质除净，所以为了避免过火，一是出锅时提高转速，二是听到爆裂声、闻到香气及时出锅。

（3）包装前需要二次净制，过风车，吹去炒制过程中产生的皮屑等杂质。

【守正创新点】 滚筒燃气炒药机可以控制温度与转速，有效避免火候不均与过火，成品率大大提高。

见彩插图9-9白芥子，彩插图9-10炒芥子。

（六）炒决明子

【药材来源】 本品为豆科植物钝叶决明*Cassia obtusifolia* L.或决明（小决明）*Cassia tora* L.的干燥成熟种子。秋季采收成熟果实，晒干，打下种子，除去杂质。以粒饱满、色绿棕者为佳。

【炮制作用】 经过炮制之后决明子的寒性有所缓和，又增添了滋肝养肾的功效，可以用于肝阳上亢所导致的头晕、头痛，肝热上扰所出现的视物不清、目赤肿痛等。而且经过炒制以后，质地比较酥脆，易于粉碎，临床使用的时候更容易煎出有效成分。

【炮制方法】

（1）炮制规范制法　取净决明子，置热锅内，用文火炒至表面微鼓起，有香气逸出时，取出，晾凉。

本品略呈菱方形或短圆柱形。表面微鼓起，棕色或暗棕色。质稍松脆。微有香气。

（2）传统制法　铁锅烧热，取净决明子倒入锅内，以文火徐徐加热，炒到颜色加深、微鼓起、有爆裂声，时即可出锅，晾凉即可。

（3）现代制法

物料准备：决明子，过风选机净制。

设备：滚筒燃气炒药机（简称炒锅）。

炒锅参数设置：温度90~100℃，转速10转/分钟，时间20分钟左右。

炮制：将决明子放入炒锅，炒至15分钟左右时要频繁打开转锅门查看炒制火候，决明子呈棕色或暗棕色、有爆裂声、微挂焦斑时，出锅、摊晾。经风选机吹走碎渣、糊粒，分装。

【关键细节处理方法】

（1）决明子质硬皮薄，炒到锅内传出爆鸣声、微鼓起、颜色略加深即可，过火会导致破皮、炒焦。

（2）二次净选，吹走皮屑杂质。

【守正创新点】 滚筒燃气炒药机可以控制温度与转速，有效避免火候不均与过火，成品率大大提高。

见彩插图9-11决明子，彩插图9-12炒决明子。

（七）炒蔓荆子

【药材来源】本品为马鞭草科植物单叶蔓荆 *Vitex trifolia* L.var. *simplicifolia* Cham. 或蔓荆 *Vitex trifolia* L.的干燥成熟果实。秋季果实成熟时采收，除去杂质，晒干。以粒大、饱满、气味浓者为佳。

本品呈球形，直径4~6mm。表面灰黑色或黑褐色，被灰白色粉霜状茸毛，有纵向浅沟4条，顶端微凹，基部有灰白色宿萼及短果梗。

【炮制作用】生品微寒而辛散，长于疏散风热，用于风热头痛、头昏，目赤肿痛。炒后除去白膜（宿萼），辛散作用和寒性趋于缓和，长于升清阳之气和祛湿止痛，且易于有效成分的煎出。常用于耳目失聪，风湿痹痛。

【炮制方法】

（1）炮制规范制法　取净蔓荆子，置热锅内，用文火炒至表面色泽加深时，取出，晾凉。

本品呈球形。表面黑色，宿萼脱落。

（2）传统制法　铁锅烧热，取净蔓荆子倒入锅内，以文火徐徐加热，炒到蔓荆子表面颜色加深之时即可出锅，晾凉即可。

（3）现代制法

物料准备：净蔓荆子。

设备：滚筒燃气炒药机（简称炒锅）。

炒锅参数设置：温度为100℃，转速为12转/分钟，时间为20分钟左右。

炮制：将蔓荆子放入炒锅，炒至15分钟左右时要频繁打开转锅门查看炒制火候，蔓荆子颜色加深、花萼残缺或脱落时，出锅、摊晾。经风选机吹走脱落的花萼和果柄，分装。

【关键细节处理方法】

（1）蔓荆子的花萼较大，底部包裹较为紧实，炒制过程中，果柄与部分花萼脱落。

（2）因蔓荆子原本灰黑色或黑褐色，被绒毛，炒制时注意颜色变化的同时注意观察果柄与花萼脱落情况，不要过火，以免炒焦、炭化。

【守正创新点】传统蔓荆子的炮制方法较简单，最初是去白膜，酒蒸，以后历代都以酒作辅料，但具体方法不完全一样。炒法和单蒸始于宋代，但只有炒法为现今的主要炮制方法；其他炮制方法虽然延续了下来，但应用并不广泛。其中酒制法不仅古代应用广泛，现今仍然值得深入研究。

见彩插图9-13蔓荆子，彩插图9-14炒蔓荆子。

（八）炒酸枣仁

【药材来源】本品为鼠李科植物酸枣 *Ziziphus jujuba* Mill. var.*spinosa*（Bunge）Hu ex H.F.Chou 的干燥成熟种子。秋末冬初时采收成熟果实，除去果肉及核壳，收集种子，晒干。以粒大、饱满、外皮色紫红、种仁色黄白者为佳。

【炮制】取原药材，除去杂质及残留核壳。

【炮制作用】生枣仁颜色紫红，味酸，平，入心、脾、肝、胆四经，生用，得肺金之气而能制肝木。肝木有制，则脾不受侮而运行不睡。其挥发油有兴奋作用，治嗜卧不休。炒熟味酸，微苦，挥发油减少，兴奋作用降低，此时以其酸性以旺木气来克脾土，脾主四肢，又主困倦，所以令人多睡。应炒到有焦斑为度，治心烦不眠，补益肝气。生枣仁醒脾、炒枣仁安神。

【炮制方法】

（1）炮制规范制法　取净酸枣仁，置热锅内，用文火炒至鼓起，表面颜色变深，并有香气逸出时，取出，晾凉。

本品呈扁圆形或扁椭圆形。表面红褐色，偶有焦斑。气香，味淡。

（2）传统制法　铁锅烧热，取净酸枣仁倒入锅内，以文火徐徐加热，用笤帚不断搅拌，炒到透出香味，颜色黑紫，即可扫出锅外晾凉。

（3）现代制法

物料准备：取原药材过风选机净制，除去杂质及残留核壳。

设备：滚筒燃气炒药机（简称炒锅）。

炒锅参数设置：温度100~110℃，转速10转/分钟，时间20分钟左右。

炮制：将生枣仁放入炒锅，炒至15分钟左右时要频繁打开转锅门查看炒制火候，枣仁表面颜色加深、断面由黄绿色变为深棕绿色、有香气逸出时出锅、摊晾。经风选机吹走碎渣、糊粒，分装。

【关键细节处理方法】枣仁表面为红褐色，颜色原本就较深，炒后颜色变化不明显，焦斑也不明显。颜色改变明显就说明炒过火了，应及时出锅。

【守正创新点】枣仁含油脂较多，种皮起到了保护种子的作用，破碎的枣仁的稳定性不如杏仁，提前破碎不可取。

枣仁个头较小，临用前微捣致其种皮破裂即可，不必过度破碎，临方处理的传统应保留。

见彩插图9-15酸枣仁，彩插图9-16炒酸枣仁。

（九）炒栀子

【药材来源】本品为茜草科植物栀子 *Gardenia jasminoides* Ellis 的干燥成熟果实。

9~11月果实成熟呈红黄色时采收，除去果梗及杂质，蒸至上汽或置沸水中略烫，取出，干燥。以皮薄、饱满、色红黄者为佳。

【炮制作用】炒后可减少苦寒之性，增加除烦止呕、和胃止逆作用。

【炮制方法】

（1）炮制规范制法　取净栀子，碾碎，置热锅内，用文火90~120℃炒至表面黄褐色，炒干，取出，晾凉。

成品为不规则的碎块，表面黄褐色。气微香，味微酸而苦。

（2）传统制法　取净栀子，碾碎，将铁锅烧热，栀子倒入锅内，以文火徐徐加热，炒到栀子黄褐之时即可出锅，晾凉即可。

（3）现代制法

物料准备：生栀子破碎成颗粒状，过风选机净制。

设备：滚筒燃气炒药机（简称炒锅）。

炒锅参数设置：温度100~110℃，转速10转/分钟，时间20分钟左右。

炮制：将生栀子放入炒锅，炒至15分钟左右时要频繁打开转锅门查看炒制火候，栀子微黄色时泼洒适量清水（10%），再炒3~5分钟散去水汽，出锅、摊晾。经风选机吹走碎渣、糊粒，分装。

【关键细节处理方法】

（1）生栀子事先破碎成颗粒状，尽量将种仁也破碎，利于炒制。

（2）破碎尽量均匀，过碎会导致收率降低。

（3）出锅前泼水可令成品颜色鲜亮，泼水时要将炒锅转速调高，少量多次将水泼洒入炒锅内。

【守正创新点】传统炒法不加水，但炒制实践中发现，适量加些清水再炒干，不影响品质但会令颜色鲜亮。

见彩插图9-17栀子，彩插图9-18炒栀子。

（十）焦栀子

【药材来源】本品为茜草科植物栀子*Gardenia jasminoides* Ellis的干燥成熟果实。9~11月果实成熟呈红黄色时采收，除去果梗及杂质，蒸至上汽或置沸水中略烫，取出，干燥。以皮薄、饱满、色红黄者为佳。

【炮制作用】炒焦后增加凉血止血作用，可用于血热吐衄，尿血、崩漏。

【炮制方法】

（1）炮制规范制法　取净栀子，碾碎，置热锅内，用中火炒至表面焦褐色或焦黑色，取出，晾凉。

本品为不规则的碎块。表面焦褐色或焦黑色。果皮薄而脆，内表面棕色。种子团棕色或棕褐色。气微，味微酸而苦。

（2）传统制法　先将偏口铁锅烧热，栀子倒入锅中用铁铲进行搅拌，炒到表面焦黄，可嗅到焦香的气味为度，然后扫出锅外，倒入木槽之内，晾凉即可。

注意事项：火力不宜过大，不可喷水。

（3）现代制法

物料准备：生栀子破碎成颗粒状，过风选机净制。

设备：滚筒燃气炒药机（简称炒锅）。

炒锅参数设置：温度150~170℃，转速10转/分钟，时间为40分钟左右。

炮制：将生栀子放入炒锅，炒至冒烟后密切观察，泼入药材量10%的清水，烟气大发，再炒3分钟左右，水汽散尽即可出锅、摊晾。经风选机吹走碎渣、糊粒，分装。

【关键细节处理方法】

（1）药材炒焦需要温度高、炒制时间长。

（2）冒大烟时泼入清水，再继续炒3~5分钟使水汽散尽。

【守正创新点】冒大烟时泼入清水的目的是降温、避免过度炭化。

见彩插图9-19焦栀子。

（十一）焦神曲

【药材来源】本品为辣蓼、青蒿、苦杏仁等药与面粉混合，经发酵制成的干燥曲块。以色黄棕、块整，具香气者为佳。

【炮制作用】六神曲类白颜色，气辛散，味甘入胃脾二经，生用能发其生气，惟脾阴虚胃火盛者忌之。焦六曲焦黄色，通过炒焦适当地降低了暴性，又稍增加一些碳元素在胃中的吸附作用。

【炮制方法】

（1）炮制规范制法　取六神曲，置热锅内，用武火炒至表面焦褐色，有焦香气逸出，取出，晾凉。

本品为立方形小块或圆柱条形的段。表面焦褐色，带焦斑。断面微黄色，粗糙。有焦香气。

（2）传统制法　先将偏口铁锅烧热，神曲块倒入锅中用铁铲进行搅拌，炒到表面焦黄，可嗅到焦香的气味为度，然后扫出锅外，倒入木槽之内，晾凉即可。

注意事项：火力不宜过大，不可喷水。

（3）现代制法

物料准备：生六神曲破碎成颗粒状，过风选机净制。

设备：滚筒燃气炒药机（简称炒锅）。

炒锅参数设置：温度160~180℃，转速10转/分钟，时间30分钟左右。

炮制：炒锅预热至100℃，将生六神曲放入炒锅，炒至冒烟后密切观察，泼入药材量20%的清水，烟气大发，再炒3分钟左右散去水汽，出锅、摊晾。经风选机吹走碎渣，分装。

【关键细节处理方法】

（1）药材炒焦需要温度高、炒制时间长。

（2）泼入清水后烟气大发，再继续炒3~5分钟使水汽散尽。

（3）泼水时提高炒锅转速，以防泼水引起粘连。

【守正创新点】

（1）炮制规范中规定150~220℃都算武火，药材炒焦的温度虽然较高，但仍在武火范畴，不好控制。而电加热旋转炒锅在控制温度上能达到一个稳定、准确的水平。

（2）冒大烟时泼入清水的目的是降温、避免过度炭化。

见彩插图9-20六神曲，彩插图9-21焦神曲。

（十二）焦谷芽

【药材来源】本品为禾本科植物粟 *Setaria italica*（L.）Beauv. 的成熟果实经发芽干燥而得。

【炮制作用】炒焦后增加谷芽健胃，消食开胃，和中的作用。

【性味与归经】甘、微涩，温。归脾、胃经。

【炮制方法】

（1）炮制规范制法　取净谷芽，置热锅内，用武火150~180℃炒至表面焦褐色，鼓起时，喷淋清水少许，熄灭火星，取出，晾干。本品呈类圆球形。表面焦褐色。具焦香气。

（2）传统制法　铁锅烧热，谷芽倒入锅内，用武火徐徐加热，并不断搅拌，炒到谷芽由浅黄色转为焦褐色并膨胀起来，有一种焦香的气味，即可扫出锅外。晾凉之后即可。

（3）现代制法

物料准备：生谷芽过风选机净制备用。

设备：滚筒燃气炒药机（以下简称炒锅）。

炒锅参数设置：温度150~180℃，转速10转/分，时间20分钟左右。

炮制：将生谷芽放入炒锅，炒至锅内传出微弱的爆鸣声、有香气逸出时，再继续炒至焦褐色、微鼓起，泼入少许清水，再炒3分钟左右散去水汽，炒至谷芽成焦褐色，出锅、摊晾。经风选机吹走碎渣、糊粒，分装。

【关键细节处理方法】

（1）谷芽发得不可过长，谷芽入药取的是其生发之性，芽生的过大药力反而衰减。

（2）因芽互相缠绕成团，炒之前要将其揉散，避免炒时受热不均，外焦里生。

（3）炒前需过风选机吹掉须毛，炒后仍需过风选机吹掉断芽、糊粒。

（4）武火炒制，谷芽焦褐色但不炭化。

（5）泼水不能多，否则易粘连成坨，造成受热不均。

【守正创新点】谷芽不禁折腾，但搅拌均匀才能炒得恰到好处。旋转电锅的特点就是可使大量的药材均匀受热，大大提高产量。

见彩插图9-22焦谷芽。

（十三）炒王不留行

【药材来源】本品为石竹科植物麦蓝菜 *Vaccaria segetalis*（Neck.）Garcke 的干燥成熟种子。夏季果实成熟、果皮尚未开裂时采割植株，晒干，打下种子，除去杂质，再晒干。以粒均匀、饱满、色黑者为佳。

【炮制作用】王不留行是细圆而坚硬的种子。在汤剂中不易被煮透，所以要炒开花，就是加热使白色的种仁膨胀，黑色的种皮破裂，体型扩大。煎煮时成分容易溶出。

【炮制方法】

（1）炮制规范制法　取净王不留行，置热锅内，用中火加热，迅速翻动，炒至大多数爆裂成白花时（爆花率不低于85%），取出，晾凉。

本品呈球形爆花状。表面白色。质松脆。气微，味微涩、苦。

（2）传统制法　先将铁锅烧热，王不留行倒入锅内，要保持均匀的微火，炒时用笤帚轻轻搅拌，看到大部分开了花再加速快炒。炒到绝大部分都开了花，立即用笤帚扫出锅外，倒出晾凉即可。

注意事项：炒锅热度过高或过低，王不留行都不容易开花，出锅之前动作要快，注意避免炭化。

（3）现代制法

物料准备：净王不留行。

设备：普通敞口炒药锅。

炒锅参数设置：中火，手放在锅口感到烫手。

炮制：先将铁锅烧热，王不留行倒入锅内，要保持均匀的中火，用笤帚轻轻搅拌，待到大部分王不留行开花再加速搅拌片刻，炒到绝大部分都开了花，立即用笤帚扫出锅外，倒出晾凉即可。

【关键细节处理方法】

（1）王不留行对火候极其敏感，温度过低或过高都不开花，形成僵子。

（2）因王不留行炒制时间很短，要求药物同时受热，且观察爆花的视线要好，所以不能用滚筒炒药机等现代化设备，只能用普通敞口锅。

（3）炒制时间3~5分钟。

【守正创新点】实践中尝试过多种炒制设备与方法，均不如传统方法效果好，在炒王不留行这个药时应遵循传统方法。

见彩插图9-23王不留行，彩插图9-24炒王不留行。

（十四）炒山楂

【药材来源】本品为蔷薇科植物山里红 *Crataegus pinnatifida* Bge. var.*major* N. E. Br. 或山楂 *Crataegus pinnatifida* Bge.的干燥成熟果实。秋季果实成熟时采收，切片，干燥。以片大、皮红、肉厚者为佳。

【炮制作用】炒制后活血化瘀作用降低，消食导滞作用增强，起到提高肠胃的消化功能的作用。

【炮制方法】

（1）炮制规范制法　取净山楂片，置热锅内，用文火炒至颜色变深，取出，晾凉。本品为类圆形厚片。表面黄褐色，偶见焦斑。气清香，味酸、微甜。

（2）传统制法　取净山楂片，将铁锅烧热，山楂倒入锅内，以文火徐徐加热，炒到山楂微黄之时即可出锅，晾凉即可。

（3）现代制法

物料准备：生山楂片，取原药材，除去杂质及脱落的核。过风选机净制。

设备：滚筒燃气炒药机。

炒锅参数设置：温度为100~110℃，转速为10转/分钟，时间为20分钟左右。

炮制：将生山楂放入炒锅，炒至15分钟左右时要频繁打开转锅门查看炒制火候，山楂片微黄色时，出锅、摊晾。经风选机吹走碎渣、糊粒，分装。

【关键细节处理方法】

（1）山楂片大小分档，否则易致火候不均。

（2）北山楂的肉质较多，炒的时候宜长些。

（3）一般北山楂用片，南山楂用整个的。

【守正创新点】

（1）山楂分南山楂和北山楂，南山楂较小而微酸，如生化汤明确所用者为南山楂，而焦三仙所用者一般为北山楂。

（2）使用炒药机可以大大提高产量。

见彩插图9-25山楂，彩插图9-26炒山楂。

（十五）焦槟榔

【药材来源】本品为棕榈科植物槟榔 *Areca catechu* L.的干燥成熟种子。春末至秋初采收成熟果实，用水煮后，干燥，除去果皮，取出种子，干燥。以个大、体重、质坚、无破裂者为佳。

【炮制作用】 槟榔味辛涩性温，入胃、大肠二经，为沉重下坠之品。下肠胃有形之物。凡阴阳两虚，中气不足者忌用。通过炒焦之后，降低了一些沉重下坠之力，但增加了蜂蜜甘缓益元之功，故焦槟榔攻积、驱虫能力较弱，保留下气消食、治泻痢后重之能，阴阳两虚之人亦可使用。

【炮制方法】

（1）炮制规范制法　取槟榔片，按照《中国药典》（2020版）（通则0213）清炒法，炒至焦黄色。

本品呈类圆形薄片，直径1.5~3cm，厚1~2mm。表面焦黄色，可见大理石样花纹。质脆，易碎。气微，味涩、微苦。

（2）传统制法　先将偏口铁锅烧热，槟榔片倒入锅内，一开始用文火炒。槟榔炒焦黄之后，喷洒以蜜水。（5kg槟榔片，用蜜0.25kg，溶于0.125kg水中）。以槟榔表面呈焦黄色即可，然后扫出锅外、摊晾。

（3）现代制法

物料准备：净槟榔片，过风选机净制。

设备：滚筒燃气炒药机（简称炒锅）。

炒锅参数设置：温度为170~180℃，转速为10转/分钟，时间为40分钟左右。

炮制：将生槟榔片放入炒锅，炒至冒黄烟后密切观察，发现火星时泼入药材量10%的清水，烟气大发，再炒3分钟左右，水汽散尽即可出锅、摊晾。经风选机吹走碎渣，分装。

【关键细节处理方法】

（1）药材炒焦需要温度高、炒制时间长。

（2）冒大烟时泼入清水，再继续炒3~5分钟使水汽散尽。

（3）注意炒时先炒焦后喷蜜水，火力不要太强。

【守正创新点】 按《北京市中药饮片炮制规范》（2008版），取槟榔片，置热锅内，用中火炒至焦黄色，预先将炼蜜加适量沸水稀释，取蜜水喷洒均匀，再略炒，取出，晾凉。每100kg槟榔片，用炼蜜5kg。成品为类圆形薄片。表面焦黄色，可见大理石样花纹。质脆，易碎。气微，味涩、微苦。

而按《中国药典》（2020版），采用清炒法，不加蜂蜜，成品性状与清炒法相同。

两种炒法都可以降低槟榔的沉重下坠之性，缓和药性，只不过加少量蜂蜜后又增强了其和中缓急的性能，为北京地方用药的特色。

见彩插图9-27槟榔，彩插图9-28焦槟榔。

（十六）大黄炭

【药材来源】本品为蓼科植物掌叶大黄*Rheum palmatum* L.、唐古特大黄*Rheum tanguticum* Maxim. ex Balf.或药用大黄*Rheum officinale* Baill.的干燥根及根茎。秋末茎叶枯萎或次春发芽前采挖，除去细根，刮去外皮，切瓣或段，绳穿成串干燥或直接干燥。以质坚实、断面锦纹明显、色红棕、气清香、味苦而微涩、嚼之粘牙者为佳。

【炮制作用】大黄片棕黄色，走血分、泻下作用较强。炒焦后大黄焦黄色，味苦涩。取其下行止血之意。炒焦后增加凉血止血作用，可用于血热吐衄，尿血、崩漏。

【炮制方法】

（1）炮制规范制法　取大黄片，大小分开，置热锅内，用武火180~220℃炒至表面焦黑色，内部焦褐色，喷淋清水少许，熄灭火星，取出，晾干。

本品为不规则厚片。表面焦黑色，内部焦褐色。质轻而脆。气微，味微苦。

（2）传统制法　铁锅预热，取干燥的大黄片倒入锅内，徐徐加热，不断搅拌，炒到表面焦黑。炒大黄的时候会发生大量的有刺激性的浓烟，这时应勤加搅拌翻动，驱除烟气，因烟能将药片染成蓝色，并有焦苦气味。然后扫出锅外、摊晾。三天后入库。

（3）现代制法

物料准备：净大黄片。

设备：滚筒燃气炒药机（简称炒锅）。

炒锅参数设置：温度180~200℃，转速10转/分钟，时间40分钟左右。

炮制：将生大黄片放入炒锅，炒至冒烟后密切观察，泼入药材量10%的清水，待烟气大发，再炒3分钟左右，表面焦黑色，内部焦褐色、水汽基本散尽即可出锅、摊晾。经风选机吹走碎渣、糊粒，分装。

【关键细节处理方法】

（1）分档炒制。药材炒焦需要温度高、炒制时间长，如果不分档会导致炒花。

（2）冒大烟时泼入清水，再继续炒3~5分钟使水汽基本散尽。

（3）摊晾时间要长，一是散去炒制时未散净的水分，二是确保没有火星，防止死灰复燃。

【守正创新点】冒大烟时泼入清水的目的是降温、避免过度炭化、增加成品光泽。

见彩插图9-29大黄，彩插图9-30大黄炭。

（十七）醋艾炭

【药材来源】本品为菊科植物艾*Artemisia argyi* Lévl. et Vant.的干燥叶。夏季花未开时采摘，除去杂质，晒干。以叶片大而厚、背面色灰白、绒毛多、香气浓者为佳。

【炮制作用】生艾广泛用于艾灸。内服时，生则上升，热则下行。醋炒后增加了散寒止痛、温经止血的作用，对妊娠及产后下血有奇效。

【炮制方法】

（1）炮制规范制法　取净艾叶，置热锅内，用中火炒至表面焦褐色，喷淋米醋，炒干，取出，晾凉。

每100kg净艾叶，用米醋15kg。

本品为不规则的碎片。表面焦褐色，有细条状叶柄。有醋酸气。

（2）传统制法　先将偏口铁锅烧热，艾叶倒入锅中进行搅拌，炒到表面焦褐色，喷淋配好的酒水，炒干，扫出锅外，晾凉即可。

（3）现代制法

物料准备：生艾叶、药材量15%的米醋。

设备：滚筒燃气炒药机（简称炒锅）。

炒锅参数设置：温度为150~170℃，转速为10转/分钟，时间为30分钟左右。

炮制：将生艾叶放入炒锅，炒至冒烟后密切观察，随着炒制温度的升高，从冒青蓝烟到冒黄烟并出现火星时泼入药材量15%的米醋，白色烟气大发，再炒3分钟左右，水汽基本散尽即可出锅、摊晾。筛去碎渣，分装。

【关键细节处理方法】

（1）密切观察炒制过程中烟的变化，包括颜色和量，以利于掌握加醋和出锅时间。

（2）发现火星及时喷醋，以免药材着火。

（3）摊晾时间要足够，即使装袋后也要再放7天，方可入库，目的是防止入库后"死灰复燃"造成较大损失。

【守正创新点】 炒炭时有喷酒水的、有喷醋水的，还有喷清水的。喷水的目的是防止起火炭化，炒炭存性。加酒、加醋都是为了在艾叶原有的功效基础上加上酒或醋的特性，以达到临床治疗目的。

见彩插图9-31艾叶，彩插图9-32醋艾炭。

第三节　加辅料炒

一、概述

净制或切制后的药物与固体辅料同炒的方法。常用固体辅料有麸皮、伏龙肝、河砂、滑石粉、蛤粉等。目的是降低毒性、缓和药性、增强疗效、矫臭矫味等。

1.麸皮　为禾本科植物小麦 *Triticum aestivum* L.的干燥成熟果实经磨粉后筛下的种皮。主含淀粉、蛋白质及维生素等。麸皮性凉，味甘。具有健脾化滞，和中养胃的功效。

2.伏龙肝　为草或木材久经熏烧的灶心土，经加工粉碎成细粉。主含硅酸盐、钙盐及多种碱性氧化物。为红褐色粉末，气微，味淡。

伏龙肝性温，味甘。具有温中和胃，止呕止泻，涩肠止血的功效。

3.河砂　为洗净干燥后的过二号筛的砂子。一般作为传热物质烫制质地坚硬的药材，使质地松脆，易于粉碎和煎出有效成分。久用变色或炮制过毒性中药后的砂子，不可再用。

4.蛤粉　为帘蛤科动物文蛤 *Meretrix meretrix* Linnaeus 或青蛤 *Cyclina sinensis* Gmelin 的干燥贝壳。用水洗净，粉碎成细粉。为类白色的粉末，气微，味淡。

蛤粉性寒，味苦、咸。具有清热化痰，软坚散结，制酸止痛的作用。

5.滑石粉　为硅酸盐类矿物滑石族滑石经精选净化、粉碎、干燥制成。主含含水硅酸镁〔$Mg_3(Si_4O_{10})(OH)_2$〕。为白色或类白色的粉末，气微，味淡。（应符合《中国药典》2020年版一部标准）。

滑石粉性寒，味甘淡。具有利尿通淋，清热解毒，祛湿敛疮的功效。

二、制法详述

（一）麸炒

将净制或切制后的药物用麦麸熏炒的方法。又称"麦麸炒"或"麸皮炒"。麦麸用量与药物的比例一般为100kg药物用10~15kg麦麸。

麦麸为小麦的种皮，呈褐黄色。主含淀粉、蛋白质及维生素等。性平，味甘、淡，能和中益脾。与药物共制能缓和药物的燥性，增强疗效，矫味，使药物色泽均匀一致。麦麸还能吸附油质，亦有作为煨制的辅料。麸炒的目的如下：①增强疗效　增强补脾和胃作用，如山药、白术等，经麦麸炒制后，可增强其疗效。②缓和药性　某些作用强烈的药物，如枳实具强烈的破气作用、苍术药性燥性，经麸炒后药性缓和，不致耗气伤阴。③矫臭矫味　如僵蚕，生品气味腥臭，经麸炒后，矫正其气味，便于服用。

见彩插图9-33麦麸，彩插图9-34炒后不同火候麦麸。

1.麸炒芡实

【药材来源】本品为睡莲科植物芡 *Euryale ferox* Salisb.的干燥成熟种仁。秋末冬初采收成熟果实，除去果皮，取出种子，洗净，再除去硬壳（外种皮），晒干。以断面色白、粉性足者为佳。

【炮制作用】生芡实味甘微涩性平（凉）生用易"动风凉气"，通过麸炒能改善其滞气之性，增强温中止痢之能。

【炮制方法】

（1）炮制规范制法　取麸皮，撒入热锅内，待冒烟时，加入净芡实，迅速翻动，用中火炒至断面微黄色，取出，筛去麸皮，晾凉。每100kg净芡实用麸皮10kg。

炮制成品呈类球形或半球形。表面深棕红色。断面微黄色至棕黄色，粉性。有香气，味淡。

（2）传统制法　将芡实簸去杂质，每5kg芡实用0.5kg麦麸皮。烧柴火灶，火力先武后文，将偏口铁锅烧至极热，将麸子撒在铁锅内壁上，会立即起烟，迅速将芡实米倒于锅内，用笤帚急速不停搅拌，时间不宜过长，看到稍微挂些黄色，随即扫出锅外，倒入容器之内，筛去麦麸皮，晒凉即可。

注意事项：时间要短，动作要快。

（3）现代制法

物料准备：将芡实事先破为两半，去除杂质；将生芡实量10%的麸皮装入桶中备用。

设备：卧式燃气旋转炒锅。

炮制：将旋转炒锅预先预热，将麸皮放入锅中，起烟后马上放入芡实。

炒锅参数设置：温度为120~130℃，转速为16~18转/分钟，时间为30分钟左右。25分钟左右时要频繁打开转锅门查看炒制火候，芡实断面微黄色时出锅、摊晾。

经筛选机去除麸皮、芡实壳、碎渣，风选机吹走附着在芡实上的粉面、纤维，手工挑拣糊料，分装。

【关键细节处理方法】

（1）芡实的水分应控制在13%以下，也可通过手摸、牙嗑等传统经验对芡实原料进行评定。如水分过大，在入锅时很快吸附麸皮的灰烟，造成成品断面颜色发暗，不美观，达不到断面微黄的要求。

（2）为了炒制芡实时同步炒好，先将芡实破碎为两半，可以避免整个芡实欠火或半个芡实过火的现象。

（3）炒制过程中，前半段不要频繁打开锅门，以利于麦麸的烟气熏入芡实，后半段尤其是临近出锅时要频繁观察，以免过火。

【守正创新点】

（1）现在的麸皮与以前有了较大的变化。原来采用碾压法磨面，麸皮中残存白面，而现在加工面粉工艺改进，麸皮中已经没有面粉了，更容易起烟、焦糊。使用燃气旋转炒锅，可以更精准地控制温度，也可以利用机械力达到药料混合更均匀。

（2）旋转炒锅基本密闭，在防止麦麸的烟四散的同时，更有利于麦麸的烟气渗透入药物，起到改善芡实药性的作用。

（3）如果麸炒芡实断面呈鲜亮的黄色，为出锅前加白糖上色以后形成的颜色。

见彩插图9-35芡实，彩插图9-36麸炒芡实。

2.麸炒薏米

【药材来源】本品为禾本科植物薏米 *Coix lacryma-jobi* L.var.*mayuen*（Roman.）Stapf的

干燥成熟种仁。秋季果实成熟时采割植株，晒干，打下果实，再晒干，除去外壳、黄褐色种皮及杂质，收集种仁。以粒大、饱满、色白者为佳。

【炮制作用】生薏苡仁性微寒，味甘淡，为除湿行水之药，生用利湿热性强。麸炒之后改善其寒性，药势和缓，补肺气、止泻痢。

【炮制方法】

（1）炮制规范制法　取麸皮，撒入热锅内，待冒烟时，加入净薏苡仁，迅速翻动，用火110~140℃炒至表面黄色，取出，筛去麸皮，晾凉。每100kg净薏苡仁，用麸皮10kg。

成品性状：呈宽卵形或长椭圆形。表面黄色。腹面有1条较宽而深的纵沟。质坚实。有香气，味微甜。

（2）传统制法　将生薏苡仁簸去杂质，每5kg薏仁用0.5kg麦麸皮。烧柴火灶，火力先武后文，将偏口铁锅烧至极热，将麸子撒在铁锅内壁上，马上就会起烟，迅速将芡实米倒于锅内，用笤帚勤搅拌，看到乳白色的薏仁稍微挂一点黄色，立即扫出锅外，倒入容器之内，筛去麦麸皮，晒凉即可。

注意事项：宜用武火，时间要短，动作要快。

（3）现代制法

物料准备：将生薏米去除杂质；生薏米量10%的麸皮装入桶中备用。

设备：卧式电加热旋转炒锅。

炒锅参数设置：温度120~150℃，转速16~18转/分钟，时间30分钟左右。

炮制：将旋转炒锅预先预热，将麸皮放入锅中，起烟后马上放入生薏米。25分钟左右时要频繁打开转锅门查看炒制火候，薏米呈微黄色时出锅、摊晾。经筛选机去除麸皮、碎渣，风选机吹走附着在芡实上的粉面、表皮，手工挑拣糊个，分装。

【关键细节处理方法】

（1）薏米质地比较坚实，颜色浅，所以需要火力均匀、持久。适合使用电加热为热源的炒锅。

（2）要把麦麸的香味熏入质地坚实的药里，转速、温度、时间都很关键。颜色越浅的药物越吃火，但时间过长易爆花、温度过高易炒煳。

（3）炒制过程中，前半段不要频繁打开锅门，以利于麦麸的烟气熏入薏米，后半段尤其是临近出锅时要频繁观察，以免过火。

【守正创新点】

（1）薏苡仁质地比较坚实，颜色浅，不易上色，但颗粒较小，一旦上色后又容易爆花、焦煳。在热源选择上，使用电加热旋转炒锅，与柴火、煤火相比，天然气可以更精准地控制温度，火力的虚实更适合薏米的质地。

（2）旋转炒锅基本密闭，在防止麦麸的烟四散的同时，更有利于麦麸的烟气渗透入药物，起到改善薏米药性的作用。

（3）炒薏米用电锅，120~150℃，30分钟左右，是经过反复实践摸索出来的炒制条件。

见彩插图9-37薏苡仁，彩插图9-38麸炒薏苡仁。

3. 麸炒僵蚕

【药材来源】本品为蚕蛾科昆虫家蚕 *Bombyx mori* Linnaeus 4~5龄的幼虫感染（或人工接种）白僵菌 *Beauveria bassiana*（Bals.）Vuillant 而致死的干燥体。多于春、秋季生产，将感染白僵菌病死的蚕干燥。以条粗、质硬、色白、断面光亮者为佳。

【炮制作用】矫臭矫味。

【炮制方法】

（1）炮制规范制法　取原药材，除去杂质。取麸皮，撒入热锅内，待冒烟时，加入净僵蚕，迅速翻动，用中火炒至表面淡棕黄色，取出，筛去麸皮，晾凉。

每100kg净僵蚕，用麸皮10kg。

（2）传统制法　僵蚕簸净，大小分档。铁锅烧至极热，将麸子撒在锅内，每炒药5kg用0.5kg麸子。当麸子起烟时立即将僵蚕倒入锅内，急用长把笤帚来回地搅拌八九次后，僵蚕就会挂上微黄色，迅速将炒好的僵蚕扫出锅外，倒入铁丝笆内，筛去麸子，晾凉即可。

注意事项：火力要先武后文，时间要短，动作要快。每炒一锅就需添一次火。

（3）现代制法

物料准备：将生僵蚕去除杂质，大小分档；僵蚕量10%的麸皮装入桶中备用。

设备：卧式电加热旋转炒锅。

炒锅参数设置：温度130~150℃，转速10转/分钟，时间25分钟左右。

炮制：将燃气旋转炒锅预先预热，将麸皮放入锅中，起烟后马上放入僵蚕。20分钟左右时要频繁打开转锅门查看炒制火候，僵蚕呈淡棕黄色时出锅、摊晾。经筛选机去除麸皮、碎渣，风选机吹走附着在僵蚕上的粉面、碎渣，手工挑拣糊片、杂质，分装。

【关键细节处理方法】

（1）净僵蚕大小分档，否则易出现生糊不均的现象。

（2）僵蚕比较好炒，火候与温度控制不用那么严格，避免炒过火即可。

【守正创新点】传统偏锅炒制方法产量低，每锅只能炒几公斤，且容易因不停翻炒搅拌造成僵蚕破碎。旋转电加热锅很好地解决了翻炒造成的破碎，大幅提高产量。

见彩插图9-39僵蚕，彩插图9-40麸炒僵蚕。

4.麸炒苍术

【药材来源】本品为菊科植物北苍术 *Atractylodes chinensis*（DC.）Koidz.或茅苍术 *Atractylodes lancea*（Thunb.）DC.的干燥根茎。春、秋二季采挖，除去泥沙，晒干，撞去须根。以质坚实、断面朱砂点多者为佳。

【炮制作用】苍术味甘微辛性温，温燥之性较强，麸炒后燥性减弱，辛香醒脾增强，可用于脾胃寒湿症。

【炮制方法】

（1）炮制规范制法　取麸皮，撒入热锅内，待冒烟时，加入苍术片，迅速翻动，用文火炒至表面深黄色，取出，筛去麸皮，晾凉。每100kg苍术片，用麸皮10kg。

本品成品为类圆形或条形厚片。表面深黄色，有焦香气。

（2）传统制法　苍术簸净，大小分档。铁锅烧至极热，火力先暴后微，每炒一锅就需添一次火。将麸子撒在锅内，每炒药5kg用0.5kg麸子。当麸子起烟时立即将苍术倒入锅内，急用长把笤帚来回搅拌八九次后，苍术就挂上微黄色，迅速将炒好的苍术片扫出锅外，倒入铁丝箩内，筛去麸子，倒入容器内，晾凉即可。

注意事项：火力要先武后文，时间要短，动作要快。

（3）现代制法

物料准备：将生苍术片去除杂质，大小分档；生苍术片量10%的麸皮装入桶中备用。

设备：卧式燃气旋转炒锅。

炒锅参数设置：温度120~150℃，转速16~18转/分钟，时间30分钟左右。

炮制：将燃气旋转炒锅预先预热，将麸皮放入锅中，起烟后马上放入生苍术片。25分钟左右时要频繁打开转锅门查看炒制火候，苍术片呈微黄色时出锅、摊晾。经筛选机去除麸皮、碎渣，风选机吹走附着在苍术片上的粉面、碎渣，手工挑拣糊片、杂质，分装。

【关键细节处理方法】

（1）苍术片应大小分档。

（2）麦麸量少，烟气不足，达不到熏炒要求；麦麸量多，造成浪费。

（3）苍术含挥发油，温度过高、时间过长都易造成因走油而颜色过重。

（4）苍术在产地干燥时有烘干和晒干两种方法，晒干法细胞油室保护得较好，炒制出的苍术片颜色淡黄。如果是烘干的，部分油室细胞会遭到破坏，同样条件下炒出的苍术片颜色较深。

【守正创新点】

（1）麸炒白术、枳实，枳壳、山药、僵蚕等与麸炒苍术工艺路线和原理类似，可以举一反三。

（2）一次炒制量可达80~100kg。

见彩插图9-41苍术，彩插图9-42麸炒苍术，彩插图9-43炒苍术油片。

5.麸炒枳实

【药材来源】本品为芸香科植物酸橙 *Citrus aurantium* L. 及其栽培变种或甜橙 *Citrus sinensis* Osbeck 的干燥幼果。5~6月收集自落的果实，除去杂质，自中部横切为两半或切片，晒干或低温干燥，较小者直接晒干或低温干燥。以外皮色黑绿、肉厚色白、个小、体坚实、香气浓者为佳。

【炮制作用】没有炒过的枳实其性峻烈、质坚硬不易粉碎。而炒后峻烈之性降低，减少了刺激性，而且烫后质地酥脆便于粉碎。

【炮制方法】

（1）炮制规范制法　取麸皮，撒入热锅内，待冒烟时，加入枳实片，迅速翻动，用火110~140℃炒至表面深黄色，取出，筛去麸皮，晾凉。本品为类圆形薄片。表面深黄色，有的有焦斑。质脆。气焦香，味微苦。

每100kg枳实片，用麸皮10kg。

（2）传统制法　将粗细适当的砂土倒入锅内，加热，不断搅拌，加热到100℃以上时将枳实倒入锅内，炒到枳实在锅内有极轻微的响声，同时可闻到有枳实固有的香味，其表面看到略有小泡，枳实膨胀鼓起，立即连同沙土一起铲出，筛去砂土即可。

注意事项，烫枳实的时候砂土不能太热，以免将枳实烫焦丧失药力；必须要将沙土筛净。

（3）现代制法

物料准备：将枳实片去除杂质；将枳实片量10%的麸皮装入桶中备用。

设备：卧式电加热旋转炒锅。

炒锅参数设置：温度120~150℃，转速10转/分钟，时间30分钟左右。

炮制：将旋转炒锅预先预热，将麸皮放入锅中，起烟后马上放入枳实片。25分钟左右时要频繁打开转锅门查看炒制火候，枳实片呈深黄色时出锅、摊晾。经筛选机去除麸皮、碎渣，风选机吹走附着在枳实片上的粉面、碎渣，手工挑拣糊片、杂质，分装。

【关键细节处理方法】中火慢炒，待枳实片呈深黄色、麦麸呈棕黑色时立即出锅，以免过火炒焦。

【守正创新点】

（1）枳实的来源有两种，分酸橙和甜橙。酸橙个小，一分为二，形似鹅眼，习称鹅眼枳实；甜橙个头较大，可以切成薄片，两者饮片在形态上差别较大。

（2）因枳实饮片质地较硬，鹅眼枳实传统采用砂烫的方法，利用砂子的高温使枳实酥脆，利于煎出有效成分；而枳实片比鹅眼枳实薄很多，麸炒既可以达到酥脆、减少峻烈之性的目的，又可以增加麦麸的健脾醒脾的作用。

见彩插图9-44枳实，彩插图9-45麸炒枳实。

6.麸炒山药

【药材来源】本品为薯蓣科植物薯蓣 *Dioscorea opposita* Thunb.的干燥根茎。冬季茎叶枯萎后采挖，切去根头，洗净，除去外皮及须根，干燥；也有选择肥大顺直的干燥山药，置清水中，浸至无干心，闷透，切齐两端，用木板搓成圆柱状，晒干，打光，习称"光山药"。以条粗、质坚实、粉性足、色白者为佳。

【炮制作用】增强补脾和胃作用。

【炮制方法】

（1）炮制规范制法　取麸皮，撒入热锅内，待冒烟时，加入山药片，迅速翻动，用中火炒至淡棕黄色，取出，筛去麸皮，晾凉。

每100kg山药片，用麸皮10kg。

（2）传统制法　山药片簸净，大小分档。铁锅烧热，将麸子撒在锅内，每炒药5kg用0.5kg麸子。当麸子起烟时立即将山药倒入锅内，急用长把笤帚来回搅拌，待山药挂上微黄色，迅速将炒好的山药片扫出锅外，筛去麸子，晾凉即可。

（3）现代制法

物料准备：将山药片去除杂质，大小分档；取生山药片量10%的麸皮装入桶中备用。

设备：卧式电加热旋转炒锅。

炒锅参数设置：温度为130~150℃，转速10转/分钟，时间30分钟左右。

炮制：将燃气旋转炒锅预先预热，将麸皮放入锅中，起烟后马上放入生山药片。临出锅前要频繁打开转锅门查看炒制火候，山药片呈淡黄色、麸子呈棕黄色时出锅、摊晾。经筛选机去除麸皮、碎渣，手工挑拣糊片、分装。

【关键细节处理方法】山药片易炒，火候与温度控制不用那么严格，避免炒过火即可。

【守正创新点】传统偏锅炒制方法产量低，每锅只能炒几公斤，且容易因不停翻炒搅拌造成山药片破碎。旋转电加热锅很好地解决了翻炒造成的破碎，可大幅提高产量。

见彩插图9-46山药，彩插图9-47麸炒山药。

（二）土炒

是将净制或切制后的药物与灶心土（伏龙肝）拌炒的方法。亦有用黄土、赤石脂炒者。

灶心土本身即是一味中药。

【药材来源】本品为久经柴草或木柴熏烧的灶心土。在修拆柴火灶时，将结成的土块取出，削去焦黑部分及杂质。以块大整齐、色棕红、断面细腻、质松者为佳。

古人对灶神的祭拜非常重视，为了显示对灶神的敬重，在崇尚龙文化的中国，灶神有了一个更为响亮的名字——伏龙。所以灶心土也称伏龙肝。

【炮制】取原药材，除去杂质，加工成碎块或粉末。

【性状】本品呈不规则块状或粉末状。棕黄色至棕褐色，表面粗糙。指划易碎，并有粉末脱落。断面可见蜂窝状小孔。质较硬。微具烟熏气，味淡。

【性味与归经】辛，微温。归脾、胃经。灶心土炒能增强药物补脾止泻的功能。如《本草蒙筌》有"陈壁土制，窃真气骤补中焦"的记载。

【功能与主治】温中和胃，止呕，止血。用于胃寒呕吐，腹痛泄泻，妊娠恶阻，吐血，衄血，便血，妇女血崩，赤白带下。

【用法】

（1）土粉炒至灵活状态时加入药物，要适当调节火力，防止药物烫焦。

（2）土温过高，药物易焦煳；过低药物内部水分及汁液渗出较少，粘不住灶心土。

（3）用土炒制同种药物时，可连续使用，若土色变深时，应及时更换新土。

见彩插图9-48土灶，彩插图9-49伏龙肝。

土炒白芍

【药材来源】本品为毛茛科植物芍药 *Paeonia lactiflora* Pall.的干燥根。夏、秋二季采挖，洗净，除去头尾及细根，置沸水中煮后除去外皮或去皮后再煮，晒干。以根粗、坚实、粉性足、无白心或裂隙者为佳。

【炮制作用】白芍味酸微苦，性微寒，其酸寒之性有伤升发之气，故产后胃寒者禁用。伏龙肝性温得土火之气而成，通过土炒改善了酸寒之性，得到土中泻木之能，故补脾止泻的功能增强。

【炮制方法】

（1）炮制规范制法　取伏龙肝细粉，置热锅内，用中火炒至灵活状态时，加入白芍片，炒至表面挂土色，取出，筛去伏龙肝细粉，晾凉。

每100kg白芍片，用伏龙肝细粉30kg。

（2）传统制法　灶心土压成细粉，于锅内炒微热并除去一些挥发成分时，将白芍投于热土之中，用铁铲不断搅拌翻动，利用热土将白芍炒到表面微显红黄色，嗅到白芍固有焦香气味为度，出锅、筛去除灶心土即可。

（3）现代制法

物料准备：生白芍片、伏龙肝土块粉碎成细分，过70~80目筛备用。

设备：滚筒燃气炒药机（简称炒锅）。

炒锅参数设置：温度150~170℃，转速10转/分钟，时间20~30分钟。

炮制：将药材量30%的伏龙干土倒入炒锅炒至灵活状态，加入白芍，待伏龙干土细粉均匀挂在药物表面即可出锅。晾凉，过电动筛筛去细土即可。

【关键细节处理方法】

（1）先炒土3~5分钟至流利灵活状态后再加药，不可将土与药同时入锅。

（2）控制火候至药表面颜色略深、筛去浮土后药表面仍均匀挂着土色为佳。

（3）火力要微一些，不宜炒焦，每炒一锅，随时添换新土。

【守正创新点】

（1）土与白芍均为质重之品，传统方法翻炒费时费力，不易翻炒均匀，产量低。机械化设备可以很好地解决这个问题。

（2）灶心土为经多年用柴草熏烧而结成的灶心土。在拆灶时将灶心烧结成的月牙形土块取下，除去四周焦黑部分及杂质，取中心红黄色者入药。为不规则块状。橙黄色或红褐色。表面有刀削痕。体轻，质较硬，用指甲可刻画成痕，断面细软，色稍深，呈颗粒状，并有蜂窝状小孔。具烟熏气，味淡。有吸湿性。以块大整齐、色红褐、断面具蜂窝状小孔、质细软者为佳。

（3）"灶"作为古代烧煮用的土制设施，由土而成，但与火有关。故"灶"中之土包含了土与火的双重特性，专入土脏脾胃而性质温热。其性味甘温微辛，色黄质重禀柴草之精英，燠热之纯阳。具厚土、奠中、温运、镇摄之能。用煤火烧者则不供药用。具有温中止血，止呕，止泻之功效。用于虚寒失血，呕吐，泄泻。

见彩插图9-50白芍，彩插图9-51土白芍。

（三）砂烫

将净制或切制后的药物与热砂共同拌炒的方法。亦称砂炒。应选择中粗颗粒的纯净河砂。用河砂做传热介质，主要取其温度高，传热快，受热均匀，适合质地坚硬的药物。

砂烫的目的是增加疗效、便于调剂和制剂、降低毒性、除去非药用部位、矫臭矫味。

1.烫骨碎补

【药材来源】本品为水龙骨科植物槲蕨 Drynaria fortunei（Kunze）J. Sm.的干燥根茎。全年均可采挖，除去泥沙，干燥，或再燎去茸毛（鳞片）。以条粗大、色棕红者为佳。

本品为扁平条状长段。表面棕褐色或深棕色，有残存的小鳞片。切面红棕色或棕黄色，维管束呈黄色点状，排列成环。体轻，质脆，易折断。气微，味淡、微涩。

【炮制作用】去毛、使之酥脆，易于煎出药效。骨碎补味辛性燥，并生绒毛，质坚而有黏性，通过炮制之后，缓和了辛燥之性，去除了绒毛，避免咽喉刺激，减少了黏性，便于煎煮和粉碎。

【炮制方法】

（1）炮制规范制法　取河砂，置热锅内，用火180~220℃炒至灵活状态，加入净骨碎补，烫至表面鼓起时，取出，筛去河砂，晾凉后除去残存毛，加工成长段。

本品为扁圆状鼓起的长段。表面棕褐色或焦黄色。切面淡棕褐色或淡棕色，有时可见维管束点状，排列成环。质轻脆。气微，味淡、微涩。

（2）传统制法　将粗细适度的砂土倒入锅内，徐徐加热，并不断搅拌，砂土加热到100℃以上，开始将骨碎补倒入锅内，不停搅拌。待黄色绒毛烫焦时，骨碎补也慢慢由坚硬变得膨胀，此时砂土的热度约为200℃即可出锅，筛去砂土，将骨碎补倒入闯毛机内，将毛闯掉即可。

（3）现代制法

物料准备：骨碎补、药材量30%河砂（30目左右）。

设备：卧式燃气旋转炒锅。

炒锅参数设置：温度为180~200℃，转速为20转/分钟，时间为20~30分钟。

炮制：先将砂土用武火炒到灵活状态，洒入少许清水，清水滴入即沸时投入骨碎补，炒制20~30分钟，待骨碎补颜色加深、出现裂纹时即可出锅。过筛筛去砂土、过风车去除绒毛。

【关键细节处理方法】

（1）投料温度控制在100℃左右，即水滴即沸的状态投料。

（2）应不停地翻动砂土，不宜过热，如火力过大，则会将骨碎补烫焦或烫僵。

（3）骨碎补烫后掉的毛成坨，需要过风车去除。

（4）骨碎补传统用整个的，现在切成段。切段烫后不利于去毛。对烫不净的毛需要手工用刀去除。

（5）没烫鼓起的药材需回锅重烫。

【守正创新点】

（1）燃气火源可以较好地控制炒制温度。

（2）整骨碎补烫后均匀膨胀，更利于去毛和辨别质量等级，应该保留整体砂烫的规格。

见彩插图9-52骨碎补，彩插图9-53烫骨碎补。

2.烫狗脊

【药材来源】本品为蚌壳蕨科植物金毛狗脊*Cibotium barometz*（L.）J. Sm.的干燥根茎。秋、冬二季采挖，除去泥沙，干燥；或去硬根、叶柄及金黄色绒毛，切厚片，干燥。药材以体肥大、色金黄、质坚实、无空心者为佳；狗脊片以厚薄均匀、质坚实、无毛、无空心者为佳。

【炮制作用】使之酥脆，易于煎出药效。

【炮制方法】

（1）炮制规范制法　取河砂，置热锅内，用火180~220℃炒至灵活状态，加入狗脊片，烫至表面鼓起呈棕色时，取出，筛去河砂，晾凉后除去残存绒毛。

本品为不规则类圆形或长椭圆形厚片。表面鼓起，呈棕色至棕褐色，近边缘处有1条棕黄色隆起的木质部环纹。质松脆。气微，味淡、微涩。

（2）传统制法　将粗细适度的砂土倒入锅内，徐徐加热并不断搅拌，砂土热到100℃以上，开始将狗脊片倒入锅内，不停搅拌。待黄色绒毛烫焦时，狗脊片也慢慢由坚硬变膨胀起来，此时砂土的热度大约200℃即可出锅，筛去砂土，将狗脊片倒入闯毛机内，将毛闯掉即可。

（3）现代制法

物料准备：狗脊片、药材量30%河砂。

设备：卧式燃气旋转炒锅。

炒锅参数设置：温度180~200℃，转速20转/分钟，时间30分钟左右。

炮制：先将砂土用武火炒到灵活状态，洒入少许清水，清水滴入即沸时投入狗脊片，炒制25分钟，待狗脊片颜色加深、绒毛焦黄，狗脊片膨胀起来，有些绒毛被烫脱落下来时即可出锅。过筛筛去砂土、过风车去除绒毛。

【关键细节处理方法】

（1）狗脊片毛多，皮厚而块大，所以烫的时间要长一些。

（2）将仍有带毛的狗脊片倒入闯毛机或手工去毛。

（3）没烫鼓起的药材需回锅重烫。

见彩插图9-54狗脊，彩插图9-55烫狗脊。

（四）滑石粉炒

将净制或切制后的药物与滑石粉共同拌炒的方法。亦称滑石粉烫。

用滑石粉具甘寒之性，有清热利尿的功能，作为传热介质，因细腻而滑利，传热作用较砂慢，故适合韧性较大的动物类药物。

滑石粉炒的目的是降低毒性、矫味、使药物质地酥脆、便于调剂和制剂。

1.煨肉豆蔻

【药材来源】本品为肉豆蔻科植物肉豆蔻*Myristica fragrans* Houtt.的干燥种仁。果实成熟时采收，取种子，剥去假种皮，将种仁浸入石灰乳一日后，低温干燥。以粒饱满、油性足、香气浓者为佳。

【炮制作用】生肉豆蔻味辛辣，为中下焦之药，含油分很多，不仅刺激性较强，还有滑肠之患。煨后破坏了它的油分，缓和刺激性，达到温中消食、止泻固肠的疗效。

【炮制方法】

（1）炮制规范制法　取原药材，除去杂质，取滑石粉，置热锅内，用文火炒至灵活状态，加入净肉豆蔻，缓缓翻动，炒至表面稍鼓显微黄色，取出，筛去滑石粉，晾凉。

每100kg净肉豆蔻用滑石粉40kg。

（2）传统制法

方法一：将肉豆蔻放在容器内，加水挂一层滑石粉，然后再挂面粉，厚度约0.3cm，微干备用。将细砂土倒入锅内，微火加热后，砂土均匀受热，呈疏松状态时将挂好面粉的肉豆蔻倒入锅内，用铲子不断地搅拌。等肉豆蔻油分烫出面粉外边，看到紫黑色的浮油时，便会听到爆裂声。面粉外壳已有破裂之处，随之用铁笊篱将肉豆蔻捞出，筛去砂土，趁热将面壳去掉即可。

方法二：将滑石粉倒入锅内，用温火将滑石粉炒热到约100℃。将肉豆蔻倒入锅内，不断搅拌，看到肉豆蔻透出油脂，这时的热度约为200℃，用铁笊篱捞出筛去滑石粉即可。

卵圆形或椭圆形，表面灰棕色或灰黄色，外被白粉。质坚，断面显棕黄色相杂的大理石花纹，宽端可见干燥皱缩的胚。气香，味辛。

（3）现代制法

物料准备：净肉豆蔻、药材量40%滑石粉。

设备：卧式燃气旋转炒锅。

炒锅参数设置：温度为150~170℃，转速为20转/分钟，时间为20分钟左右。

炮制：将药材量40%的滑石粉倒入炒锅炒至灵活状态，加入肉豆蔻，炒到肉豆蔻微鼓起、表面颜色略加深，偶见裂纹，断面颜色由黄棕变成棕褐色，滑石粉均匀挂在药物表面且略湿润时即可出锅。晾凉，过电动筛筛去滑石粉即可。

【关键细节处理方法】

（1）先炒滑石粉3~5分钟至流利灵活状态后再加药，不可将滑石粉与药同时入锅。

（2）温度不宜过高，时间应长一些，利于油脂被充分吸出。

（3）肉豆蔻炒前炒后颜色变化不明显，控制火候至药表面略鼓起、药物表面滑石粉略显湿润时出锅为佳。

【守正创新点】传统制法有裹面后再用滑石粉煨、砂烫等方法，目的是要达到使药物长时间均匀受热的效果，即使刺激性油脂被吸出，又不会使药物失效，由于面粉的包裹阻隔，不与滑石粉直接接触，不增加新的药物。现在用滑石粉直接煨，会有少量滑石粉挂在肉豆蔻表面及裂纹中，相当于增加了利尿通淋、清热解暑的作用，减弱了肉豆蔻的温中行气、涩肠止泻作用。但现在用量大，再用面粉包裹不现实，有在滑石粉煨后再洗去滑石粉的，也有保留滑石粉的。应该了解面裹滑石粉煨的传统工艺。

传统的火力（柴火、煤火）长时间控制锅内热度稳定难度较大，需要靠有经验的专门烧火的人添柴（煤）撤柴（煤）来控制火候，稍不注意就可能过火或欠火，而且锅内温度全凭经验感觉，需要炒制的师傅与烧火的师傅密切配合。现代化热源可以通过控制燃气流量控制温度，从而简化加热步骤，节约粮食、降低成本。

滑石粉与肉豆蔻均为质重之品，传统方法翻炒费时费力，不易翻炒均匀，产量低。机械化设备可以很好地解决这个问题。

肉豆蔻个大质坚，手工捣碎较困难，可以用对辊机根据用药计划提前破碎，装入内膜袋防止氧化、走油、浸湿纸袋。

见彩插图9-56肉豆蔻，彩插图9-57煨肉豆蔻。

2.烫水蛭

【药材来源】本品为水蛭科动物蚂蟥 *Whitmania pigra* Whitman、水蛭 *Hirudo nipponica* Whitman 或柳叶蚂蟥 *Whitmania acranulata* Whitman 的干燥全体。夏、秋二季捕捉，用沸水烫死，晒干或低温干燥。以条整齐、色黑褐者为佳。

【炮制作用】水蛭生品有毒，多入煎剂，以破血逐瘀为主。滑石粉炒后能降低毒性，质地酥脆，利于粉碎，多入丸散。并有矫味矫臭和杀灭虫卵的作用，有利于保管和服用。

【炮制方法】

（1）炮制规范制法

烫水蛭　取净水蛭段，照《中国药典》（2020年版）炒法（通则0213）用滑石粉烫至微鼓起。

本品呈不规则段状、扁块状或扁圆柱状，略鼓起，背部黑褐色，腹面棕黄色至棕褐色，附有少量白色滑石粉。断面松泡，灰白色至焦黄色。气微腥。

（2）传统制法　取原药材，除去杂质，洗净，浸泡0.5~1小时，取出，闷润2~4小时，至内外湿度一致，切中段，干燥。取水蛭段，加黄酒拌匀，闷润1~2小时，至黄酒被吸尽，置热锅内，用文火炒干，取出，晾凉。每100kg水蛭段，用黄酒20kg。

（3）现代制法

物料准备：净水蛭、药材量30%滑石粉。

设备：卧式燃气旋转炒锅。

炒锅参数设置：温度150~170℃，转速20转/分钟，时间20分钟左右。

炮制：将药材量30%的滑石粉倒入炒锅炒至灵活状态，加入水蛭，炒到水蛭微鼓起、表面颜色黄棕或黄褐色，质地疏松，有裂纹、滑石粉均匀挂在药物表面即可出锅。晾凉，过电动筛筛去滑石粉即可。

【关键细节处理方法】滑石粉炒制灵活状态再加入生水蛭，筛净滑石粉，避免滑石粉使水蛭人为增重。

【守正创新点】

（1）在《北京市中药饮片炮制规范》中，采用的是酒炒方法。

取原药材，除去杂质，洗净，浸泡0.5~1小时，取出，闷润2~4小时，至内外湿度一致，切中段，干燥。取水蛭段，加黄酒拌匀，闷润1~2小时，至黄酒被吸尽，置热锅内，用文火炒干，取出，晾凉。每100kg水蛭段，用黄酒20kg。

本品为不规则中段。背部黑色或黑褐色，有多数环节；腹面平坦，棕黄色，有的一端略尖，并具圆形环圈（吸盘）。切面胶质状。质脆，易碎。气微腥，味咸苦，微有酒气。

酒炒除了可以使药材质地疏松之外，酒还可以增加水蛭的活血化瘀功效；而滑石粉烫后水蛭更酥松。目前两种制法的水蛭均在广泛应用。

（2）历史上水蛭炮制方法很多，汉代有熬，暖水洗等去腥法。宋代有炒令微黄、微煨令黄，水漫去血子后米炒，石灰炒过再熬，米油浸一宿后暴干、以冬猪脂煎令焦黄、焙干，米炒，麝香炒法等。元代出现了盐炒法。明代增加了油炒、炙法。清代沿用前人之法的基础上又增加了香油炒焦法。均值得研究。

现行炮制方法除了普遍使用的滑石粉烫法，还有猪油制（《中国药典》1963年版），以及地方惯用药炮制方法：酒制、清炒、石灰炒、砂烫、蜜炙、米油水制、麻油炙、醋制，烤制法等。

见彩插图9-58水蛭，彩插图9-59烫水蛭。

（五）蛤粉炒

将净制或切制后的药物与蛤粉共同拌炒的方法。亦称蛤粉烫。

蛤粉为软体动物文蛤或青蛤的贝壳制成的细粉。具咸寒之性，有清热利湿、软坚化痰的功能。蛤粉因颗粒细小，所用火力弱，传热作用较砂慢，故适合胶类药物。

蛤粉烫的目的是增加疗效、使药物质地酥脆、便于调剂制剂、降低药物的滋腻之性、矫味。

阿胶珠

【药材来源】本品为马科动物驴 *Equus asinus* L.的干燥皮或鲜皮经煎煮、浓缩制成的固体胶。将驴皮浸泡去毛，切块洗净，分次水煎，滤过，合并滤液，浓缩（可分别加入适量的黄酒、冰糖和豆油）至稠膏状，冷凝，切块，晾干，即得。以色乌黑、光亮、断面色紫红、质脆者为佳。

【炮制作用】生阿胶性黏腻，难于消化脾胃弱者忌服。烫后便于制剂、服用、减少滋腻，矫臭矫味。

【炮制方法】

（1）炮制规范制法　取蛤粉，置热锅内，用文火炒至灵活状态，蛤粉温度为140~160℃时，加入阿胶丁，烫至成珠，内无溏心，迅速取出，筛去蛤粉，晾凉。

每100kg阿胶丁，用蛤粉30kg。

本品为类球形。表面黄棕色，附有少量灰白色粉末，中空，膨松略呈海绵状，质酥，易碎。气香，味微甘。

（2）传统制法　先将蛤粉倒入锅内，用文火徐徐加热，待蛤粉能从锅边往下流而不粘锅时即可，将阿胶丁放入锅内。用铁铲不停地搅拌。黑褐色的胶丁逐渐膨胀，成为外面被烫为白色、内部褐色并带有蜂窝的阿胶珠时急用笊篱从锅内捞出，倒入容器内，筛去蛤粉晾凉即可。

（3）现代制法

物料准备：阿胶丁、药材量30%蛤粉。

设备：卧式燃气旋转炒锅。

炒锅参数设置：温度120~130℃，转速20转/分钟，时间为20分钟左右。

炮制：将药材量30%的蛤粉倒入炒锅炒至灵活状态，加入阿胶丁，烫至成珠，内无溏心，迅速取出，筛去蛤粉，晾凉。过电动筛筛去滑石粉即可。

【关键细节处理方法】

（1）先炒蛤粉3~5分钟至流利灵活状态后再加药，不可将蛤粉与药同时入锅。

（2）控制阿胶丁大小尺寸，边长7mm左右的丁烫出来的阿胶珠直径为1.5~2cm，边长10mm左右的丁烫出来的阿胶珠直径为2.5~3cm，直径越大成品破损率越高。

（3）从投料开始至5~8分钟时鼓起成球，要控制出锅时机。使用旋转炒锅，从开始出药到完成需要7~8转，后面的阿胶珠会继续膨化，直径比先出锅的略大。过度膨化也影响品质。

（4）蛤粉可连续使用，但颜色加深后宜及时更换。

【守正创新点】

（1）除用蛤粉炒以增加清肝作用外，还有用蒲黄炒以增加行血作用等其他炒制方法，按临床需要起不同作用。

（2）蛤粉炒的总体功效是降低药品黏腻性，利于消化、粉碎等。

见彩插图9-60阿胶丁，彩插图9-61阿胶珠。

第十章　炙　法

第一节　概　述

将净选或切制后的药物，加入定量的液体辅料拌炒，使液体辅料逐渐渗入药物组织内部的炮制方法，称为炙法。随着加入辅料种类的不同，又分为酒炙、醋炙、盐炙、姜炙、蜜炙、油炙等，其操作方法也随各种辅料炙法的不同有所不同，但均要求液体辅料能尽可能多地渗入到药物组织内部。一般用文火较长时间加热，以药物炒干为宜。药物吸入辅料经加热炒制后在性味、功效、作用趋向、归经和理化性质方面均能发生某些变化，起到降低毒性、抑制偏性、增强疗效、矫臭矫味、使有效成分易于溶出等作用，从而最大限度地发挥疗效。

一、各类炙法的操作方法

（1）酒炙、醋炙、盐炙、蜜炙的操作方法均有两种，即先拌辅料后炒药和先炒药后加辅料。第一种方法适用于一般性的药材，需通过先加辅料拌匀闷润的过程使液体辅料被药物所吸尽，然后置锅内炒至所需程度；第二种方法先炒药后加液体辅料，适用于特殊的药物，如质地疏松且加酒后易发黏的五灵脂、树脂类如乳香和没药、动物粪便类药物如五灵脂、含黏液较多的药材如车前子、知母、质地致密者如百合等，这些药物需先经过炒制再喷入酒、醋、盐水、蜜水。

（2）姜炙法的操作方法也有两种，一种是将药物与一定量的姜汁拌匀，放置闷润，使姜汁逐渐渗入药物内部，然后置炒制容器内，用文火炒至一定程度，取出晾凉。另一种是将药物与姜汁拌匀，待姜汁被吸尽后，进行干燥。

（3）油炙的操作方法通常有油炒、油炸和油脂涂酥烘烤。

①油炒　先将羊脂切碎，置锅内加热，炼油去渣，然后取药物与羊脂油拌匀，用文火炒至油被吸尽，药物表面呈油亮时取出，摊开晾凉。如淫羊藿。

②油炸　取植物油，倒入锅内加热，至沸腾时，倾入药物，用文火炸至一定程度，

取出，沥去油，粉碎，如三七。

③油脂涂酥烘烤　动物类药物切成块或锯成短节，放炉火上烤热，用酥油涂布，加热烘烤，待酥油渗入药内后，再涂再烤，反复操作，直至药物质地酥脆，晾凉，或粉碎，如蛤蚧。

二、各类炙法的辅料用量

酒炙药除蟾酥用白酒外均以黄酒为主，一般为每100kg药物，用黄酒10~20kg。醋炙时醋的用量一般为每100kg药物，用醋20~30kg，最多不超过50kg。盐炙时盐的用量通常是每100kg药物，用食盐2kg。加水溶化食盐时，用水量一般为食盐量的4~5倍为宜。姜炙时生姜的用量一般为每100kg药物，用生姜10kg，或用干姜3kg。羊脂油炙淫羊藿辅料用量为药材量的20%。

蜜炙用炼蜜，用量视药物性质而定，一般质地疏松，纤维多的药物用蜜量宜大，质量坚实，黏性较强，油分较多的药物用蜜量宜小。如百合每100kg用炼蜜5kg，百部每100kg用炼蜜12.5kg，每100kg桂枝用炼蜜15kg，每100kg枇杷叶丝，用炼蜜20kg等。通常为每100kg药物，用炼蜜25kg。特别注意：一般用量和特殊用量均必须记忆，如黄连酒炙、姜炙和吴萸炙的辅料用量。

三、各类炙法的注意事项

（1）易挥发的辅料和药物拌匀酒拌润时，容器应加盖，以促使辅料渗入药物组织内部，防辅料挥发；若酒、醋的用量较少，不易拌匀药物时，可加适量水稀释；

（2）炼蜜应加开水稀释，加水量为炼蜜量的1/3~1/2，以蜜汁能与药物拌匀而又无剩余的蜜液为宜，闷润适当时间，使蜜汁逐步渗入药内。炙药一般用文火，勤翻动，炙炒至不粘手时，取出摊凉。蜜炙时，火力要小，以免焦化，炙的时间可稍长，要尽量将水分除去避免发霉。蜜炙药物放凉后密闭贮存，以免吸潮发黏或发酵变质；贮存的环境除应通风干燥外，还应置阴凉处，不宜受日光直接照射。

第二节　酒　炙

一、概述

将净制或切制过的药物，与酒拌匀，再加热炒至规定程度；或先将药材炒至微黄，再用酒喷洒，炒干。

酒炙的主要目的如下。

（1）改变药性，引药上行　临床上常用的一些苦寒药，性本沉降下行，多用于清中、下焦湿热。酒炙后不但能缓和寒性，免伤脾胃阳气，并可借酒升提之力引药上行，而能清上焦邪热。如大黄、黄连、黄柏等。

（2）增强活血通络作用　酒制能改变药物组织的物理状态，有利于成分的浸润、溶解、置换、扩散与溶出过程的进行，即可产生某些"助溶"作用提高有效成分的溶出率。临床上常用的一些活血祛瘀、通络药多用酒炙，一方面使酒与药物协同发挥作用，另一方面使药物有效成分易于煎出而增强疗效。如当归、川芎、桑枝等。

（3）矫臭去腥　一些具有腥气的动物类药物，经酒炙后可除去或减弱腥臭气，如乌梢蛇、蕲蛇、紫河车等。

酒炙法所用的酒以黄酒为主。酒的用量：一般为药物每100kg，用黄酒10~20kg。酒的用量为每100kg药物用酒10~20kg。

二、制法详述

（一）酒当归

【药材来源】本品为伞形科植物当归 *Angelica sinensis*（Oliv.）Diels的干燥根。以主根粗长、油润、外皮色黄棕、断面色黄白、气味浓厚者为佳。

【炮制作用】当归专入血分，酒善通利血脉，故用酒炮制当归可加强当归入走血分的作用；当归功能补血活血，酒可"行药势"，用酒加工当归又可加强当归补血活血作用；当归虽能活血，但性本阴柔，入血分行走迟缓，而酒体滑性利，流动最速，用来加工当归，可促使当归上行头胸，下彻腰足，外至皮肤，内而脏腑，以治诸血分病变。

【炮制方法】

（1）炮制规范制法　取当归片，加黄酒拌匀，闷润1~2小时，至黄酒被吸尽，置热锅内，用文火炒至微干，取出，晾凉。

每100kg当归片，用黄酒15kg。

本品为类圆形或不规则薄片。表面深黄色，中间有一黄棕色环纹。质柔韧。有酒香气。

（2）传统制法　将当归片放锅内或盆内，喷洒固定量的绍兴黄酒搅拌均匀，使酒完全被吸收。将铁锅烧热，当归片倒入锅内，文火炒制。用笤帚不停搅拌，看到当归片微挂深黄色，微微有酒和当归的气味即可出锅。

（3）现代制法

准备物料：净当归片；当归片量10%的黄酒，拌匀闷润1~2小时，备用。

设备：卧式燃气旋转炒锅。

炒锅参数设置：温度为100℃，转速为12转/分钟，时间为20分钟左右。

炮制：将当归片放入锅内，文火炒至颜色略微加深、当归片被炒干即可出锅、摊晾。过直径2mm筛筛去碎末、细小杂质、灰屑，包装。

【关键细节处理方法】

（1）黄酒选含醇量15%~20%的为佳。

（2）当归片为统货，应注意是否含归尾及归尾所占比例，采用不同的炒制时间，以免炒焦。

【守正创新点】

（1）有的地方为了节省工序与成本，采取用酒闷润后再切片的方法，即每100kg当归药材加酒10kg，喷洒当归拌匀浸吸，闷润1小时左右，切圆片，晾干后即当作酒当归。

（2）酒浸法虽然加酒了，但整当归吃酒并不均匀，归尾润透了而归身、归头部因质地较坚硬只渗透进1~2cm，而且没有炒制的环节，酒润透晾干后几乎都挥发了，与炒疏松后再喷入黄酒有差别，先润后切的方法制成的成品不符合炮制要求。

见彩插图10-1当归，彩插图10-2酒当归。

（二）酒白芍

【药材来源】本品为毛茛科植物芍药 *Paeonia lactiflora* Pall. 的干燥根。夏、秋二季采挖，洗净，除去头尾及细根，置沸水中煮后除去外皮或去皮后再煮，晒干。以根粗、坚实、粉性足、无白心或裂隙者为佳。

【炮制作用】平肝止痛，养血调经，敛阴止汗。用于胁肋疼痛，腹痛，产后腹痛。

【炮制方法】

（1）炮制规范制法　取白芍片，加黄酒拌匀，闷润1~2小时，至黄酒被吸尽，置热锅内，用文火炒至微黄色，取出，晾凉，筛去碎屑。

每100kg白芍片，用黄酒10kg。

本品为类圆形或椭圆形薄片。表面微黄色。质坚脆。微有酒气。

（2）传统制法　将白芍片儿放锅内或盆内，喷固定量的绍兴黄酒搅拌均匀。将铁锅烧热，白芍片倒入锅内，文火炒制。用笤帚不停搅拌，看到白芍片微干且颜色加深，即有一部分在药片周围挂有黑梢，有稀薄的青烟冒出，快速将白芍片扫出锅外，阴干。

（3）现代制法

准备物料：净白芍片；白芍片量10%的黄酒，拌匀闷润1~2小时，备用。

设备：卧式电加热旋转炒锅。

炒锅参数设置：温度为100℃，转速为12转/分钟，时间为20分钟左右。

炮制：将生白芍片放入锅内，文火炒至颜色略微加深、偶见焦斑，白芍片被炒干即可出锅、摊晾。过风车进行风选，吹走细小杂质、灰屑、糊粒，包装。

【关键细节处理方法】白芍片大小分档，否则易火候不匀（俗称炒花）。

【守正创新点】白芍质重，人工翻炒非常吃力，产量低。炒药机利用机械力量，可减轻劳动强度，提高产量。

见彩插图10-3白芍，彩插图10-4酒白芍。

（三）酒大黄

【药材来源】本品为蓼科植物掌叶大黄 *Rheum palmatum* L.、唐古特大黄 *Rheum tanguticum* Maxim.ex Balf. 或药用大黄 *Rheum officinale* Baill. 的干燥根及根茎。以质坚实、断面锦纹明显、色红棕、气清香、味苦而微涩、嚼之粘牙者为佳。

【炮制作用】生大黄性寒微苦，是峻下之品。酒炒后可以助其引药上行，泻上焦邪热，而无峻下之后患。

【炮制方法】

（1）炮制规范制法　取大黄片，加黄酒拌匀，闷润1~2小时，至黄酒被吸尽，置热锅内，用文火炒干，取出晾凉。

每100kg大黄片，用黄酒15kg。

本品为不规则厚片。表面深褐色，内部棕褐色，偶带焦斑，略有酒气。

（2）传统制法　文火将铁锅烧热，大黄片倒入锅内，用箬帚不停搅拌，炒到大黄片微干，颜色略加深，并有一部分挂焦斑并稀薄的青烟冒出时，快速出锅，晾干即可。

注意事项潮湿，应用微火，动作要快，不要炒出浓烟。

（3）现代制法

准备物料：净大黄片；大黄片量10%~15%的黄酒，拌匀闷润1~2小时，备用。

设备：卧式燃气旋转炒锅。

炒锅参数设置：温度为100℃，转速为12转/分钟，时间为15~20分钟。

炮制：将生大黄片放入锅内，文火炒至颜色略微加深、大黄片被炒干即可出锅、摊晾。过直径2mm筛筛去碎末、细小杂质、灰屑，包装。

【关键细节处理方法】

（1）大黄片大小分档，否则易火候不匀（俗称炒花）。

（2）大黄的质地和疏松的程度会因生长年限和储存时间不同而存在差异，所以用黄酒的量在10%~15%之间，根据具体情况决定用酒量，以药材将黄酒正好吸尽为度。酒量太多，吸收不完全，会造成成分流失。

【守正创新点】历代医家对大黄炮制的机制进行了一定探讨，特别是在元、明、清时期。元代《汤液本草》就有"大黄须煨，恐寒则损胃气"，"酒浸入太阳经，酒洗入阳明经，余经不用酒"。明代《本草蒙荃》："欲使上行，须资酒制。酒浸达巅顶上，酒洗至胃脘中。如欲不行，务分缓速，欲速生使，投滚汤一泡便吞；欲缓熟宜，同诸药久煎方服。"《奇效良方》："大黄苦寒，酒煨，引苦性上行至巅，驱热而下，以为使也。"清代大黄炮制理论得到进一步探讨与补充，如《本草备要》有"有酒浸酒蒸，生熟之不同，生用更峻。"《医家梓言》有"实者生用，虚弱者酒蒸熟用"之说。《药品辨义》："生用则能速通肠胃，制熟用则性味俱减仅能缓以润肠。"《本草便读》："若经酒制蒸炒，则专行小肠膀胱。"《本草述钩元》："化脾积血块，多用醋熬成膏。其酒浸煨熟者，寒因热用也。非借酒力，浸蒸熟或酒蒸微熟可也。"这些文献记载，对现代大黄炮制的机制研究有非常重要的指导意义。

见彩插图10-5大黄，彩插图10-6酒大黄。

（四）酒乌梢蛇

【药材来源】本品为游蛇科动物乌梢蛇*Zaocys dhumnades*（Cantor）的干燥体。多于夏、秋二季捕捉，剖开腹部，除去内脏，盘成圆盘状，干燥。以皮色黑褐、肉色黄白、脊背有棱、质坚实者为佳。

【炮制作用】乌梢蛇无毒，用酒炒是为了增加其祛风通络的药势，矫臭矫味。

【炮制方法】

（1）炮制规范制法　取原药材，除去杂质，去头，用温水洗净，闷润1~2小时，切1.5~3cm的段，干燥。取乌梢蛇段，加黄酒拌匀，闷润2~4小时，至黄酒被吸尽，用文火炒干，取出，晾凉。

每100kg乌梢蛇段用黄酒20kg。

本品呈不规则的段状。表面黑褐色或绿黑色，密被菱形鳞片。脊部高耸成屋脊状，两侧均可见明显的线条。腹部已剖开，边缘向内卷曲，脊肌肉厚，黄白色或灰黄色，可见脊椎骨及排列整齐的肋骨。切面黄白色或灰棕色。质坚硬。气腥，略有酒气。

（2）传统制法　将长条的乌梢蛇，断成五分长的小段，倒入盆内，用固定量的酒拌匀浸润。微火徐徐加热，乌梢蛇倒入热锅之内，不断地搅拌，炒到干松，嗅出一些固有的气味，出锅干燥。

（3）现代制法

准备物料：净乌梢蛇段；乌梢蛇量20%的黄酒，拌匀闷润2~4小时，备用。

设备：卧式燃气旋转炒锅。

炒锅参数设置：温度100℃，转速12转/分，时间20~25分钟。

炮制：将生乌梢蛇段放入锅内，文火炒至颜色略微加深、断面淡黄棕色、药材被炒干即可出锅、摊晾。过直径2mm筛，筛去碎末、细小鳞片、灰屑，包装。

【关键细节处理方法】

（1）应选择净制后去头尾的乌梢蛇，长度最好为2~4cm的段，太短容易炒碎。

（2）炒制时间不宜太长，否则鳞片容易脱落太多。

【守正创新点】使用旋转炒锅，避免不断翻炒时对乌梢蛇鳞片和肉质造成破坏。

见彩插图10-7乌梢蛇，彩插图10-8酒乌梢蛇。

第三节　醋　炙

一、概述

将净制或切制过的药物，加入定量米醋拌炒至规定程度的方法，称为醋炙法。根据药物的性质不同，可以先拌醋后炒药或先炒药后加醋。

醋炙的主要目的

（1）引药入肝，增强疗效。散瘀止痛类药物，如延胡索、三棱、莪术，醋炙后增强活血止痛作用。乳香、没药、五灵脂醋炙除增强活血止痛作用外，兼有矫臭矫味之功。疏肝理气药如青皮、香附、柴胡、郁金等醋炙可增强疏肝止痛作用，青皮、香附醋炙还能消积化滞。

（2）降低毒性，缓和药性。峻下逐水药甘遂、大戟、芫花、商陆等醋炙后能降低毒性，缓和峻泻作用。

（3）矫臭矫味。具有特殊气味的药物，如动物粪便类和树脂类，醋炙可减少不良气味，便于服用。

炮制用醋，以米醋为佳，且陈久者良。米醋味酸、苦，微温，主入肝经血分，具有收敛、解毒、散瘀止痛、矫味的作用。一般每100kg药物加米醋20~30kg，最多不超过50kg。

二、制法详述

（一）醋香附

【药材来源】本品为莎草科植物莎草 *Cyperus rotundus* L.的干燥根茎。秋季采挖，燎去毛须，置沸水中略煮或蒸透后晒干，或燎后直接晒干。以个大、色棕褐、质坚实、气香浓者为佳。

【炮制作用】生香附上行胸膈、外达皮肤，故多入解表剂中，以理气解郁为主。醋炙后，能专入肝经，增强疏肝止痛作用，并能消积化滞。炒黑则止血补虚。

【炮制方法】

（1）炮制规范制法　取原药材，除去毛须及杂质，破碎成碎粒，加米醋拌匀，闷润

1~2小时，至米醋被吸尽，置热锅内，用文火炒至表面棕褐色，取出，晾凉。

每100kg香附粒，用米醋20kg。

本品为不规则的碎块。表面棕褐色或黑褐色，有的可见残留须根痕及横环节。破断面内皮层环纹明显。略有醋酸气，味微苦。

（2）传统制法　取净香附粒块或片，加入定量米醋拌匀，稍闷润，待醋被吸尽后，置炒制容器内，用文火加热，炒干，取出晾凉。筛去碎屑。

取净香附，加入定量米醋，与米醋等量的水，共煮至醋液基本吸尽，再蒸5小时，闷片刻，取出微凉，切薄片，干燥，筛去碎屑；或取出干燥后碾成绿豆大粒块。

香附粒块或片每100kg，用米醋20kg。醋香附经蒸煮后表面黄棕色或红棕色，角质样，略有醋气。

（3）现代制法

准备物料：净香附；香附量20%的米醋，拌匀闷润1~2小时，备用。

设备：卧式燃气旋转炒锅。

炒锅参数设置：温度为100℃，转速为10转/分钟，时间为15~20分钟。

炮制：将生香附放入锅内，文火炒至颜色略微加深、香附被炒干即可出锅、摊晾。过风车进行风选，吹走细小杂质、灰屑、糊粒，包装。

【关键细节处理方法】

（1）香附分晒干货与炕干货，晒干的黄白色，有粉性，炕干火淡棕色，呈角质。炒的时候注意分开炒，以免炒花。

（2）香附质坚实，实际工作中，闷润1~2小时醋液吸收不完，一般前一日拌匀，闷润一宿，第二日炒制正合适。

（3）闷润香附时可以利用炒锅在凉锅状态下加醋，旋转拌匀。控制每锅的香附量，以利于拌匀，再将分次拌匀的香附集中闷润。

（4）用微火必须炒到干松，时间长些无妨，但不要炒焦。

【守正创新点】

（1）香附是血中气药，临床用酒、醋、盐、姜炒都能得到不错的疗效。目前常用的治法是醋制，主要目的是益血入肝、消积。

（2）传统加入定量米醋水，先煮至醋液基本吸尽，再蒸、切薄片的方法，醋的比例难以控制，炮制后醋味不浓、颜色不好看。

（3）传统记载的四制香附制法：取净香附粒块或片，加入定量的生姜汁、米醋、黄酒、盐水拌匀，稍闷润，待汁液被吸尽后，置炒制容器内，用文火加热，炒干，取出晾凉。筛去碎屑。香附每100kg，用生姜5kg（取汁），米醋、黄酒各10kg，食盐2kg（清水溶化）。四制香附表面深棕褐色，内呈黄褐色，具有清香气。

（4）酒香附制法：取净香附粒块或片，加入定量黄酒拌匀，稍闷润，待酒被吸尽后，置炒制容器内，用文火加热，炒干，取出晾凉。筛去碎屑。香附粒块或片每100kg，用黄酒20kg。酒香附表面红紫色，略具酒气。

见彩插图10-9香附，彩插图10-10醋香附。

（二）醋青皮

【药材来源】本品为芸香科植物橘 *Citrus reticulata* Blanco 及其栽培变种的干燥幼果。5~6月收集自落的幼果，晒干。以质硬、香气浓者为佳。

【炮制作用】生青皮，味苦辛，其气芳烈，破气散积，疏肝止痛。醋炒青皮，降低了药物烈性，增加了疏肝的功能，为治膈中之气的要药。

【炮制方法】

（1）炮制规范制法　取青皮片，加米醋拌匀，闷润1~2小时，至米醋被吸尽，置热锅内，用文火炒至表面淡黄棕色，取出，晾凉。

每100kg青皮片，用米醋15kg。

本品为类圆形厚片。外表皮灰绿色或黑绿色，微粗糙，有细密凹下的油室。切面淡黄棕色，瓤囊8~10瓣，淡棕色。质硬。微有醋酸气，味酸、苦、辛。

（2）传统制法　青皮倒入盆内。与固定量的米醋拌匀。锅烧到微热，青皮倒入锅内，用铲或笤帚不停搅拌，炒的时间不要长，微挂火色，嗅到青皮气味即可出锅摊凉。

（3）现代制法

准备物料：净青皮片；青皮片量15%的米醋，拌匀闷润1~2小时，备用。

设备：卧式燃气旋转炒锅。

炒锅参数设置：温度为90℃，转速为10转/分钟，时间为15~20分钟。

炮制：将生青皮片放入锅内，文火炒至颜色略微加深、呈淡黄棕色即可出锅、摊晾。过风车进行风选，吹走细小杂质、灰屑、糊粒，包装。

【关键细节处理方法】宜用微火炒的时间不宜过长。

【守正创新点】青皮除醋制外，还有麸制、制炭、烤制等炮制方法。青皮生品性烈，辛散破气力强，疏肝之中兼有发汗作用，以破气消积多用醋制；麸炒能缓和辛散之性，消除发汗作用，以免伤伐正气；炒炭能降低燥性。

见彩插图10-11青皮，彩插图10-12醋青皮。

（三）醋鸡内金

【药材来源】本品为雉科动物家鸡 *Gallus gallus domesticus* Brisson 的干燥沙囊内壁。杀鸡后，取出鸡胗，立即剥下内壁，洗净，干燥。以色黄、完整者为佳。本品为不规则小块。表面黄色、黄绿色或黄褐色，薄而半透明，具明显的条状皱纹。质脆，易碎。断面角质样，有光泽。气微腥，味微苦。

【炮制作用】生鸡内金主治消化不良，但质坚硬、有腥臊异味，不利于煎煮。醋炙后矫臭矫味、利于煎煮，更可通过醋之酸味助其药势。

【炮制方法】

（1）炮制规范制法　取鸡内金块，置热锅内，用文火炒至卷边鼓起，呈暗黄褐色时，喷淋米醋，炒干，取出，晾凉。

每100kg鸡内金块，用米醋15kg。

本品为不规则小块。表面暗黄褐色，偶带焦斑。轻折即断，断面有光泽。略有醋酸气。

（2）传统制法　将小块鸡内金放入盆内，用固定量的米醋拌好浸润。将鸡内金锅倒入热锅内，用微火徐徐加热，不断搅拌，听到有微弱的响声，看见鸡内金炒到皱缩而疏松，并嗅出醋与鸡内金混合的味道时，加快炒制搅拌速度片刻，随即扫出锅外摊晾。

（3）现代制法

准备物料：鸡内金；鸡内金量15%的米醋，备用。

设备：卧式燃气旋转炒锅。

炒锅参数设置：温度100℃，转速10转/分钟，时间为15~20分钟。

炮制：将生鸡内金放入锅内，文火炒至颜色略微加深、组织疏松鼓起时，喷入醋水，炒干即可出锅、摊晾。过风车进行风选，吹走细小杂质、灰屑、糊，包装。

【关键细节处理方法】炒之前将生鸡内金揉碎至1cm左右的不规则块状，利于炒制均匀。

【守正创新点】传统方法中提前用醋闷润的方法只适用于小锅、少量炒制，在大批量生产时，提前闷润会使鸡内金软化成坨，不利于醋的均匀吸收，也不利于后续的炒制工作。采用先炒后喷醋的方法，可以使鸡内金疏松且将醋吸收完全。

见彩插图10-13鸡内金，彩插图10-14醋鸡内金。

（四）醋五灵脂

【药材来源】本品为鼯鼠科动物复齿鼯鼠 *Trogopterus xanthipes* Milne-Edwards的干燥粪便。全年均可采收，除去杂质，晒干。以体轻、色黑棕、断面色黄绿者为佳。

【炮制作用】五灵脂气腥臊，行血宜生用，炒后矫臭矫味，行血力减弱、增强止血功效，适用于妇女崩漏、失血过多。

【炮制方法】

（1）炮制规范制法　取原药材，除去杂质。取净五灵脂，置热锅内，用文火炒热后，喷淋米醋，炒至表面微干，取出，晾凉。

每100kg净五灵脂，用米醋20kg。

本品为长椭圆形颗粒。表面灰褐色或黑褐色，常可见淡黄色的纤维残痕，稍有光泽。体轻，质松，易折断，断面黄褐色或棕褐色，纤维性。微有醋酸气。

（2）传统制法　将五灵脂倒入锅内，用微火徐徐炒加热，不断搅拌，使其受热均匀，并闻到药物本来的气味时，用固定量的米醋喷洒，边喷醋边搅拌，炒到透出臊酸气味即可出锅。

（3）现代制法

准备物料：净五灵脂；五灵脂量20%的米醋，备用。

设备：卧式燃气旋转炒锅。

炒锅参数设置：温度100℃，转速10转/分钟，时间为15~20分钟。

取原药材，除去杂质。取净五灵脂，置热锅内，用文火炒热后，喷淋米醋，炒至表面光亮、基本干燥，取出，晾凉。每100kg净五灵脂，用米醋20kg。过风车进行风选，吹走细小杂质、灰屑、糊粒，包装。

【关键细节处理方法】五灵脂为鼯鼠的干燥粪便，内含有未经消化的草纤维，质地较疏松。炒制时火力要小，炒至外表光亮、八成干即可出锅，摊晾至干透，否则易炒碎。

【守正创新点】野生鼯鼠生活在悬崖峭壁的岩洞中，其生活习性为外出觅食、回洞排泄，时间长了其粪便结块，炮制前须事先打碎成小块。目前所用多为人工养殖，随时采收，成品为长椭圆形颗粒状。

见彩插图10-15五灵脂，彩插图10-16醋五灵脂。

（五）醋北柴胡

【药材来源】本品为伞形科植物柴胡 *Bupleurum chinense* DC. 或狭叶柴胡 *Bupleurum scorzonerifolium* Willd. 的干燥根。按性状不同，分别习称"北柴胡"及"南柴胡"。春、秋二季采挖，除去茎叶及泥沙，干燥。以根粗长、无茎苗、须根少者为佳。

【炮制作用】醋炒引药入肝，增强柴胡疏肝理气的作用。

【炮制方法】

（1）炮制规范制法　取柴胡片或段，加米醋拌匀，闷润1~2小时，至米醋被吸尽，置热锅内，用文火炒干，取出，晾凉。

每100kg柴胡片（段），用米醋10kg。

本品为类圆形厚片或不规则中段。表面棕褐色。气微香，具醋酸气，味微苦。

（2）传统制法　将净柴胡片用固定量的米醋拌匀，待醋吸收后倒入热锅内，微火徐徐加热，并用笤帚不断搅拌，动作要快，宜用偏锅炒至微干，扫出锅外摊晾。

（3）现代制法

准备物料：净柴胡片；柴胡片量10%的米醋，备用。

设备：卧式燃气旋转炒锅。

炒锅参数设置：温度100℃，转速10转/分钟，时间为15~20分钟。

炮制：取柴胡片或段，用文火炒至颜色略加深、质地疏松时，喷入米醋，再炒5分钟，至药材炒干、米醋被吸尽，取出，晾凉。过风车进行风选，吹走细小杂质、灰屑、糊，包装。

【关键细节处理方法】柴胡分南北柴胡、北柴胡，北京地区的醋柴胡只用北柴胡。

【守正创新点】

（1）醋柴胡可以采用醋闷润后再炒干的方法，也可以采用炒的过程中喷醋再炒的方法，都可以达到使醋完全被吸收的目的。喷醋炒因为是在药材被炒到质地疏松时均匀喷入米醋，更利于米醋的快速吸收，从而在保证达到炮制目的的前提下减少环节、提高效率。

（2）柴胡的药用部位为伞形科植物柴胡或狭叶柴胡的干燥根。柴胡是常用解表药。性味苦、微寒，归肝、胆经。有和解表里，疏肝升阳之功效。根据中医象思维，柴胡根头部位在地表上下，处于半表半里的位置，与人之肝胆位置相呼应，故根头大而苗壮的柴胡质优力强。

见彩插图10-17北柴胡，彩插图10-18醋北柴胡。

（六）醋三棱

【药材来源】本品为黑三棱科植物黑三棱*Sparganium stoloniferum* Buch.-Ham.的干燥块茎。冬季至次年春采挖，洗净，削去外皮，晒干；或趁鲜切薄片，晒干。以体重、质坚实、色黄白者为佳。本品为类圆形薄片。外表皮黄棕色或灰黄色，可见须根痕。切面灰黄色或黄白色，稍平坦，有多数明显的细筋脉点。质坚。气微，味淡，嚼之微有麻辣感。

【炮制作用】平肝止痛，养血调经，敛阴止汗。用于胁肋疼痛，腹痛，产后腹痛。

【炮制方法】

（1）炮制规范制法　取三棱片，加米醋拌匀，闷润2~4小时，至米醋被吸尽，置热锅内，用文火炒干，取出晾凉。本品为类圆形薄片。表面浅棕色，偶见黄斑。微有醋酸气。

每100kg三棱片，用米醋20kg。

（2）传统制法　将三棱片放锅内或盆内，喷固定量的米醋搅拌均匀。将铁锅烧热，三棱片倒入锅内，文火炒制。用笤帚不停搅拌，看到三棱片微干且颜色加深，及有一部分在药片周围挂有黑梢，有稀薄的青烟冒出，快速将三棱片扫出锅外，阴干。

（3）现代制法

准备物料：净三棱片；三棱片量20%的米醋，拌匀闷润2~4小时，备用。

设备：卧式燃气旋转炒锅。

炒锅参数设置：温度100℃，转速10转/分钟，时间15~20分钟。

炮制：将生三棱片放入锅内，文火炒至颜色略加深，三棱片被炒干即可出锅、摊晾。过直径2mm筛筛去碎末、细小鳞片、灰屑，包装。

【关键细节处理方法】三棱片不应太过厚，否则不易闷透。

【守正创新点】三棱片与莪术片均属醋炙的范畴，但三棱片薄，可以用醋闷润再炒的制法，而莪术片后，采取醋煮的方式更利于辅料被吃透。

见彩插图10-19三棱，彩插图10-20醋三棱。

（七）醋乳香

【药材来源】本品为橄榄科植物乳香树 *Boswellia carterii* Birdw. 及同属植物 *Boswellia bhaw-dajiana* Birdw. 的干燥树脂。春、秋二季采收，割裂树干，收集流出的树脂，阴干。以颗粒状、色淡黄、半透明、气芳香者为佳。

【炮制作用】减少刺激性、增加消肿止痛作用。

【炮制方法】

（1）炮制规范制法　取原药材，除去杂质，大小分开，置热锅内，用文火加热，炒至表面微熔化时，喷淋米醋，迅速翻炒至表面显油亮光泽时，取出，晾凉。

每100kg净乳香，用米醋5kg。本品呈长卵形滴乳状、类圆形颗粒或融合成大小不等的不规则块状。表面淡黄色或黄棕色，油亮。略有醋酸气。气香，味辛。

（2）传统制法　先用微火将锅烧热。将净乳香倒入锅内，用笤帚不停搅拌，把乳香外层炒至微融，开始喷醋，这时动作要快，炒到醋散尽、乳香微干，迅速将乳香扫出锅外，放入容器内也要搅拌几次，以免粘在一起。

（3）现代制法

准备物料：净乳香；乳香量5%的米醋，备用。

设备：卧式燃气旋转炒锅。

炒锅参数设置：温度100℃，转速10转/分钟，时间为15~20分钟。

炮制：将生乳香放入锅内，文火炒至略微融化、喷醋，乳香被炒微干即可出锅、摊晾，摊晾时亦应勤翻动。过直径2mm筛筛去碎末、细小鳞片、灰屑，包装。

【关键细节处理方法】

（1）乳香大小分档，否则外表融化时间不一致，造成粘连。

（2）乳香价格较贵，碎的不能扔，也要分类炮制。

（3）乳香需要一直保持文火，入锅5分钟表面就开始融化，须立即加醋。

（4）大量加醋会加剧乳香的融化，要求特定的加醋手法，达到醋水以扇面形状均匀落到乳香表面，炒出的乳香形状好看。

（5）乳香摊晾后也要定期进行打松捣散的操作，以避免结块、成坨。

【守正创新点】小锅炒易控制火候及喷醋的均匀度，大锅炒制难度增加，要求炒制者火候控制更加精准并且掌握特殊的加醋手法。

见彩插图10-21乳香，彩插图10-22醋乳香。

第四节　盐　炙

一、概述

将净制或切制过的药物，加入定量食盐水溶液拌炒的方法，称为盐炙法。食盐味咸性寒，具有清热凉血、软坚散结、润燥和引药入肾的作用。多用于炮制补肾固精、疗疝止痛、利尿和泻阴火的药物。

盐炙的主要目的如下。

（1）引药下行，增强疗效强补肝肾的作用，如杜仲、巴戟天、韭菜子等。

（2）增强理气疗疝的作用，如小茴香、橘核、荔枝核等。

（3）增强固精缩尿作用，如益智仁。

（4）增强滋阴降火、利尿作用，如知母、黄柏、车前子等。

盐炙时盐的用量通常是每100kg药物，用食盐2kg。加水溶化食盐时，一般以食盐量的4~5倍为宜。

二、制法详述

（一）盐炒蒺藜

【药材来源】本品为蒺藜科植物蒺藜 *Tribulus terrestris* L.的干燥成熟果实。秋季果实成熟时采割植株，晒干，打下果实，除去杂质。以颗粒均匀、饱满坚实、色黄绿者为佳。

【炮制作用】增强药效生蒺藜苍白色，带有极锋利的刺尖，用为补肾治风之药。

盐炒蒺藜为淡黄色，盐味咸走血，引药入肾，故对肝肾之病有增加疗效作用。

【炮制方法】

（1）炮制规范制法　取原药材，除去杂质，去刺，筛去灰屑。取净蒺藜，喷淋适量盐水，拌匀，闷润 1~2 小时，至盐水吸尽，置热锅内，用文火炒至微黄色、有香气逸出时，取出，晾凉。

每 100kg 净蒺藜，用食盐 3kg。

（2）传统制法　蒺藜生有极锋利的小细刺，又因炒时盐水被药物吸收较慢，应先用石碾碾去尖刺，簸去杂质，放入锅或盆内。铁锅烧热，将蒺藜倒入锅内，徐徐加热，用铲或笤帚不断搅拌，每锅炒 10~15 分钟，炒到微挂黄色，并透出固有的香气即可出锅，倒入木槽干燥。

每炒 100kg 药材用 20kg 清水，将食盐溶化为盐水，倒入锅或盆内与蒺藜拌匀。

注意事项：炒时宜用微火。

（3）现代制法

物料准备：将生蒺藜用机器轻微挤压，使之表面组织破裂，尖刺变钝不扎手；将药材重量 2% 的盐加 3 倍量水，溶解备用。

设备：卧式电加热旋转炒锅。

炒锅参数设置：温度 90℃，转速为 10 转 / 分钟，时间为 35 分钟左右。

炮制：旋转电加热炒锅预先预热，将生蒺藜倒入锅中炒制，小火慢炒，炒至 5~6 分钟时，药物被炒热，分次泼入盐水，继续炒制。待闻到香气、蒺藜颜色稍加重时即可出锅、摊晾。过直径 2mm 筛筛去碎末、细小鳞片、灰屑，包装。

经风选机吹走附着的碎渣、糊粒，分装。

【关键细节处理方法】

（1）生蒺藜因为质坚硬、有尖锐的刺，药物主体不容易接触到锅壁，所以在制备前要将生蒺藜用机器挤压一下，使它的表面组织破开。这样，一是使药材更容易贴合锅壁，二是有利于药材吸收盐水。

（2）文火慢炒至微黄色、有香气、味微咸、苦即可。

【守正创新点】

（1）传统制法是事先将食盐溶化为盐水，倒入锅或盆内与蒺藜拌匀，而现在是随炒随加盐水，由于设备可以很好地控制温度并不停旋转，可以做到增加炒制时间而不焦煳。

（2）用卧式电加热旋转炒锅，减少了水分的挥发，将传统的用水量 20% 降到 6%。节约能源。

见彩插图 10-23 蒺藜，彩插图 10-24 盐蒺藜。

（二）盐胡芦巴

【药材来源】本品为豆科植物胡芦巴 *Trigonella foenum-graecum* L. 的干燥成熟种子。夏季果实成熟时采割植株，晒干，打下种子，除去杂质。以粒大、饱满、坚实者为佳。

【炮制作用】引药入肾，增强药效。

【炮制方法】

（1）炮制规范制法　取原药材，除去杂质，洗净，干燥。取净胡芦巴，喷淋适量盐水，拌匀，闷润2~4小时，至盐水被吸尽，置热锅内，用文火炒至有爆裂声，并有香气逸出时，取出，晾凉。

每100kg净胡芦巴用食盐2kg。

（2）传统制法　铁锅烧热，将胡芦巴倒入锅内，徐徐加热，用铲或笤帚不断搅拌，每锅炒10~15分钟，炒到微挂黄色，并透出固有的香气即可出锅，倒出干燥。

每炒100kg药用20kg清水，将食盐溶化为盐水，倒入锅或盆内与胡芦巴拌匀。

注意事项：炒时宜用微火。

（3）现代制法

物料准备：生芦巴子。

盐水：向药材重量2%的盐中加3倍量水，溶解备用。

设备：卧式电加热旋转炒锅。

炒锅参数设置：温度100℃，转速10转/分钟，时间为25分钟左右。

炮制：旋转炒锅预先预热，将生芦巴子倒入锅中炒制，小火慢炒，炒至5~6分钟时，药物被炒热后分次泼入盐水，继续炒制。待闻到香气、芦巴子颜色稍深、有爆裂声，并有香气逸出时，取出，晾凉。经风选机吹走附着在芦巴子上的碎渣、糊粒，分装。

【关键细节处理方法】 文火慢炒。

【守正创新点】 芦巴子等子类药材的外表遇水会发黏，提前与盐水拌后易成坨，炒制时易炒焦糊。将药材炒热后再加盐水，随即再将药材炒干，就可以避免药材结坨、炒糊的现象发生，大大提高成品合格率。

见彩插图10-25芦巴子，彩插图10-26盐芦巴子。

（三）盐益智仁

【药材来源】 本品为姜科植物益智 *Alpinia oxyphylla* Miq. 的干燥成熟果实。夏、秋间果实由绿变红时采收，晒干或低温干燥。以个大、饱满、气味浓者为佳。

【炮制作用】 益智仁气味辛温入脾经兼入心肾二经，味辛。通过炒热的方法，缓和了刺激性，加入盐水炙过引入肾经能力增强，故益智仁用盐炒是缓和了刺激性，增加了补肾作用。

【炮制方法】

（1）炮制规范制法　取原药材，除去杂质，置热锅内，用武火炒至表面鼓起、呈黄褐色，取出，晾凉，串碎，去皮取仁。取益智仁，喷淋适量盐水，拌匀，闷润1~2小时，至盐水被吸尽，置热锅内，用文火炒干，取出，晾凉。

每100kg益智仁用食盐2kg。

（2）传统制法　未炒之前先用石碾将整个益智仁串碎，将果皮及果仁的薄皮筋簸净，倒入锅或盆内。每炒100kg药用20kg清水，将食盐溶化为盐水，也倒入盆内搅匀，使益智仁慢慢浸润。

铁锅用文火烧热，将益智仁倒入锅内，徐徐加热，用铲或笤帚不断搅拌，每炒一锅需10~15分钟，要炒到益智仁有膨胀的现象，并且嗅到有刺鼻的异香气味，才可出锅，摊晾。

注意事项：炒时不宜用大火。

（3）现代制法

物料准备：净益智仁。

盐水：将药材重量2%的盐加3倍量水，溶解备用。

设备：卧式电加热旋转炒锅。

炒锅参数设置：温度80℃，转速10转/分钟，时间为35~40分钟。

炮制：转炒锅预先预热，将生益智仁倒入锅中炒制，小火慢炒，炒至15分钟左右时，分次泼入盐水，继续炒制。待表面鼓起、呈深褐色或棕褐色，略带焦斑、味辛、微苦、微咸时，取出，晾凉。经风选机吹走附着在益智仁上的碎渣、糊粒，分装。

【关键细节处理方法】

（1）益智仁油性较大，炒制温度要低、时间要长。火大易煳。

（2）虽然旋转锅可自动旋转，但也需人工经常搅拌，及时将粘在锅壁上的药材铲下来，以免焦煳。

【守正创新点】益智仁的外表遇水会发黏情况严重，提前与盐水拌后易成坨，炒制时易炒焦糊。将药材炒热后再加盐水，随即再将药材炒干，就可以避免药材结坨、炒煳的现象发生，大大提高成品合格率。

见彩插图10-27益智仁，彩插图10-28盐益智仁。

（四）盐车前子

【药材来源】本品为车前科植物车前 *Plantago asiatica* L.或平车前 *Plantago depressa* Willd.的干燥成熟种子。夏、秋二季种子成熟时采收果穗，晒干，搓出种子，除去杂质。以粒大、饱满、色黑者为佳。

【炮制作用】盐炒后引药入肾，加强利水作用。

【炮制方法】

（1）炮制规范制法　取原药材，除去杂质，筛去灰屑。取净车前子，置热锅内，用文火炒至表面鼓起时，喷淋盐水，炒干，取出，晾凉。

（2）传统制法　先将车前子簸去杂质，将盐按比例溶化好备用。

开始将锅烧至微热，再将车前子倒入锅内，要保持微火加热，用笤帚不断搅拌，要炒到有些微弱的响声，分次泼入盐水，继续炒制，待透出香气、再次发出微弱响声，用笤帚扫出锅外，摊晾干燥。

注意事项：宜用微火，不可炒焦。

（3）现代制法

准备物料：净车前子；每100kg药材用盐2kg，制成3~3.5kg盐水备用。

设备：卧式燃气旋转炒锅。

炒锅参数设置：温度100℃，转速10转/分钟，时间20分钟左右。

炮制：将生车前子放入锅内，炒制3~5分钟就会听到轻微的爆鸣声，这个时候把盐水分次泼进去。继续炒制20分钟左右。当再次听到一些微微的爆响，立即出锅、摊晾。再次微风风选，吹走细小杂质、糊粒，包装。

【关键细节处理方法】

（1）车前子不能沾水、也不能用水清洗，沾水以后会发黏成坨。既不利于炒制，也不利于保存。

（2）盐炒车前子先炒，后加辅料盐水

（3）转速不宜过快，车前子质轻，转速快使部分药材被抛起不能接触锅底，导致受热不均。

（4）出锅的时候用手攥车前子，以手上有潮气，但不粘手为度，口尝有淡淡的咸味。

【守正创新点】

（1）传统炒制火候不易控制，易炒焦煳或不够火候；车前子细小质轻，不易搅拌均匀，总有滞留在锅底的，易被炒煳、成坨。电动旋转炒锅可以通过控制温度和转速，让车前子均匀受热，可大大提高产品合格率。

（2）使用电动旋转炒锅还可以提高产量，每锅可达60kg，且色泽均匀、鲜亮。

见彩插图10-29盐车前子，彩插图10-30盐车前子结块。

（五）盐杜仲

【药材来源】本品为杜仲科植物杜仲 *Eucommia ulmoides* Oliv. 的干燥树皮。4~6月剥取，刮去粗皮，堆置"发汗"至内皮呈紫褐色，晒干。以皮厚、内表面色暗紫者为佳。

【炮制作用】盐炒后引药入肾，加强补肝肾、强筋骨作用。

【炮制方法】

（1）炮制规范制法　取杜仲丝，喷淋适量盐水，拌匀，闷润4~6小时，至盐水被吸尽，置热锅内，用中火炒至表面黑褐色，内部棕褐色，丝易断时，取出，晾凉。本品呈丝状，表面黑褐色，折断时橡胶丝弹性较差。味微咸。

每100kg杜仲丝，用食盐3kg。

（2）传统制法　先将杜仲簸去杂质，将盐按比例溶化，均匀喷在生杜仲上，拌匀、闷润备用。

开始将锅烧微热，再将闷润好的杜仲倒入锅内，保持中火加热，不断翻炒，炒到微微炭化，表面棕褐色至浅黑褐色，立即出锅，摊晾干燥。

注意事项：宜用中火，不可炒焦。

（3）现代制法

准备物料：净杜仲。每100kg药材用盐3kg，制成9kg盐水备用。

提前一天将盐水喷洒在杜仲丝（片）的表面，拌匀，闷润，备用。

设备：卧式电加热旋转炒锅。

炒锅参数设置：温度140℃，转速10转/分钟，时间为25分钟左右。

炮制：炒锅提前预热，一边转一边加入闷润好的杜仲丝（片），待物料全部加入后，将温度设置到中火140℃。打开锅顶的出气口，利于潮气排放。炒25~30分钟。当杜仲的颜色变为棕褐色至浅黑褐色、微微炭化的时候出锅，摊晾。进行二次净选，用吹风机将附着在杜仲丝（片）上的碳沫、碎渣吹走，包装。

【关键细节处理方法】

（1）闷润时一定要将盐水喷洒、搅拌均匀，盐水量不可过多，否则药材太湿不利于炒制。闷润后以药材摸上去微微有点潮气即可。

（2）由于杜仲的规格有丝也有片，皮有厚一些的，也有薄一些的，所以要事先分档。根据分档情况来控制炒制时间。

（3）临出锅前要勤观察颜色变化，达到黑棕色或棕褐色的时候就要赶紧出锅，以免过度炭化。

（4）炒制成品应该是表面微炭化，折断以后仍会有拉丝现象。仔细品尝，煳味掩盖下微咸。

（5）杜仲丝炒制以后，由于失水会变得比较脆，而且在转动翻转的过程中互相碰撞，会断裂破碎。杜仲片因其形状比较大，不易破碎，炒制以后比较完整。

【守正创新点】

（1）旋转炒锅可以减少人工翻炒造成的药材破碎。

（2）中火以上的温度不易控制，电加热可以很好地控制温度，保证火候均匀。

（3）如果炒制完成的盐杜仲口尝有明显咸味，或在药材表面挂有白色的盐霜，就说明盐放多了，有增重的嫌疑。

见彩插图10-31杜仲，彩插图10-32盐杜仲。

（六）盐关黄柏

【药材来源】本品为芸香科植物黄檗 *Phellodendron amurense* Rupr.的干燥树皮。剥取树皮，除去粗皮，晒干。以皮厚、断面色黄者为佳。

【炮制作用】黄柏盐炒后可增加其下行的作用。黄柏走至阴，可泻膀胱龙雷之火、利水利小便、除下焦湿热可治疗痢疾先见血、脐中疼痛及肾水不足。

【炮制方法】

（1）炮制规范制法　取关黄柏丝，喷淋适量盐水，拌匀，闷润1~2小时，至盐水被吸尽，置热锅内，用文火炒至表面颜色变深，取出，晾凉。本品呈微卷曲的丝状。外表面深黄色，偶见焦斑，具不规则纵裂纹，偶见稍具弹性的栓皮。质轻，质较硬。气微，味苦，略有咸味。

每100kg关黄柏丝，用食盐2kg。

（2）传统制法　黄柏丝量10%的盐水与黄柏在锅内搅拌好。使其滋润。铁锅用文火烧热，将黄柏倒入锅内，徐徐加热，并用笤帚不断的搅拌。炒10~15分钟，至黄柏被炒得微干时出锅摊晾。

（3）现代制法

准备物料：净黄柏丝。黄柏丝量10%的盐水（1kg盐加5kg水制成盐水）备用。

设备：卧式燃气旋转炒锅。

炒锅参数设置：温度100℃，转速10转/分钟，时间为15~20分钟。

炮制：将生黄柏丝放入锅内，文火炒至颜色略微加深、黄柏丝被炒干即可出锅、摊晾。过风车进行风选，吹走细小杂质、灰屑，包装。

【关键细节处理方法】

（1）盐水的调配：将药材重量2%的盐加水溶解，调至药材重量的10%备用。

（2）去除栓皮。

【守正创新点】旋转炒锅大大提高了产量与炮制成品性状的一致性。

见彩插图10-33关黄柏，彩插图10-34盐关黄柏。

（七）盐知母

【药材来源】本品为百合科植物知母*Anemarrhena asphodeloides* Bge.的干燥根茎。春、秋二季采挖，除去须根及泥沙，晒干，习称"毛知母"；或除去外皮，晒干。以条粗壮、质坚实、断面色白者为佳。

【炮制作用】通过盐炒，加强其润下能力，泻肾燥而滋阴。可清热止咳、治骨蒸劳热、泻膀胱之火。

【炮制方法】

（1）炮制规范制法　取知母片，置热锅内，用文火炒至微变色时，喷淋盐水，炒干，取出，晾凉。本品为不规则类圆形薄片。表面淡黄色，偶有焦斑。气微，味微咸、略苦，嚼之带黏性。

每100kg知母片，用食盐2kg。

（2）传统制法　先将食盐用水化开，每100kg知母用15kg盐水。用盐水将知母拌好，稍浸即可。铁锅微火徐徐加热，将知母倒入锅内，用笤帚不断搅拌。每锅炒10~15分钟，动作要快，看到知母微干即可扫出锅外摊晾。

（3）现代制法

准备物料：净知母片。

取知母片量2%的食用盐，制成知母量10%的盐水，备用。

设备：卧式电加热旋转炒锅。

炒锅参数设置：温度100℃，转速10转/分钟，时间为15~20分钟。

炮制：将生知母片与盐水拌匀，随即放入锅内，文火炒至颜色略微加深、知母片被炒干即可出锅、摊晾。过风车进行风选，吹走细小杂质、灰屑、糊粒，包装。

【关键细节处理方法】

（1）知母有黏性，盐水要少用。

（2）随拌随炒。

【守正创新点】知母容易上色，经盐水闷润后容易发黏结成疙瘩，如果是人工翻炒，容易搅拌不匀造成炒花，黑斑严重，旋转锅就可以避免这个缺点。

见彩插图10-35知母，彩插图10-36盐知母。

（八）盐补骨脂

【药材来源】本品为豆科植物补骨脂 *Psoralea corylifolia* L.的干燥成熟果实。秋季果实成熟时采收果序，晒干，搓出果实，除去杂质。以颗粒饱满、色黑褐者为佳。

【炮制作用】生补骨脂味辛温、性燥，入脾、命门、心包三经。故食真言补脾，不若补肾。盐制后着重补肾，能引药入于肾经，补命门，纳肾气。

【炮制方法】

（1）炮制规范制法　取净补骨脂，喷淋适量盐水，拌匀，闷润3~6小时，至盐水被吸尽，置热锅内，用文火炒至表面微鼓起，并有香气逸出时，取出，晾凉。

每100kg净补骨脂，用食盐3kg。

（2）传统制法　先将固定量食盐化成盐水。每100kg补骨脂要用20kg盐水。净补骨脂放入盐水盆，闷润，使盐水被充分吸收。将锅用微火徐徐加热，倒入补骨脂，用笤帚不断搅拌，待补骨脂鼓起透出固有的气味，及时扫出锅外，摊晾。

（3）现代制法

准备物料：净补骨脂。补骨脂量3%的盐，加清水，制成补骨脂量20%的盐水。与补骨脂拌匀闷润3~6小时，备用。

设备：卧式燃气旋转炒锅。

炒锅参数设置：温度100℃，转速10转/分钟，15~20分钟。

炮制：将生补骨脂放入锅内，文火炒至颜色略微加深、被炒干鼓起，喷入盐水，继续炒干即可出锅、摊晾。过风车进行风选，吹走细小杂质、灰屑、糊粒，包装。

【关键细节处理方法】

（1）文火炒制。

（2）加盐水时注意手法，使盐水入锅时呈扇形，保证盐水与药物均匀接触，避免成坨。

（3）加入盐水后再炒片刻，将盐水炒干立即出锅，避免超过。

【守正创新点】补骨脂遇水发黏，在外表形成一层黏液层，盐水不易渗透入药物内部。采用先炒至补骨脂质地疏松时加入盐水，更易吸收。

见彩插图10-37盐补骨脂。

第五节　姜　炙

一、概述

将净制或切制过的药物，加入定量姜汁拌炒的方法，称为姜炙法。生姜辛温，能温中止呕、温肺止咳、解毒。姜炙的主要目的如下。

（1）制约药物的寒性，如姜黄连。

（2）增强和胃止呕的作用，如姜半夏，姜竹茹。

（3）缓和刺激性等副作用，增强宽中和胃功效，如姜厚朴。姜炙时生姜的用量一般为每100kg药物，用生姜10kg，或用干姜3kg。

二、制法详述

（一）姜厚朴

【药材来源】本品为木兰科植物厚朴 *Magnolia of ficinalis* Rehd .et Wils. 或凹叶厚朴 *Magnolia of ficinalis Rehd.et Wils.var.biloba Rehd .et Wils.* 的干燥干皮、根皮及枝皮。4~6月剥取，根皮及枝皮直接阴干；干皮置沸水中微煮后，堆置阴湿处，"发汗"至内表面变紫褐色或棕褐色时，蒸软，取出，卷成筒状，干燥。以皮厚油润、断面色紫棕、有小亮星、香辣味浓烈者为佳。

【炮制作用】"厚朴有油，味苦，不用姜炙，辣人喉舌"，姜炙可减少厚朴的刺激性，而且增加温中行气的功效。

【炮制方法】

（1）炮制规范制法　取原药材，刮去粗皮，洗净，闷润4~6小时，至内外湿度一致，切细丝，晒干。取厚朴丝与鲜姜煎液同置锅内，煮至煎液被吸尽，取出，干燥。

每100kg厚朴丝，用鲜姜10kg。

鲜姜煎液制法取鲜姜片10kg，加水适量（约鲜姜量的10倍）煎煮二次，每次1小时，合并煎液，滤过，取滤液（约80L）。

本品呈卷曲丝条状。外表面灰棕色或灰褐色。内表面紫棕色或深紫褐色，具细密纵纹，划之显油痕。切面颗粒性，有的可见多数小亮星。气香，味辛辣、微苦。

（2）传统制法　把预备好的厚朴丝入锅，加入预备好的姜汁煮，待锅中的厚朴把姜汁全部吸收后即可出锅。

（3）现代制法

物料准备：取药材量10%的生姜，洗净，用榨汁机采用物理压榨的方法压出姜汁，然后将姜渣加水湿润后再次用榨汁机压榨，反复3~5次，直至把生姜中的姜汁全部压榨干净。合并几次的姜汁，煮开、过滤，加入适量开水备用。

设备：常压可颠倒蒸汽蒸煮罐。

设备参数设置：温度90℃，颠倒频率为10~15分钟每次，时间60分钟左右。

炮制：将生姜汁水与厚朴丝一起倒入颠倒罐中，蒸汽直接加热。蒸煮60分钟，至罐底部放不出或可放出极少汤液即可出锅。摊晾半小时，使水汽散尽，转入80~90℃烘箱干燥2小时。烘干后成品的颜色由灰白色转为棕灰色，颜色比生品加重。二次净选，用吹风机将药渣子、粗皮、纤维吹走，包装。

【关键细节处理方法】

（1）榨姜汁时，除第一次以外，从第二次压榨的时候就要加水湿润，否则药渣太干不易传送，也不易榨出残余姜汁。

（2）榨出的姜汁较浓，姜汁的量难与厚朴丝混匀，所以要加适量水，加水量应以能够被厚朴丝吸尽为度。

（3）入罐前应将姜汁煮开并过滤，可以用双层纱布，也可以用20到30目箩去除渣滓，利于厚朴丝吸尽药汁、减少杂质。

（4）颠倒频率为10~15分钟每次。如果频率过快，容易使药材破碎。旋转频次过少则不利于药物与姜汁混合均匀。

（5）因为姜厚朴没有颜色要求，所以烘干温度稍高或稍低均可。

【守正创新点】

（1）密闭常压罐，蒸煮时可保留易挥发性成分，利于挥发油和药力能够尽可能多地进入到厚朴里，开罐以后，厚朴和姜汁的味道浓郁。避免了普通敞口锅因水分挥发需要加姜水造成的加姜量不好控制的问题。

（2）由于机械的定时定期地旋转，使罐内的药物与姜汁混合、吸收均匀。避免了反复搅拌引起的药物破碎。

（3）蒸汽直接打入罐里进行加热，热效率高、药材吸收药汁效果好。

（4）传统制法中也有将厚朴与姜片共煮的方法。为了避免姜片与药物混杂，将姜片放在布袋中。这样容易因搅拌不匀而造成吸收不均匀的情况。

（5）《中国药典》规定厚朴的干皮、枝皮和根皮均可入药。枝皮又叫羊肠子皮，厚度不达标故炮制品中少见。质量最好的是干皮，刚从树上剥下来的时候，趁着湿润和柔软就把它从两边向中间卷起来，形似如意，故称为如意卷。在切、煮、干燥、风选、运输等各个环节，都有可能造成药材的破碎，能达到如意卷的规格的，炮制出率只有10%~15%。

见彩插图10-38厚朴，彩插图10-39姜厚朴。

（二）姜竹茹

【药材来源】本品为禾本科植物青秆竹 *Bambusa tuldoides* Munro、大头典竹 *Sinocalamus beecheyanus*（Munro）McClure var . *pubescens* P . F . Li 或淡竹 *Phyllostachys nigra*（Lodd.）Munro var. *henonis*（Mitf.）Stapf ex Rendle 的茎秆的干燥中间层。全年均可采制，取新鲜茎，除去外皮，将稍带绿色的中间层刮成丝条，卷成团，阴干。以丝细均匀、色浅绿、质柔软、有弹性者为佳。

本品为卷曲成团的不规则丝条。浅绿色或浅黄绿色。体轻松，质柔韧，有弹性。气微，味淡。

【炮制作用】竹茹味甘，微寒。归肺、胃经。清热化痰，除烦止呕。姜炙可降低其寒性，增加止呕作用。

【炮制方法】

（1）炮制规范制法 炮制规范中暂未收载，属临方炮制品种。

（2）传统制法 将竹茹与一定量的姜汁拌匀，闷润2小时，使姜汁逐渐深入药物内部，置锅内文火炒干、呈黄色，取出晾凉。

（3）现代制法

准备物料：生竹茹；生竹茹量50%的生姜榨汁，加沸水调至与生竹茹等量的姜汁水，与生竹茹拌匀、闷润2小时。

设备：平锅。

炮制：将闷润好的竹茹倒入平锅，文火炒20分钟左右，待竹茹颜色发黄、炒干即可出锅、摊晾。筛选机去除碎渣、杂质，分装。

【关键细节处理方法】

（1）竹茹质地松泡，姜汁量要大一些，才能使竹茹充分吸收。

（2）只能用平锅，不能用旋转炒锅等大型设备。因旋转炒锅等大型设备内部都有为了方便药物出锅而设置的不锈钢槽，在旋转时刮带竹茹，会将竹茹撕扯松散甚至成段，散乱严重的无法重新恢复团状。

【守正创新点】竹茹在姜炙时仍需按传统炮制方法，平锅、少量炒制。

见彩插图10-40竹茹，彩插图10-41姜竹茹。

第六节　蜜　炙

一、概述

将净制或切制过的药物，加入定量熟蜜拌炒的方法。蜂蜜味甘性平，有润肺止咳、益脾、矫味等作用。蜜炙的主要目的如下。

（1）改变药性。如生甘草，味甘偏凉，长于泻火解毒，化痰止咳，蜜炙后甘温，补脾和胃，益气复脉，缓急止痛作用增强。增强疗效。金樱子生用酸涩，固涩止脱力强，多用于遗精遗尿，蜜炙后甘涩，能补中涩肠，用于脾虚久泻、久痢，还可避免腹痛的副作用。

（2）增强润肺止咳作用。如常用的化痰止咳药紫菀、枇杷叶、桑白皮、款冬花、百部、百合等。

（3）矫味和消除副作用。马兜铃生用味苦，易致恶心呕吐，蜜炙可缓和其苦寒之性，矫味免吐；百部、白前蜜炙可缓和其对胃的刺激性。

（4）缓和药性。如麻黄，生用发汗作用猛烈，蜜炙后可缓和其发汗作用，并可增强止咳平喘的功效。

（5）利于储存。如蜜款冬花。蜜炙用炼蜜，用量视药物性质而定。通常炼蜜的用量为每100kg药物用炼蜜25kg。一般质地疏松、纤维多的药物用蜜量宜大，质量坚实、黏性较强、油分较多的药物用蜜量宜小。

二、制法详述

（一）炙甘草

【药材来源】本品为豆科植物甘草 *Glycyrrhiza uralensis* Fisch.、胀果甘草 *Glycyrrhiza inflata* Bat.或光果甘草 *Glycyrrhiza glabra* L.的干燥根及根茎。春、秋二季采挖，除去须

根，晒干。以外皮细紧、色红棕、质坚实、断面色黄白、粉性足、味甜者为佳。

【炮制作用】通过蜜炙其性变温，增强补气散寒作用。

【炮制方法】

（1）炮制规范制法　取炼蜜，加适量沸水稀释，淋入甘草片中，拌匀，闷润2~4小时，置热锅内，用文火炒至深黄色，不粘手时，取出，晾凉。本品为类圆形或椭圆形厚片。外表皮红棕色或灰棕色，微有光泽。切面黄色至深黄色，形成层环明显，射线放射状。质稍黏，具香气，味甜。

每100kg甘草片用炼蜜25~30kg。

（2）传统制法

操作方法：将甘草片筋簸干净，倒入锅或盆内，将炼蜜按固定量（每1kg甘草片用0.5kg蜜）与甘草片内拌匀，闷润2~3小时，使蜂蜜滋润到甘草之中备用。宜用偏锅，先将锅烧微热，再将甘草片倒入锅内开始微火徐徐加热，不断搅拌，翻炒5~6分钟，以甘草片炒到深黄为度，然后扫出锅，倒入木槽之内，放置通风之处使干后储存。

注意事项：炒时火力不宜过大或过小，以免炒成焦黑或粘在一起。

（3）现代制法

物料准备：经甘草片大小分档。

蜜水的制备：炼中蜜，蜜量为饮片量的25%左右。向炼好的蜂蜜中再加蜜量10%的沸水，搅拌均匀，拌入甘草片，堆润2~4小时。

设备：卧式电动旋转炒锅。

炒锅参数设置：温度110℃，转速14转/分钟，时间为30分钟左右。

炮制：将闷润好的甘草片置热锅内，用文火炒至深黄色，25分钟左右时要频繁打开转锅门查看炒制火候，甘草颜色加深至深黄色、握之成团、击之即散时出锅、摊晾。经筛选机去碎渣，手工挑拣出糊片，分装。

【关键细节处理方法】

（1）蜂蜜一定先炼后加水。炼蜜的过程会损失一定水分，但失水不是炼蜜的主要目的。炼蜜时随着温度升高，蜂蜜的黏稠性降低，利于过滤出死蜂等杂质，也更有利于蜂蜜渗透入药材组织，避免蜂蜜都挂在药物表面，且利于炒制。蜜水的量以能让甘草刚刚吸尽为宜，实际加蜜水的量一般以药量的27%~33%为宜。因蜜水拌过的甘草有黏性，炒锅的转速过慢易粘锅焦煳，过快又不利于药材吸收热量，延长炒制时间。转速以16~18转/分钟为宜。

（2）蜜水的制备是向炼好的蜜中加沸水，既确保卫生，更主要的是保持蜂蜜温度，利于蜂蜜的渗透。

（3）闷润2~4小时，冬天时间稍长、夏季时间可稍短。

（4）炒至20多分钟的时候要勤打开锅门观察炒制的火候。待甘草片挂上火色后，铲出一些，摸着不粘手、攥之成团、松手即散的时候即可出锅、摊晾。凉后过筛。

【守正创新点】传统炙法中只用蜂蜜，不加水，蜂蜜使用量大，炒制时间短，成品易成坨、粘手，适合小锅炒制。现加入适量沸水，延长炒制时间，更利于药材吃透蜂蜜，在不降低质量的前提下降低成本，更适合大量加工。

见彩插图10-42甘草，彩插图10-43炙甘草。

（二）炙黄芪

【药材来源】本品为豆科植物蒙古黄芪*Astragalus membranaceus*（Fisch.）Bge. var. *mongholicus*（Bge.）Hsiao 或膜荚黄芪*Astragalus membranaceus*（Fisch.）Bge.的干燥根。春、秋二季采挖，除去须根及根头，晒干。以条粗长、断面色黄白、味甜、有粉性者为佳。

【炮制作用】生黄芪淡黄色，用生黄芪能固表，无汗能发，有汗能收。炙黄芪焦黄色，血虚肺燥之人适用，故炙后味甘性温，益气固卫，托疮生肌。

（1）炮制规范制法　取炼蜜，加适量沸水稀释，淋入黄芪片中，拌匀，闷润约2小时，置热锅内，用文火炒至表面深黄色，不粘手时，取出，晾凉。本品为类圆形或椭圆形厚片，外表皮浅棕黄或棕褐色，略有光泽，可见纵皱纹或纵沟。切面皮部浅黄色，木质部黄色，有放射状纹理及裂隙，有的中心偶有枯朽状，黑褐色或呈空洞。具蜜香气，味甜，略带黏性，嚼之微有豆腥味。

每100kg黄芪片，用炼蜜30~35kg。

（2）传统制法　先将黄芪片挑簸干净，再将蜂蜜用火化开成为稀薄的蜜液，滤出杂质，趁热倾入药料之中（每斤药料用蜜5两），用铁铲搅拌，使蜜液均匀地粘在药料的表面上，再铲出放在筐箩之内，经过2~3小时，使蜜液逐渐浸润到药料的组织内部里去，然后将铁锅先行烧热，再将药料倒入锅内，用长把笤帚或用铲不断搅拌，每锅炒5~6分钟，炒至黄芪表面微挂深黄色为度，用笤帚扫出锅外，倒入木槽之内，放在通风之处吹干，再进行储存。

（3）现代制法

物料准备：黄芪片大小分档。炼中蜜，蜜量为饮片量的30%左右。向炼好的蜂蜜中再加10%沸水，搅拌均匀，拌入黄芪片，堆润2~4小时，至攥之成团但不粘手为度。

设备：卧式电动旋转炒锅。

炒锅参数设置：温度110℃，转速14转/分钟，时间为30分钟左右。

炮制：将闷润好的黄芪片放入锅中，炒至35分钟左右时要频繁打开转锅门查看炒制火候，黄芪颜色加深至深黄色、挂上火色、握之成团、击之即散时出锅、摊晾。经筛选机去碎渣，手工挑拣出糊片，分装。

【关键细节处理方法】

（1）黄芪片较大、较厚，质地较甘草片疏松，断面也没有甘草光滑，故蜜量与炒炙时间均比甘草片多。蜜水量以33~39kg为宜。

（2）黄芪因产地不同，质地也略有差异，影响对蜜的吸收，故加蜜量要随着药材情况调整。

（3）季节对用蜜量也有影响，冬季温度低，药材吸收蜜量降低，可以延长闷润时间，适当减少蜜量，以达到炮制要求。

（4）温度不能过高，以免黄芪成为焦黑色不鲜艳，温度亦不能过低，以致黄芪炒后粘在一起而不松散。

【守正创新点】 机械旋转炒锅减轻劳动强度，大幅提高产量，火候可控，合格率高。

见彩插图10-44黄芪，彩插图10-45炙黄芪。

（三）蜜桑白皮

【药材来源】 本品为桑科植物桑 *Morus alba* L.的干燥根皮。秋末叶落时至次春发芽前采挖根部，刮去黄棕色粗皮，纵向剖开，剥取根皮，晒干。以色白、皮厚、质柔韧、粉性足者为佳。

本品呈丝状，略卷曲。外表面白色或淡黄白色，较平坦，偶见残留橙黄棕色栓皮。内表面黄白色或灰黄色，有细纵纹。切面纤维性。体轻，质韧。气微，味微甘。

【炮制作用】 生桑皮类白色，其功效泻肺止咳，肺虚者不宜多用。蜂蜜有益气补中的作用。炙桑皮是焦黄色，通过蜜制缓和了一些泻肺的作用，增加了甘缓益元的能力。

【炮制方法】

（1）炮制规范制法　取炼蜜，加适量沸水稀释，淋入桑白皮丝中，拌匀，闷润2~4小时，置热锅内，用文火炒至表面深黄色，不粘手时，取出，晾凉。本品呈丝状，略卷曲，表面深黄色。气微，味甜。

每100kg桑白皮丝，用炼蜜30kg。

（2）传统制法　取净制的桑白皮，倒入锅或盆内，将溶化好的蜜汁按固定量（每1kg桑白皮用蜜0.5kg，倒入桑皮的锅或盆，用铁铲搅拌，使蜜汁均匀粘在桑白皮上，然后倒入笆笼之内。2~3小时后，蜜汁即逐渐滋润到桑皮的内部。将偏口锅先烧微热，再将桑皮倒入锅内徐徐加热。用长发笤帚或铁铲不断搅拌，每锅炒5~6分钟，将桑皮炒到焦黄为度，扫出锅外，置通风处吹干贮存。

注意事项：炒时火力不宜过大或过小，以免炒焦或粘在一起。炒药锅每小时要整理一次。

（3）现代制法

物料准备：净桑白皮去粗皮、切丝。

炼中蜜，蜜量为饮片量的30%左右。向炼好的蜂蜜中再加10%沸水，搅拌均匀，拌入桑白皮丝，堆润2~4小时，至攥之成团但不粘手为度。

设备：卧式燃气旋转炒锅。

设备参数设置：温度100℃，转速13转/分钟，炒35分钟左右。

炮制：将闷润好的桑白皮片放入锅中，炒至30分钟左右时要勤打开转锅门查看炒制火候，至桑白皮颜色加深、挂上火色、握之成团、击之即散时出锅、摊晾。经筛选机除去碎渣，手工挑拣出杂质、糊片，分装。

【关键细节处理方法】

（1）桑白皮分枝皮与干皮，薄厚相差较大，蜜制时尽量选用薄厚相差不大的原料。以免火候不均。

（2）生桑白皮要去除外面的粗皮（栓皮）再进行炮制。

（3）为防止大量带蜜的药材粘锅，蜜制过程中，需用专用小铁铲，及时把黏附在锅壁上的药材铲掉。

（4）手工挑选必不可少，因为没有铲下来的，糊化了也就自然脱落下来了，待炒制完成后进行挑选。

【守正创新点】

（1）旋转炒锅是不锈钢材质，蜜炙药材时第一锅就会造成锅内表面糊化，俗称"铺底"，第二锅就正常了，但是会有少量的糊片，通过二次净选加工，筛除碎末子，挑拣糊片，糊粒。不需频繁清理炒锅，省时省力。

（2）如果遇上炒同一个品种，量太大，需要炒几天，每天晚上下班前需要简单清理一下，稍稍加热，再适量加水使锅正转，同时把能铲下来的糊粒铲掉，加热一段时间锅壁即可清理干净。最后反转将锅内水清出。

（3）清理时避免空锅干烧，损坏设备。待某个品种炒完，需要彻底清洗，方法是向锅内多次反复加热水、加热旋转清洗，糊化的蜂蜜逐渐软化，直至洗锅水由浑黑变清即可。

见彩插图10-46桑白皮，彩插图10-47蜜桑白皮。

（四）蜜紫菀

【药材来源】本品为菊科植物紫菀*Aster tataricus* L.f.的干燥根及根茎。春、秋二季采挖，除去有节的根茎和泥沙，编成辫状晒干，或直接晒干。以根长、色紫红、质柔韧者为佳。本品为不规则类圆形中段。根为细圆柱形，表面紫红色或灰红色，有细纵皱纹。切面灰棕色，中心有黄白色的筋脉小点。质较柔韧。气微香，味甜、微苦。

【炮制作用】润肺。用于久咳不止。紫菀味辛，性温，本为润肺下气、化痰之药，但大泻肺气，独用或多用不太适宜。雷敩曰，"凡使用紫菀，以蜜浸一宿，至明火上焙干用"。蜜具有甘缓益气的作用，还可去急，可改善泻肺气不宜多用或独用的弊端，增加了补中的功效。

【炮制方法】

（1）炮制规范制法　取炼蜜，加适量沸水稀释，淋入紫菀段中，拌匀，闷润2~4小时，置热锅内，用文火炒至不粘手时，取出，晾凉。

每100kg紫菀段，用炼蜜25kg。

（2）传统制法　将净的紫菀倒入锅内，按固定的蜜量（每1kg紫菀用0.5kg蜜），待蜜稍温之时，用手搅拌揉搓，使蜜汁均匀地粘在紫菀之上，然后再倒入管箩内，2~3小时后，蜜汁就慢慢进入紫菀内部，将偏口铁锅烧至微热，再将紫菀倒入锅内并徐徐加热，用长把笤帚搅拌，每炒一锅需5~6分钟，紫菀稍微挂些火色，并以松散滋润为度，然后用笤帚扫出锅，放在通风处被风吹干后贮存。

注意事项：炒时火力不宜过大或过小，以免炒焦或粘在一起。蜜汁拌紫菀不宜用铁铲，宜用手搅拌。

（3）现代制法

物料准备：净紫菀。炼中蜜，蜜量为饮片量的20%~25%。向炼好的蜂蜜中再加10%沸水，搅拌均匀，拌入紫菀，堆置2~4小时，至攥之成团但不粘手为度。

设备：卧式燃气旋转炒锅。

设备参数设置：温度100℃，转速13转/分钟，炒20分钟左右。

炮制：将闷润好的紫菀放入锅中，炒至15分钟左右时要频繁打开转锅门查看炒制火候，紫菀颜色加深，由紫红色变为棕褐色即可出锅摊晾。经筛选机除去碎渣，手工挑拣出糊片，分装。

【关键细节处理方法】

（1）紫菀较细小，加蜜量少于常规且炒制时间较短。

（2）文火炒制、避免蜂蜜糊化造成焦煳。

（3）用蜜量据季节不同需要微调，冬季用蜜稍少一点。

【守正创新点】紫菀较细小，传统拌蜜时多将药放在容器里用手拌。现在加工量大，使用手拌不现实，采用摊放在不锈钢平面上，按比例喷淋蜜水，再以不锈钢铲或食品级塑料铲翻搅的方法，同样可以达到搅拌均匀的目的，从而大大提高工作效率。

见彩插图10-48紫菀，彩插图10-49蜜紫菀。

（五）蜜款冬花

【药材来源】本品为菊科植物款冬 *Tussilago farfara* L. 的干燥花蕾。12月或地冻前当花尚未出土时采挖，除去花梗及泥沙，阴干。本品呈长圆棒状。单生或2~3个基部连生，长1~2.5cm，直径0.5~1cm。上端较粗，下端渐细或带有短梗，外面被有多数鱼鳞状苞片。苞片外表面紫红色或淡红色，内表面密被白色絮状茸毛。体轻，撕开后可见白色茸毛。气香，味微苦而辛。

【炮制作用】 款冬花味辛，性温，温肺下气化痰止咳对火热刑金，肺阴不足者不太适宜。蜜制的目的是增加润肺的疗效，缓和款冬花辛温的作用，杀酶保苷，利于保存。

【炮制方法】

（1）炮制规范制法　取净款冬花，照《中国药典》（2020年版）蜜炙法（通则0213）炒至外皮光亮、略带焦斑、不粘手。每100kg款冬花，用炼蜜25kg。

（2）传统制法　按1kg款冬花用0.5kg蜜的比例，将蜜烧温，用手搅拌揉搓，使蜜汁均匀地粘在药物表面上，放置2~3小时，使蜜汁慢慢地浸入款冬花之中。

先将偏口铁锅烧微热，倒入闷润好的冬花。微火徐徐加热，用长把笤帚勤加搅拌，炒5~6分钟，将款冬花炒至微挂火色并且松散滋润为度，然后扫出锅摊晾。放于通风之处，干后储存。

（3）现代制法

准备物料：净款冬花。款冬花量30%的蜂蜜制成蜜水，拌匀闷润2~4小时，备用。

设备：卧式燃气旋转炒锅。

炒锅参数设置：温度100℃，转速为10转/分钟，时间为15~20分钟。

炮制：将闷润好的款冬花放入锅中，炒至15分钟左右时要频繁打开转锅门查看炒制火候，冬花微挂火色、颜色加深，松散滋润时即可出锅摊晾。

经筛选机筛去碎渣，手工挑拣出杂质，分装。

【关键细节处理方法】

（1）冬花有时是带着花梗及浮土，必须先净制，筛去浮土及较长的花梗。

（2）注意温度不宜过高或过低，以免炒焦或粘在一起。

【守正创新点】 传统炒法火候不易控制，易过火，容易在药周围挂黑色。现代设备温度时间均可很好地控制，可以有效避免炒过火。

见彩插图10–50款冬花，彩插图10–51蜜款冬花。

（六）蜜枇杷叶

【药材来源】 本品为蔷薇科植物枇杷*Eriobotrya japonica*（Thunb.）Lindl.的新鲜或干燥叶。全年均可采收，鲜用或晒至七、八成干时，扎成小把，再晒干。以叶大、色棕绿、完整者为佳。呈丝条状。上表面黄棕色或红棕色，较光滑。下表面残存少量黄色绒毛。革质而脆。

【炮制作用】 去毛，防止刺激咽喉，增强润肺止咳功效。

【炮制方法】

（1）炮制规范制法　取炼蜜，加适量沸水稀释，淋入枇杷叶丝中，拌匀，闷润2~4小时，置热锅内，用文火炒至不粘手时，取出，晾凉。本品呈丝条状。表面黄棕色或红棕色，微显光泽，略带黏性。味微甜。

每100kg枇杷叶丝，用炼蜜25kg。

（2）传统制法　将净枇杷叶倒入盆内，加入固定蜜量（每1kg枇杷叶加入0.5kg蜜），用手搅拌揉搓，蜜汁均匀地粘在枇杷叶上，经过2~3小时滋润，蜜汁浸入枇杷叶内。先将铁锅烧微热，再将枇杷叶倒入锅内，微火徐徐加热。用笤帚进行搅拌，炒5~6分钟，将枇杷叶炒到微干滋润为度，然后用笤帚扫出锅外，放在通风处吹干后再储存。

（3）现代制法

准备物料：净枇杷叶。枇杷叶量25%的蜂蜜，拌匀闷润2~4小时，备用。

设备：卧式电加热旋转炒锅。

炒锅参数设置：温度100℃，转速10转/分钟，时间为15~20分钟。

炮制：将闷润好的枇杷叶放入锅内，文火炒至表面黄棕色或红棕色，微显光泽，略带黏性即可出锅、摊晾。手工挑选出杂质、碎渣，包装。

【关键细节处理方法】

（1）闷润前将枇杷叶切丝。

（2）枇杷叶革质，不易吸蜜，加蜜量20%的沸水调制蜜水，可利于吸收。

（3）杷叶丝松泡、表面积大，不易与蜜拌匀，要少量多次、分批搅拌。

（4）拌好闷润至枇杷叶丝软塌为度。

【守正创新点】枇杷叶丝炒时表面的蜜会粘在不锈钢锅壁上，但很快会形成一层稳定的膜，不影响后续枇杷叶的炒制。不需频繁刷锅，利于大批生产的连续炒制。

见彩插图10-52枇杷叶，彩插图10-53蜜枇杷叶。

（七）蜜瓜蒌子

【药材来源】本品为葫芦科植物栝楼 *Trichosanthes kirilowii* Maxim. 或双边栝楼 *Trichosanthes rosthornii* Harms 的干燥成熟种子。秋季采摘成熟果实，剖开，取出种子，洗净，晒干。以饱满、油性足者为佳。

【炮制作用】增强润肺止咳作用，用于燥咳痰稠。

【炮制方法】

（1）炮制规范制法　取炼蜜，用适量沸水稀释，淋入净瓜蒌子中，拌匀，闷润2~4小时，置热锅内，用文火炒至鼓起，不粘手时，取出，晾凉。

每100kg净瓜蒌子，用炼蜜3kg。

（2）传统制法　将净瓜蒌子倒入盆内，加入固定蜜量（每10kg瓜蒌子加0.3kg蜜），用手搅拌均匀，放置2~3小时后，先将铁锅烧微热，再将瓜蒌子倒入锅内，微火徐徐加热。用笤帚进行搅拌，炒5~6分钟，将瓜蒌子炒到微黄滋润为度，然后用笤帚扫出锅外，放在通风处吹干后再储存。

（3）现代制法

准备物料：净瓜蒌子。瓜蒌子量3%的蜂蜜加入适量沸水调成蜜水，备用。

设备：卧式燃气旋转炒锅。

炒锅参数设置：温度100℃，转速10转/分钟，时间为15~20分钟。

炮制：将瓜蒌子放入锅内，文火炒至颜色略微加深、鼓起，喷入蜜水，继续炒至微干即可出锅、摊晾。筛选机筛去碎渣，手工挑拣出杂质、糊粒，分装。

【关键细节处理方法】

（1）瓜蒌子有栝楼、双边栝楼两种，双边栝楼的子较大而扁。蜜炙后瓜蒌子成品表面棕黄色至棕褐色，双边栝楼的瓜蒌子表面棕褐色，二者均略鼓起，微显光泽。气微香，味微甜。目前市场上以双边栝楼的瓜蒌子多见。

（2）蜜水的制备　瓜蒌子量3%的蜂蜜，加入蜂蜜量10%的沸水，化开调匀比较合适。

【守正创新点】传统工艺采用闷润法，先润后炒。但瓜蒌子外被种皮，不易吸收蜂蜜。现在采用先将瓜蒌子炒至鼓起、质地疏松时喷入蜜水，继续炒炙的方法，更利于蜂蜜渗入瓜蒌子中，符合《中国药典》（2020年版）关于蜜炙法通则的要求，且成品均匀美观。

见彩插图10-54瓜蒌子，彩插图10-55蜜瓜蒌子。

（八）蜜槐角

【药材来源】本品为豆科植物槐 *Sophora japonica* L.的干燥成熟果实。冬季采收，除去杂质，干燥。本品呈连珠状，长1~6cm，直径0.6~1cm。表面黄绿色或黄褐色，皱缩而粗糙，背缝线一侧呈黄色。质柔润，干燥皱缩，易在收缩处折断，断面黄绿色，有黏性。以个大、饱满、色黄绿、质柔润者为佳。

【炮制作用】苦，寒。归肝、大肠经。清热泻火，凉血止血。蜜炙后降低苦寒之性。

【炮制方法】

（1）炮制规范制法　蜜槐角取净槐角，照《中国药典》（2020年版）蜜炙法（通则0213）炒至外皮光亮、不粘手。本品形如槐角，表面稍隆起呈黄棕色至黑褐色，有光泽，略有黏性。具蜜香气，味微甜、苦。

每100kg槐角，用炼蜜5kg。

（2）传统制法　将净槐角倒入盆内，加入固定蜜量（每10kg槐角0.5kg蜜），用手搅拌均匀，经过2~3小时滋润，先将铁锅烧微热，再将槐角倒入锅内，微火徐徐加热。用笤帚进行搅拌，炒5~6分钟，将槐角炒到微黄滋润为度，然后用笤帚扫出锅外，放在通风处吹干后再储存。

（3）现代制法

准备物料：净槐角。槐角量3%~5%的蜂蜜加入适量沸水制成蜜水，备用。

设备：卧式燃气旋转炒锅。

炒锅参数设置：温度100℃，转速10转/分钟，时间为15~20分钟。

炮制：将生槐角放入锅内，文火炒至颜色略微加深、鼓起，喷入蜜水，继续炒干，待槐角外表光亮、偶有焦斑时即可出锅、摊晾。经筛选机去碎渣，手工挑拣出杂质、糊粒，分装。

【关键细节处理方法】

（1）槐角呈连珠状，长度1~6cm不等，需大小分档，至少分两档。

（2）蜜水制备：因槐角本身含黏液较多，黏性较大，故只需加蜜量3%~5%的沸水调成蜜水。

（3）炒制15分钟左右喷蜜水，再炒10分钟左右即可出锅。

【守正创新点】

槐角特性为外皮干燥而内部黏性较大，蜜炙后贮存时内部的黏液及浸入的蜂蜜会慢慢地渗出，用传统先闷润再炒制的方法容易使成品过于黏腻，更易返潮，影响品质。而炒干再喷蜜的方法不仅可以减少蜜的用量，也减轻了槐角返潮的程度，更好地将蜂蜜保存在槐角里。

见彩插图10-56槐角，彩插图10-57蜜槐角。

第七节　油　炙

将净制或切制过的药物，与定量的食用油脂共同加热处理的方法，称为油炙法，常用芝麻油、羊脂油。羊脂油味甘，性温，能补虚助阳、润燥、祛风、解毒。芝麻油味甘，性微寒，能清热、润燥、生肌。

油炙的目的是增强疗效，如炙淫羊藿；利于粉碎，便于制剂和服用，多用于炮制坚硬或有毒的药物，如熟三七、酥蛤蚧等。

炙淫羊藿

【药材来源】本品为小檗科植物淫羊藿 *Epimedium brevicornu* Maxim.、箭叶淫羊藿 *Epimedium sagittatum*（Sieb.et Zucc.）Maxim.、柔毛淫羊藿 *Epimedium pubescens* Maxim.或朝鲜淫羊藿 *Epimedium koreanum* Nakai的干燥地上部分。夏、秋季茎叶茂盛时采割，除去粗梗及杂质，晒干或阴干。以叶多、色黄绿、完整者为佳。

本品呈片状或长短不一的丝片状。上表面黄绿色或浅棕绿色，具油亮光泽，可见网纹状叶脉。下表面灰绿色，主脉及细脉突起。边缘有刺毛状细锯齿。近革质或革质。微有膻气，味微苦。

【炮制作用】淫羊藿味辛性温，为补命门之要药，治阳痿。羊油味甘性热，主治贼风痿痹止劳痢。用羊油炙，增强了补益、助阳的功能。

【炮制方法】

（1）炮制规范制法　取原药材，除去杂质，摘取叶片。或喷淋清水，闷润约30分钟，切宽丝，干燥。取羊脂油加热熔化，加入淫羊藿片或丝拌匀，用文火炒至表面均匀有光泽，呈黄绿色时，取出，晾凉。

每100kg淫羊藿片或丝，用羊脂油（炼油）20~30kg。

（2）传统制法　将羊脂油倒入锅内，融化时将淫羊藿叶倒入锅内，用笤帚不停搅拌，每十斤淫羊藿用羊油两斤，使羊脂油均匀地渗入在淫羊藿叶上，立即取出放凉，羊油渐渐被吸收到淫羊藿叶里面去即可出锅。

（3）现代制法

准备物料：净淫羊藿叶。

淫羊藿叶量25%~30%的羊油备用。

设备：卧式燃气旋转炒锅。

炒锅参数设置：温度80℃，转速10转/分钟，时间为5~10分钟。

炮制：将用羊油拌闷润好的淫羊藿叶放入锅中，文火炒至颜色略微加深有光泽即可出锅、摊晾。手工二次净选，包装。

【关键细节处理方法】

（1）闷润法：将化好的50~60℃的羊油放入凉的炒锅内，倒入淫羊藿叶，炒锅转速10转/分钟，5~10分钟后，羊油可以均匀地附着在淫羊藿叶片上。出锅堆放。连续如此操作，将淫羊藿叶全部粘上羊油。

（2）炒制时，因叶片很薄，温度高了极易焦煳，故温度应设置在50~60℃，炒制5~10分钟。

（3）传统用羊尾巴油，品质最好。因现在炮制用油均采购炼制好的羊油，难免鱼龙混杂。羊油的鉴别方法：羊油呈乳白色，质地均匀细腻的半固体，不含杂质，具有浓烈的羊膻气。

【守正创新点】传统炮制方法是将羊油边溶化边加淫羊藿叶，略炒即出锅。这种方法适合小锅炒制，大生产时不易控制火候与均匀度，可能这边叶片还没沾上油，那边叶片已经烤焦了。现在利用旋转炒锅，将闷润与炒制分开，确保了每片叶子均能吃透羊油且受热均匀。

见彩插图10-58淫羊藿，彩插图10-59炙淫羊藿。

第十一章　煅　法

煅法是将药物直接放于无烟炉火中或适当的耐火容器内煅烧的炮制方法，包括明煅法、煅淬法、闷煅法等，其中闷煅法又称扣锅煅法、密闭煅法、暗煅法。煅法可以降低药物副作用，增强药物的个别药效作用。

第一节　明煅法

一、概述

明煅法是指药物煅制时不隔绝空气的方法，又称直火煅法。目的是使药物酥脆，除去结晶水，使药物有效成分易于煎出。适用于矿物类、贝壳类、化石类等质地坚硬的药物。例如煅花蕊石去结晶水，使药物质地酥脆；又如煅钟乳石，使药物有效成分易于煎出，等等。

方法是将药物适当破碎，直接放于炉火上或装入适当耐火容器内进行高温煅烧，煅至酥脆或红透时取出放凉碾碎。目的是使药物疏松或失去结晶水，便于粉碎及煎煮，如白矾、石决明等；增强药物收敛作用，如牡蛎、赤石脂等。注意大小分档，一次煅透，中途不停火，控制好温度、时间。如发生爆溅，可加盖。

二、制法详述

（一）枯矾（煅白矾）

【药材来源】生品主含含水硫酸铝钾 $[KAl(SO_4)_2 \cdot 12H_2O]$，呈不规则的块状。无色或淡黄白色，透明或半透明。表面略平滑或凹凸不平，具细密纵棱，有玻璃样光泽。质硬而脆。气微，味酸、微甘而极涩。以透明者为佳。煅后为蜂窝状碎块。表面白色。质松脆，轻捻易碎。气微，味酸涩。

【炮制作用】生白矾擅长解毒杀虫，清热消痰，燥湿止痒，煅后可缓和其寒性及涌吐作用，增强收涩敛疮、止血化腐的作用。

【炮制方法】

（1）炮制规范制法　取净白矾，置适宜容器内，加热至熔化，继续煅（180~260℃）至完全失去结晶水、呈白色蜂窝状固体时（煅制过程中忌搅拌），晾凉，取出，加工成碎块。

本品为蜂窝状的碎块。表面白色。质松脆，轻捻易碎。气微，味酸涩。

（2）传统制法　取净白矾碎块置煅制容器中，武火加热至融化，继续煅至膨胀松泡完全呈白色蜂窝状固体，无亮星时停火。放凉后取出研碎。

（3）现代制法

准备物料：净白矾。

设备：敞口炒锅。

参数设置：温度180~260℃。

炮制：将净白矾，置敞口锅内，加热至熔化，保持180~260℃继续煅至完全失去结晶水、呈白色蜂窝状时（煅制过程中忌搅拌），晾凉，取出，加工成碎块。

【关键细节处理方法】

（1）一次煅透，中途不停火不搅拌，否则使水分夹杂在中间不宜去除而出现发亮的夹生现象。

（2）用具要洁净，避免使白矾底部粘一层污物，造成污底。

（3）煅制时温度≤300℃，密切观察，视失水情况掌握煅制时间。

（4）不宜用铁锅。

【守正创新点】传统煅白矾用反射炉，两个炉膛相通，用铁床将装料的方形斗子推进里面的炉膛，在外面的炉膛生火，靠鼓风机将火气吹进里面的炉膛，达到高温煅烧的目的。现在用电加热，温度设置在580~600℃，锅内温度能达到180~260℃，成品颜色略不均匀，但产量大幅度提高。

见彩插图11-1白矾，彩插图11-2枯矾。

（二）煅牡蛎

【药材来源】本品为牡蛎科动物长牡蛎 *Ostrea gigas* Thunberg、大连湾牡蛎 *Ostrea talienwhanensis* Crosse 或近江牡蛎 *Ostrea rivularis* Gould 的贝壳。全年均可捕捞，去肉，洗净，晒干。本品为不规则碎块。白色至类白色或灰黄色。表面凹凸不平，呈波浪形覆瓦状层次，有的略具光泽。碎断面显层纹。以质坚、内面光洁、色白者为佳。质硬。气微，味微咸。

【炮制作用】咸，微寒。归肝、胆、肾经。重镇安神，潜阳补阴，软坚散结，收敛固涩。用于惊悸失眠，眩晕耳鸣，瘰疬痰核，癥瘕痞块，自汗盗汗，遗精崩带，胃痛泛酸。收敛固涩。用于自汗盗汗，遗精崩带，胃痛吞酸。

【炮制方法】

（1）炮制规范制法　取净牡蛎，置煅炉或适宜的容器内，煅（550℃，1小时）至酥脆，取出，晾凉。

（2）传统制法　本品为不规则碎块或粉末。灰白色，断面显层纹，质酥脆。

（3）现代制法

准备物料：将牡蛎破碎成小块，筛去碎末。

设备：煅炉。

参数设置：煅制温度550℃。

炮制：取净牡蛎，置煅炉或适宜的容器内，煅（550℃，1小时）至酥脆，取出，晾凉。

【关键细节处理方法】

（1）煅制时要先将物料破碎成小块，避免因大小不均，受热不均，必要时应大小分档。

（2）煅制时物料不宜超过炉膛内的一半，以免物料过厚，内部达不到煅制程度。

【守正创新点】 采用新式煅炉，采用电加热，能够做到均匀受热，使煅制后达到均一的效果，避免传统煤、油加热方式，煅制温度不可控，且容易对药材产生污染。

见彩插图11-3牡蛎，彩插图11-4煅牡蛎。

第二节　煅淬法

一、概述

煅淬法是将药物按明煅法煅至红透后，立即投入规定的液体辅料中，骤然冷却，并反复多次，使之酥脆。煅后的操作程序称为淬，所用液体辅料称淬液，常用淬液醋、酒、水、药汁。目的是改变物理性质，减少副作用，增强疗效，如自然铜；质地酥脆，易于粉碎，利于煎出有效成分，如代赭石；清除药物中夹杂的杂质，洁净药物，如炉甘石。应反复多次使液体辅料吸尽，药物全部酥脆为度，避免生熟不匀。

二、制法详述

煅自然铜

【药材来源】 自然铜为硫化物类矿物黄铁矿族黄铁矿，主含二硫化铁（FeS_2）。采挖后，除去杂石。以块整齐、色黄而光亮、断面有金属光泽者为佳。煅后多为立方体或不规则碎块。灰黑色或黑褐色，质酥脆，无金属光泽。略有醋酸气。

【炮制作用】 辛，平。归肝经。散瘀止痛，续筋接骨。用于跌打损伤，筋骨折伤，瘀肿疼痛。淬后质地酥脆，便于粉碎，利于煎出有效成分，增强止血止痛作用。

【炮制方法】

（1）炮制规范制法　取原药材，除去杂质，置煅炉或适宜的容器内，煅（600℃，2小时）至红透，立即倒入醋中淬，取出，以表面呈黑褐色，光泽消失并酥松为度，晾凉。

每100kg净自然铜，用米醋55~65kg。

（2）传统制法　取净自然铜武火煅至红透，取出，立即投入醋液中淬至冷后取出，继续煅烧醋淬，直至光泽消失，质地酥脆，呈黑褐色，取出晾干碾碎。每100kg自然铜用辅料30kg。

（3）现代制法

准备物料：自然铜原料用打石机破碎，过筛，留6~8mm的小块自然铜备用。米醋。

设备：卧式电加热煅炉。

参数设置：温度600℃。

炮制：将小块自然铜放入方形药斗，铺平，由轨道车送入煅炉，封闭煅炉门，加热至600℃左右，2小时，通过轨道车取出后立即倒入准备好的米醋中，用小锤砸一下，疏松易碎、失去金属光泽即可。如果质地仍坚硬，回炉继续加热煅烧，重复上述步骤，直至自然铜光泽消失，质地酥脆，呈黑褐色，晾干，碾碎即可。

【关键细节处理方法】

（1）为了保证成品煅制程度均匀，自然铜要提前处理，尽量做到大小相差不大。

（2）掌握好米醋用量。煅至红透的自然铜投入米醋中，高温使米醋瞬间蒸发。如果液体量不够，有的自然铜没接触到醋液，导致醋淬不均匀，产生不合格品。一般需要加水稀释米醋，使醋淬后残存少量醋液，通过搅拌和药物的余温使醋液被吸尽，确保醋淬完全。

（3）煅淬应反复进行数次，至药物完全酥脆为度。

【守正创新点】

（1）煅的好坏与药品质量关系密切，按照规范的煅淬工艺，药品质量有保证。

（2）因收率低、辅料、能源价格不断上涨、反复煅淬成本成倍增加，煅炉在持续高温下容易损坏等因素，造成原本价格低廉的药材经煅制后价格明显增加，致使很多用户不理解。为了降低成本，煅淬品不按照规范工艺操作，造成药品的质量参差不齐，价格相差很大，使用者很难分辨。管理部门应该加强对煅淬品种的监管，确保用药安全有效。

见彩插图11-5自然铜，彩插图11-6煅自然铜。

第三节　闷煅法

一、概述

药物在高温缺氧条件下煅烧成炭的方法称闷煅法，又称扣锅煅、暗煅、密闭煅。目的是改变药性，产生新功效，增强止血作用，降低毒性，例如干漆。适用于质地疏松、炒炭易挥发及某些中成药在制备过程中需要综合制炭的药物，例如血余炭、棕榈炭、灯心炭等。

其方法是将药物置于锅中，上盖一较小的锅。两锅结合处用盐泥封严，扣锅上压一重物，防止锅内气体膨胀而冲开扣锅锅口，扣锅底部贴一白纸条或放几粒大米，用武火加热，煅至白纸或大米呈深黄色，药物全部炭化为度，离火，待完全冷却后取出药物。注意事项，封口要严密，煅透后冷却再开启锅盖。药材勿过多过紧。药量不超过锅的2/3。

二、制法详述

棕榈炭

【药材来源】生品为棕榈科植物棕榈 *Trachycarpus fortunei*（Hook. f.）H. Wendl.的干燥叶柄。采时割取旧叶柄下延部分及鞘片，除去纤维状的棕毛，晒干。以片大、质厚、色红棕者为佳。本品为不规则长段。表面棕黑色，有光泽，可见纵直纹及细斜纹。质轻脆。味微苦。

【炮制作用】加强收涩止血作用。用于吐血，衄血，尿血，便血，崩漏下血。棕榈皮棕黄色，味苦涩，性平，入肝，脾二经。通过煅制为黑色。寇宗奭云"棕皮烧黑，治妇人血露及吐血。"李时珍云"棕炭性涩，若失血去多，瘀滞已尽者用之切当"，固治血症，非炭不为功，增强了止血之功能。

【炮制方法】

（1）炮制规范制法　取原药材，除去杂质，洗净，闷润2~4小时，至内外湿度一致，切长段，干燥，筛去碎屑。取棕榈段，置锅内，上盖一锅，两锅接合处用黄土泥封严，上锅底部贴一张白纸条，上压重物，用火180~220℃焖煅至白纸条变为焦黄色时，停火，待凉后，取出。

（2）传统制法　棕榈为长条块状树皮。在煅炭前应先将棕榈皮折成二到三寸的小段，交叉堆放于锅内且不要往下压实，要求当中有空隙，以便热汽回流畅通。在上面再扣上一个锅，并用泥土封固，开始加热煅制4~5小时，停火待其冷却，开启上锅。锅内的棕榈并不变形，颜色全黑并有光泽，质地比原棕榈稍硬，互相敲打时有类似铜声脆响，即为合格的棕榈炭。

（3）现代制法

准备物料：净棕榈树皮；稀泥。

设备：锅。

炮制：将净棕榈皮切成大小相似的小段，放入锅内，上面再扣一个锅，两锅间用泥土封固。锅上放一张白纸条，加热至180~220℃焖煅4~5小时，待白纸条变为焦黄色时，停火，待凉后，取出。

【关键细节处理方法】

（1）放药时避免排列整齐，应交叉堆放，以留有空隙利于热汽流动、受热均匀。

（2）装量不能过多，不超过底锅的1/3~1/2，放药太多会导致煅不透而夹生。

（3）开始煅制后，由于药物受热会产生气体冲破封固的泥土造成漏气，故须有人看守密切观察，发现冒气的地方及时用稀泥堵漏。

（4）火力不能忽大忽小，开始时用中火，然后持续大火猛烧，如果中途火力变弱，药材中的水分不能完成气化而凝固回落至药材，则出现夹生不能成炭的现象。

（5）煅至白纸条变为焦黄色时，缓慢逐渐停火，最后待到第二天完全冷却再开启上面的锅。如果马上开锅，由于高温会引起死灰复燃，棕榈炭变成棕榈灰，造成炮制失败。

【守正创新点】

（1）煅炭收率低下，半锅药材只能出一锅底成品，加上燃料，生产成本远远高于原料成本，但传统观念炭药不值钱，造成价格倒挂，影响对炭药生产的积极性。

（2）一个技术工人需要经过5~6年的反复磨炼才能完全掌握煅炭技术，加上燃料的变化，煤火与电加热、气加热有很大不同，对于煅制温度、时间，需要重新摸索，否则煅炭技术有面临失传的风险。

（3）采用焖锅煅时因会大量冒烟，污染环境，故需要在空旷、远离人群生活环境下进行。该品种煅制方法因环保等原因，现多数改为炒炭进行加工，其他煅制品种也存在此种情况，以上问题如不引起重视，炭法炮制有面临退出历史舞台的风险。

见彩插图11-7棕榈，彩插图11-8棕榈炭。

第十二章　特殊炮制方法

特殊制法是中药炮制的一种，是某些药物采用一些特殊工艺加工而成，其目的在于制备新的药物，产生新的临床功用。如复制法（半夏）、发酵法（六神曲）、发芽法（谷芽、麦芽）、制霜法（巴豆霜、千金子霜、西瓜霜）、烘焙法（焙蜈蚣）、煨法（煨肉豆蔻）、提净法（芒硝、磠砂）、水飞法（朱砂、雄黄）、干馏法（蛋黄油、竹沥油）等，均是根据药物特性及治疗需要而采取的特殊加工炮制方法，这些炮制方法与水制、火制、水火共制等炮制大类不完全一致，故单独归为特殊炮制方法。

第一节　发芽法

一、概述

将净制后的成熟的种子或果实类药材，用清水湿润后，保持一定的温度和湿度，使其发芽的方法。

二、制法详述

大豆黄卷

【药材来源】本品为豆科植物大豆 *Glycine max*（L.）Merr. 的成熟种子经发芽干燥而得。以粒大、饱满、有短芽者为佳。本品略呈肾形，长约8mm，宽约6mm。表面黄色，微皱缩，一侧有明显的脐点，一端有卷曲胚根。外皮质脆易破裂。子叶2片，黄色。气微，嚼之略有豆腥味。

【炮制作用】大豆虽甘温，然生品水气未泄服之多有疏泄之害，发芽则蘖蘖生之能通行百脉也，并解决了疏泄之害。再加灯心竹叶，引药以凉心经，利尿安神，这是在配伍当中协同的药效。大豆黄卷甘，平。归脾、胃经。利湿，解热，利大肠，治水肿，降火病，有治卒中、失音不语的作用。用于暑湿感冒，胸闷，肢体酸重，小便不利。

【炮制方法】

（1）炮制规范制法　取净大豆，用水浸泡至膨胀，将水放出，用湿布覆盖，每日用水喷淋二次，待芽长至约1cm时，取出，干燥。取灯心草、淡竹叶置锅内，加入适量水煎煮二次，第一次60分钟，第二次30分钟，合并煎液，滤过。滤液与大豆黄卷共置锅内（药液高出豆面约5cm），煮至药液被吸尽，取出，干燥。

每100kg大豆黄卷，用灯心草1kg、淡竹叶2kg。

（2）传统制法　净黄豆10kg，灯心草0.2kg，淡竹叶0.4kg。灯芯及淡竹叶用清水浸煮两次，每次约1小时，合并滤液晾凉备用。

将黄豆置于盆中，加入部分灯心草、竹叶水，使其生出小芽。再把剩余的灯心竹叶汤煨煮一下，晾凉后加入原汤浸泡。继续按照生豆芽的方法，等黄豆生出极小的嫩芽，即用笊篱捞出晒干，就是大豆黄卷儿。

（3）现代制法

准备物料：黄豆、灯心草、淡竹叶。

设备：发芽箱。

炮制：取净黄豆，用水浸泡至膨胀，将水放出，用湿布覆盖，每日用水喷淋二次，待有芽萌出且出芽率达到90%时，取出，干燥。取灯心草、淡竹叶置锅内，加入适量水煎煮二次，第一次60分钟，第二次30分钟，合并煎液，滤过。滤液与大豆黄卷共置锅内（药液高出豆面约5cm），煮至药液被吸尽，取出，干燥。

【关键细节处理方法】

（1）如在冬季制大豆黄卷，应置保温箱内，以利发芽。

（2）加水方法有喷淋和浸泡两种。喷淋法一天两次，浸泡法宜勤搅拌和换水，以免发霉变味。

（3）豆芽不要过长，否则黄豆容易破损，有芽即可，表皮皱缩破损但不可脱落。

【守正创新点】传统用灯心草、淡竹叶水浸泡黄豆令其发芽，在发芽过程中吸收灯心草与淡竹叶的药性。因发芽需要时间，药液容易变质，需要熬开放凉后再加入黄豆中；现代用灯心草、淡竹叶水煮发芽的黄豆，令其吸收药液，优点是清水发芽，不易变质。但与传统方法相比，对灯心草、淡竹叶药性的吸收是否相同还需要研究。

见彩插图12-1大豆黄卷。

第二节　发酵法

一、概述

指净药材或药材的粉末（或按规定加一定量的辅料），在一定的湿度和温度条件下，利用微生物的作用，使药材表面产生黄白色的菌丝，达到一定规格标准的方法。

二、制法详述

六神曲

【药材来源】是以面粉为主，杏仁，赤小豆，青蒿，辣蓼，苍耳等为辅佐而制成的单味药。

【炮制作用】六神曲甘、辛，温。归脾、胃经。消食化积，健脾和胃。用于食积不化，脘腹胀满，呕吐泄泻，小儿腹大坚积，并有回乳作用。古代文献记载宋代唐慎微《证类本草》云神曲"味甘，大暖"。清代汪昂《本草备要》云神曲"治痰逆癫结，泻痢胀满，回乳，下胎，亦治目病"。清代凌奂《本草害利》云"神曲健脾消谷，食停腹痛无虞，下气行痰，泻痢反胃有籍刃、能损胎"。

各药分而言之，各有疗效，合而言之，改变原有性能，体现了综合的疗效，非单纯酵母一种功效。

六神曲始载于《药性论》，盖取诸神聚会之日造之。李时珍《本草纲目》指出："昔人用麴，多是造酒之麴，后医乃造神麴，专以供药用，力更胜之。"缪希雍的《神农本草经疏》记载"用五月五日，或六月六日，以白面百斤，青蒿自然汁三升，以配白虎、青龙、朱雀、玄武、勾陈、螣蛇六神，用面和汁，豆、杏仁做饼，麻叶或楮叶包，如造黄酱法、待生黄衣、晒干收之。"（制作六神曲，应在青龙、白虎、朱雀、玄武、勾陈、螣蛇六位神仙聚会之日的阴历六月初六，故得此名。实为此季节三味鲜药长势最为茂盛，空气温湿度最适宜曲剂的发酵）。

【炮制方法】

（1）炮制规范制法

方法一：取赤小豆加工成粗粉，加水煎煮2小时成粥状（约20kg），发酵2天，备用。另取苦杏仁、青蒿、辣蓼、苍耳秧分别粉碎成粗粉，与面粉和赤小豆粥混匀，制成握之成团、掷之即散的软材。置适宜容器内，上盖茼麻叶，保持温度30~35℃，湿度70~80%rh，发酵2~3天（约60小时），待表面生出白霉衣时，取出，除去茼麻叶。搓条，切成圆形或10~15mm³方块，烘干（温度为70~75℃）。

配方：面粉100kg，苦杏仁4kg，赤小豆4kg，鲜辣蓼7kg（干品2.3kg），鲜青蒿7kg（干品2.3kg），鲜苍耳秧7kg（干品2.3kg）。

方法二：取赤小豆、苦杏仁粉碎成粗粉，与面粉混匀，加入鲜青蒿、鲜辣蓼、鲜苍耳秧煎液（鲜青蒿、鲜辣蓼、鲜苍耳秧各7kg，切碎，加入8倍量的水煎煮，待煮沸10分钟后，滤过，滤液浓缩至约20kg），搅拌均匀，制成握之成团、掷之即散的软材。装入模内，压实成块，取出；置适宜容器内，另取鲜青蒿与曲块层层相间堆放，保持温度

30~35℃，湿度70%~80%rh，发酵2~3天（约60小时），待表面生出白霉衣时，取出，切成10~15mm³的立方块，烘干（70~75℃）。

配方：面粉100kg，苦杏仁4kg，赤小豆4kg，鲜辣蓼7kg，鲜青蒿7kg，鲜苍耳秧7kg。

本品为约1.5cm³立方形小块或直径约1.5cm圆柱形的段。表面灰黄色，粗糙，常有裂纹和浅红绿色斑点。断面不平坦，呈颗粒状，可见未被粉碎的褐色残渣及发酵后的空洞。质硬脆，易破碎。有发酵气，味苦。

（2）传统制法　面粉100kg，赤小豆2kg，杏仁去皮2kg，鲜辣蓼草嫩苗约0.6kg，鲜青蒿嫩苗约1.2kg，鲜苍耳草嫩苗约1.2kg，鲜苘麻叶适量。

采集辣蓼、青蒿及苍耳的嫩苗，用清水洗净，用刀切成1~2cm的碎段，三种共约3kg，以清水约15kg浸泡一夜；赤小豆先用推槽或铁研船压碎，置于锅内加水煮熟，如豆泥状；杏仁用推槽压碎备用。

曲块的成型　视容器大小，将上述药料按一定的剂量分为数批制作。先将面粉与压碎的杏仁儿混合，并加入豆泥搅拌均匀，倾入辣蓼等浸液，使浸液被面粉吸收，反复揉搓药料使成颗粒状，攥之成团，击之即散为度。为了便于曲块发酵，如果发觉水分不足，可再加一些清水，水量勿要过多。将上述湿的药料填入木制模型内，再压之制成长一尺、宽六寸、厚两寸的曲块，趁湿的时候进行发酵。干后每块重约2斤。

木质的模型在使用之前先以水浸并刷干净，为防止曲块与模型粘连以便于操作，可在模型之内垫一层大型的苘麻叶。将压成的曲块连苘麻叶轻移至粗篓内，使块与块之间留有空隙，以便与篓外的空气流通。篓上及篓外要覆盖浸湿的麻袋或粗布并保持湿润，在约37℃的室内发酵约40小时，若温度较低，时间还要长一些，如果天气过热，时间可以短一些，约一天一夜即可。发酵的原理是在操作过程中，药物中夹杂微生物，在适当的热与湿的条件下，微生物繁殖，表面上长出黄绿色的菌丝，内外也往往生有带色的斑点，有时也能生出许多小虫。发酵完毕之后，除去湿布及苘麻叶，趁着湿软的时候，切成整齐的小四方块，然后进行低温干燥或是晒干即得。

注意事项：赤小豆煮汤不宜过多，粥状即可；浸液不可过多，不够时另加清水；在和面时不宜过软或过干，过软发酵后软黏，颜色是乌暗的，过于干燥不宜切块；天气过热时，一天一夜即可。

（3）现代制法一

准备物料：面粉100kg，苦杏仁4kg，赤小豆4kg，鲜辣蓼7kg，鲜青蒿7kg，鲜苍耳秧7kg，鲜苘麻叶适量。

设备：和坨机、压模机、发酵箱、烘干机。

炮制：取赤小豆加工成粗粉，加水煎煮2小时成粥状（约20kg），放置24~48小时至馊酸有泡沫，备用。鲜青蒿、鲜辣蓼、鲜苍耳秧各7kg，切碎，加入8倍量的水煎煮，待煮沸10分钟后，滤过，滤液浓缩至约20kg备用。将压碎的苦杏仁、面粉和赤小豆粥混匀加入鲜青蒿、鲜辣蓼、鲜苍耳秧煎液，放入和坨机制成握之成团、掷之即散的软材。将上述湿的软材填入压模机模型之内，利用压力制成长一尺、宽六寸、厚两寸的曲块，趁湿的时候进行发酵。置适宜容器内，上盖苘麻叶，放入发酵箱，保持温度30~35℃，湿度70~80%rh，发酵2~3天（约60小时），待表面生出白霉衣时，取出，除去苘麻叶。切成10~15mm³方块，烘干（70~75℃）。

（4）现代制法二　将苦杏仁和赤小豆碾成粉末与面粉混匀，加入鲜青蒿、鲜苍耳草、鲜辣蓼煎煮液（鲜青蒿、鲜苍耳秧、鲜辣蓼各7kg，切碎，加入8倍量的水煎煮，待煮沸10分钟后，滤过，滤液浓缩约20kg）搅拌均匀，制成握之成团、掷之即散的软材。装入模内，压实成块，取出。置于容器内，另取鲜青蒿与曲块相间层层堆放，保持温度为30~35℃，湿度70~80%rh，发酵2~3天（约60小时）。待表面生出白衣时，取出，切成6~9mm³的立方块，烘干（70~75℃）。

【关键细节处理方法】

（1）选用长粒赤小豆。豆粥浓稠，不宜过稀。放置发酸变馊后使用。但也不能发酵过度，腐败的豆粥不可用。

（2）和坨控制加水量，水多成品易如死面饼一样带水色，水少不利于发酵，"不起宜""发铁"。

（3）在发酵过程中随时观察并且严格控制室内温湿度。主要观察是否有霉衣生出，并且是否因温度过高而有霉黑和产生异味，出现黑色、黄色、绿色霉衣，证明温湿度未控制好。

（4）六神曲所用面粉须用全麦面粉进行加工。

【守正创新点】

（1）传统六月六踩神曲，是利用自然界的湿度与温度，在这个时间最利于发酵。但现在市场需求量大，将室温自然发酵改为恒温恒湿的发酵箱，用可以控制温度湿度的设备，更有利于发酵过程的控制，只要能采到鲜药即可提前生产。

（2）传统踩神曲，多为人工脚踩，工艺耗时耗力，现多用自行研制的压模机冲压成块，干净卫生且质地坚实，颜色均一。

（3）手工切丁现已被替换为用切丁机切丁，确保切丁大小均匀平整。

见彩插图12-2六神曲。

第三节　胆汁制法

胆汁制是以定量胆汁为辅料，按照规定程序和工艺要求炮制药物至一定程度的炮制方法。按照操作方法的不同，又分为胆汁炙炒、胆汁拌晒、胆汁拌润发酵等。如胆汁炙黄连、胆汁制南星等。胆汁制药物的胆汁用量根据药物种类和炮制目的的不同而不同。

胆南星

【药材来源】本品为天南星科植物天南星 *Arisaema erubescens*（Wall.）Schott、异叶天南星 *Arisaema heterophyllum* Bl. 或东北天南星 *Arisaema amurense* Maxim. 的干燥块茎。秋、冬二季茎叶枯萎时采挖，除去须根及外皮，干燥。以个大、色白、粉性足者为佳。本品呈扁球形，高1~2cm，直径1.5~6.5cm。表面类白色或淡棕色，较光滑，顶端有凹陷的茎痕，周围有麻点状根痕，有的块茎周边有小扁球状侧芽。质坚硬，不易破碎，断面不平坦，白色，粉性。气微辛，味麻辣。

【炮制作用】生南星味辛温而麻，其性燥烈，有大毒。牛胆汁味苦大寒，其功效清心脏、凉肝脾、通大便、能解毒，取其苦寒以制南星之燥，南星的毒性在制造过程中得到改变。增加大量的胆汁，则取其开宣化痰之长，而去其峻烈伤阴之弊。故胆南星苦、微辛，凉。归肺、肝、脾经。清热化痰，息风定惊。用于痰热咳嗽，咳痰黄稠，卒中痰迷，癫狂惊痫。善于祛痰除热，治惊风更有奇效，此古之善法。

【炮制方法】

（1）炮制规范制法　取生天南星粉100kg，放入洁净容器内，先加胆汁250kg拌匀，发酵20天后置瓷盘内烘干（时间40天）或晒（防尘）至全干，取出，放入容器内加胆汁250kg，搅拌均匀全溶，发酵20~30天，置密封容器内隔水加热至沸20小时（10小时翻动一次），取出，晾晒至5~6成干，再置密封容器内，加黄酒50kg，隔水加热至沸20小时（每10小时翻动一次），取出，晾晒或烘至5~6成干，搓条，切中段，晾干。本品呈方块状或圆柱状。棕黄色、灰棕色或棕黑色。质硬。气微腥，味苦。

每100kg生天南星粉，用胆汁500kg、黄酒50kg、芝麻油3kg（赋形用）。

备注：发酵、烘干温度均为30~50℃。

（2）传统制法

制法一：采用制天南星细粉与牛、羊或猪胆汁经混合加工而成。

制法二：采用生天南星细粉与牛、羊或猪胆汁经发酵加工而成。

流程：生天南星粉与胆汁经发酵后再用黄酒或芝麻油蒸制加工后干燥而成。

制法三：胆南星酒蒸蒸七日七夜。

制法四：桃仁牛胆共制法，将南星为细末同桃仁捣烂晒干再为细末，拌牛胆汁放入胆壳内，悬挂月干而成。

制法五：清代除沿用前代牛胆汁制法外，新增加有九制胆星法："取牛胆一枚，倾出胆汁于碗内，将南星末和匀，仍复装入胆皮内，悬有风无日处使其明干，有胆之时将前胆剖破取出，南星末仍以胆汁和匀装入悬之，能装过九胆诚为至宝，任彼真正牛黄莫能及此。"

酒（九）转胆星制法：将生天南星压成细粉，每斤天南星细粉中加入新鲜的牛胆汁（事先用布滤除杂质）一斤八两，搅拌混合均匀，呈稀黄酱状，置于缸中，数日后逐渐发酵，并产生大量的泡沫，然后泡沫慢慢消失。稠糊状的胆汁与南星混合物变为疏松的颗粒形状，如豆腐渣一样，类似发酵的酒糟。为了使缸中的胆汁南星混合物保持一定温度，可把缸的下部2/3埋在地里，以免散热。发酵完毕后，将缸口覆盖并严封放置经年。这一步操作谓之"阴转南星"。

第二年春季启开缸口，取出已经阴转的南星，为半干松块状，每斤药物再加入鲜净牛胆汁三两，搅拌均匀后分别装在空牛胆皮囊中，囊口用细麻绳扎紧，悬挂在不是日光直射的屋檐下，任其风干。再经一年，这一步的操作法谓之"阳转南星"。

第三年春季，将胆囊取下来。用水洗净外部的尘土，因为囊皮已经和里面的胆星黏着在一起。应当仔细地剥除囊皮，取出内容物，压成粗粉。每斤粗粉再与牛胆汁一斤二两如上法混合，仍装在胆囊中，悬挂在屋檐下。这一步的操作谓之"二转南星"。

如此每年春季反复操作，并添加新的胆汁，每次递减胆汁二两，所以到了七转胆星的时候，只用八两胆汁就够了。

古法胆南星的制作过程前后共需要8年，第七转的胆星剥除皮囊研成细粉，每斤用八两绍兴酒均匀混合，制成块状或压成片状，放在笼屉中以蒸汽加热约1小时，取出，用刀切成小块或小片。这一步的操作称"酒转南星"，或"九转南星"。

按照以上方法制造一批胆南星需要8年，时间是比较长的，所以在古代的胆星以陈久者良。南星的毒性已经降低，长期风干后胆汁所固有的腥臭大大减少。

注意事项：在制作时需要注意季节和地点，采用秋后天凉时开始操作，地点需要在背阴处放置为宜，每次打开之后，缸盖必须封严，以免生虫。

祛痰除热治惊风奇效。汤药中用的酒蒸过的胆南星，而配置牛黄抱龙丸时，则用未经酒蒸的胆南星。

北京燕京饮片厂探索用古法京方炮制九转胆南星，沿用传统制法，运用新鲜胆汁对天南星进行阴转阳转，此制作过程需要七次，历时8年。古代文献中也指出年久者佳，炮制中取胆汁味苦大寒之性以制约南星的燥性及毒性。九转南星发酵周期长、产量少、成本高昂，因此非常珍贵。

（3）现代制法

准备物料：生天南星粉、牛（羊、猪）胆汁、黄酒、芝麻油。

设备：加热烘干设备。

炮制：取生天南星粉100kg，放入洁净容器内，先加胆汁250kg拌匀，发酵20天后置瓷盘内烘干（40天）或晒（防尘）至全干，取出，放入容器内加胆汁250kg，搅拌均匀全溶，发酵20~30天，置密封容器内隔水加热至沸20小时（10小时翻动一次），取出，晾晒至5~6成干，再置密封容器内，加黄酒50kg，隔水加热至沸20小时（每10小时翻动一次），取出，晾晒或烘至5~6成干，搓条，切中段，晾干。

每100kg生天南星粉，用胆汁500kg、黄酒50kg、芝麻油3kg（赋形用）。

备注：发酵、烘干温度均为30~50℃。

【关键细节处理方法】

（1）生天南星毒性大，与胆汁发酵、作用时间必须经过40天以上，才能缓和其燥烈之性。

（2）芝麻油的赋形作用是指在搓条、切段（块）时防止粘连。

【守正创新点】由于胆南星的传统制法所需时间长，不断添加胆汁成本极高，受动物胆囊数量限制产量又很低，不能满足市场需求，为此，各饮片加工厂尝试过很多改良方法，如用毒性相对较低的制南星代替生南星、将制南星粉与胆汁直接混合塑形后放置烘干等，但到目前为止，改良方法制出的成品颜色性状都不能达到要求。

见彩插图12-3猪胆，彩插图12-4发酵，彩插图12-5胆南星。

第四节　水　飞

利用不同细度的药材粉末在水中的悬浮性不同而取得极细粉，并除去水溶性杂质的方法称为水飞法。将药物适当破碎，置研钵中或其他容器中，加入适量清水，研磨成糊状，再加多量水搅拌，粗粒即下沉，立即倾出混悬液，下沉的粗粒再研磨，如此反复操作，至研细为止。最后将不能混悬的杂质弃去。将前后倾出的混悬液合并静置，待沉淀后，倾去上面的清水，将干燥沉淀物研磨成极细粉末。水飞法适用于不溶于水的矿物药和植物药，如朱砂、雄黄。水飞法可以防止药物在研磨过程中粉尘飞扬，污染环境，对炮制者产生伤害。

朱砂

【药材来源】本品为硫化物类矿物辰砂族辰砂，主含硫化汞（HgS）。采挖后，选取纯净者，用磁铁吸净含铁的杂质，再用水淘去杂石和泥沙。以色鲜红、有光泽、体重、质脆者为佳。

【炮制作用】水飞的目的不仅是粉碎药物便于服用，更主要的是要去除药物中可溶于水的毒性物质，如砷、汞等对人体有害的杂质，使药物纯洁，使用安全。

【炮制方法】

（1）炮制规范制法　取原药材，用磁铁吸去铁屑，置乳钵或球磨机中，加适量水共研细，再加多量水，搅拌，待粗粉粒下沉，倾出混悬液，下沉的粗粉粒再按上述方法反复操作数次，合并混悬液，静置，分取沉淀，晾干或40℃以下干燥，研散。本品为朱红色极细粉末，体轻，以手指撮之无粒状物，以磁铁吸之，无铁末。气微，味淡。

（2）传统制法　将朱砂先研磨成粉末放于桶或盆内，加入多量清水，以木棒搅拌，微细的粉末由于水的旋转而悬浮于上部，粗粉则只能悬浮在下部或沉在底部。立即将悬浮液倾入第二空盆内，以接近透出盆底的浊稠液为止。原盆内再注入清水搅拌，仍将悬浮液倾入第三盆内。待第二、三两盆的细粉沉淀后，可将上澄之水倾入原盆，如此反复操作到不能再水飞为止。粗粉及颗粒可以再研磨后继续水飞，抛弃最后的残渣。飞出的细粉聚集在一起，滤出水分，干燥即可。

（3）现代制法

准备物料：朱砂矿石，用球磨机研细并用磁铁吸除铁末，备用。

设备：球磨机、水桶。

炮制：将朱砂细粉置球磨机中，加适量水共研细，再加多量水，搅拌，待粗粉粒下沉，倾出混悬液至水桶1中，下沉的粗粉粒再重复上述操作，将混悬液倾至水桶2中，如此反复多次，合并混悬液，静置，分取沉淀，晾干或40℃以下干燥，研散。

【关键细节处理方法】

（1）研朱砂时放水要少，起到稳定药物性质的作用即可，水多了不利于研磨；搅拌时应多加水，液面与桶底杂质面之间至少相距20cm，以利于朱砂与杂质分开。但水也不是越多越好，水太多了不利于朱砂的回收。

（2）通过球磨机研磨后，带水过200目筛，未通过筛网反复入球磨机进行研磨；对于通过筛网的集中收集，加入多量清水搅拌，倾去混悬液，该操作反复进行至水清时止，再用磁铁吸除铁屑，40℃以下进行干燥。

（3）朱砂怕热，水飞的全过程均在低温或常温下进行，晾干为宜，禁止烘干。

（4）朱砂和雄黄粉碎时要忌铁，同时注意控制温度。

【守正创新点】现在虽然也研制出了水飞的机器，减轻了部分劳动强度，但仍然费时费工，收率低。而使用机械粉碎的方法，可以做到药物细腻，产量大、收率高，经济实惠。但缺少水飞去除杂质的环节，尤其是原料矿石杂质较多的情况下，对药品质量影响较大。再如青黛杂质非常多，传统炮制方法如水飞法，可以保留不溶于水的靛蓝而清除溶于水的靛玉红及无机杂质，但目前临床应用的青黛均以产地加工品直接入药，其加工过程中的石灰渣难以清除，超标情况比较严重。

见彩插图12-6朱砂，彩插图12-7朱砂粉。

第五节 制 霜

药物去油后制成松散粉末，析出细小结晶或升华，煎熬成粉渣的方法称制霜法。根据操作方法不同，可分为去油制霜，如巴豆霜、千金子霜、柏子仁霜、瓜蒌子霜、大风子霜、木鳖子霜；渗出制霜，如西瓜霜；升华制霜，如信石；煎煮后成粉渣而成霜，如鹿角霜。目前应用最多的是去油制霜。

巴豆霜

【药材来源】本品为大戟科植物巴豆 *Croton tiglium* L.的干燥成熟果实。秋季果实成熟时采收，堆置2~3天，摊开，干燥。以颗粒饱满、种仁色黄白者为佳。本品为粒度均匀、疏松的淡黄色粉末，显油性。气微，微辛辣。

【炮制作用】巴豆有大毒，生用仅外用蚀疮，去油制霜后，能降低其毒性，缓和其泻下作用孕妇禁用；不宜与牵牛子同用。不宜与同样具有泻下作用的芒硝、玄明粉同用。

【炮制方法】

（1）炮制规范制法　取净巴豆，去皮取净仁，碾碎成泥状，用布包严，置笼屉内蒸45分钟，压榨去油，如此反复操作，至不再黏结成饼，研细，即得。或取仁研细后，照《中国药典》〔含量测定〕项下的方法，测定脂肪油含量，加适量的淀粉，使脂肪油含量符合规定，混匀，即得。本品含脂肪油的量应为巴豆量的18%~20%。

（2）传统制法

巴豆去皮：将带皮的巴豆和热而稠的米汤一同搅拌，随即捞出，或往巴豆上喷热的稠米汤，置强烈的日光下暴晒，阴天时可用火烘。巴豆皮先被泡得较软，并被稠汤黏着，继而被日光暴晒，因稠浆的收缩造成种皮被挣裂成为碎片。晒干以后，用木板在巴豆上面反复推搓，使种皮脱落，再用簸箕簸去巴豆外皮，得巴豆仁。

方法一：将净巴豆仁用推槽或铁研船碾碎成为粥状物，用能吸油的纸张包裹，纸外再包一层粗麻袋，用经日光晒热的榨油器压榨巴豆油。此项操作宜在高温烈日下或烘暖的房屋内进行，以利于榨油。温度过低时油脂凝固而不易榨出。巴豆仁被碾得很碎时榨油一次即可，如果碾得不碎仍有巴豆粒时，应当再碾一次。剥除麻袋及吸油纸，用新纸包扎成新的小袋，置炉旁温度35~45℃处烘烤，使渗出的油再被纸吸收即得淡黄色粉状的巴豆霜。

方法二：将一斤去皮的洁净巴豆仁碾成稠粥状，用六寸见方的白布包好，放入提前用火烤热的铁制的榨油器中用力压榨，共需要反复压榨三至四次。刚开始易出油，故第一次压榨时铁榨油器不可过热，榨完取出时成豆饼形状；第二次将榨油器烤至较热，仍将巴豆饼再次用新布包好，放入榨油器压榨；第三次需将铁制榨油器烤得更热一些，并在榨油器内的底部垫上纸张，仍用力压榨。如是新鲜的巴豆，压榨三次即可得到标准含量的巴豆霜。如果是较陈的巴豆，必须压榨4次才可。这种做法一天就可以将巴豆霜制成。若四个人流水作业，每天可做巴豆霜12斤左右。

（3）现代制法

准备物料：巴豆药材去皮，过风选机，得净巴豆仁备用。

设备：铁制压榨器。

炮制：将1kg净巴豆用布包好，按碾盘尺寸摊成圆饼状，放入厚10cm的圆形铁质碾盘中，碾盘周围有高度为6~7cm的铁圈，以防止巴豆仁掉落。铁碾盘下用煤火烘烤，使碾盘表面温度达到60~70℃，通过旋转螺丝向碾盘加压。烤至30分钟，再次旋转螺丝加压，通过收集孔收集巴豆油。在巴豆油的重量达150g左右时，取巴豆霜测量含油量，达标即可停止压榨。如果压榨过度，可在下一批压榨差不多时与之合并混匀后再轻轻压榨，以使巴豆油含量符合要求。

【关键细节处理方法】

（1）用上述压榨法时，大部分的油已被除去，但不是压榨得越干净越好。一般的巴豆霜中仍保留有18.0%~20.0%的巴豆油，否则成为巴豆渣就没有药效了。

（2）生巴豆毒性很大，在工作中如果不小心将巴豆油抹在皮肤上，皮肤马上就会红肿，继而起泡生脓。假如内服生巴豆，就会大泻不止，甚至出现死亡的现象

（3）剥皮工作完毕，要用冷水洗手，可免去皮肤和手的肿痛。

（4）在第一次榨油时，不可大力猛压，防止巴豆油呲出伤人。如不慎呲入眼中，应立即就医。

（5）制霜的时间最好在每年三到四月或七到八月。

（6）保持室内空气流通，避免在烤榨油器时，油性挥发，吸入呼吸道，对人体造成伤害。

（7）压榨去油，需要反复操作，使其成松散粉末，不再粘结成饼为度；如果压榨不出油了但含量仍高于标准，可在碾盘上垫吸油纸，继续碾压，直至纸上不显油色，再加适量的淀粉，使用巴豆霜脂肪油含量符合规定。

（8）制霜用过的布或吸油纸按规定需及时销毁，以免误用。

【守正创新点】

（1）巴豆是泻下作用很强的峻下剂，主要成分为巴豆油，生巴豆的毒性很大，医药上应用时需要炮制。南北朝的陶弘景说，"巴豆能泻人，新者佳，用之去皮心，熬令黑黄，捣如膏，乃和丸散"。其意是用加热来破坏其成分，减弱泻下作用，并与其他药料

的粉末调和以缓解巴豆对黏膜的刺激。不过加热熬制的方法不易控制巴豆油的含量。唐代的《千金方》卷五下则改为"以汤熟洗巴豆，研，新布绞去油"。巴豆霜的名称见于金朝李杲的《兰室秘藏》，制法由明朝的李时珍指出："有研烂以纸包压，去油者，谓之巴豆霜"。这种方法流传到现代，虽在工具上有所改进，仍基本沿用古法。

（2）巴豆压榨到吸油纸不显色后，通过现代仪器检测其脂肪油含量，然后计算添加淀粉量使脂肪油含量控制在18.0%~20.0%，就能有效控制巴豆霜的毒副作用。

见彩插图12-8巴豆，彩插图12-9巴豆霜。

主要参考文献

1.北京市药品监督管理局.北京市中药饮片炮制规范2008版［M］.北京：化学工业出版社，2008.

2.国家药典委员会.中华人民共和国药典.一部［M］.北京：中国医药科技出版社，2020.

3.王孝涛.中药饮片炮制述要［M］.上海：上海科学技术出版社，1981.

4.张柄鑫.中药饮片切制工艺学［M］.北京：中国医药科技出版社，1998.

5.张炳鑫.中药炮制品古今演变评述［M］.北京：人民卫生出版社，2011.

6.唐略.思考中药［M］.北京：学苑出版社，2020.

7.金世元.金世元中药材传统鉴别经验［M］.北京：中国中医药出版社，2010.

8.金世元，王琦.中药饮片炮制研究与临床应用［M］.北京：化学工业出版社，2004.

9.王燕平，范逸品，白卫国.薪火传承永炎篇［M］.北京：中国中医药出版社，2022.

10.王永炎.加强中医基础理论研究，推动中医药事业发展［J］.中国中医基础医学杂志，2022，28（01）：3-5.

11.陆拯.中药临床生用与制用（现代老中医名著重刊丛书）［M］.北京：人民卫生出版社，2012.

12.王琦，孙立立，贾天柱.中药饮片炮制发展回眸［J］.中成药，2000（01）：35-60.

13.张雨恬，王学成，黄艺等.中药炮制设备的研究现状及技术升级途径策略［J］.中草药，2022，53（4）：1540-1547.

14.陈仁寿.中药毒性的本质与合理使用原则［J］.中国合理用药探索，2022，（02）：1-5.

15.吴玉琦.中国职业教育史［M］.长春：吉林教育出版社，1991.

16.孙立家.中国古代职业教育的主要教育形式——艺徒制［J］.职业技术教育，2007，28（07）：72-75.

17.孟祥才，杜虹韦，魏文峰等.中药资源发展存在的问题与对策［J］.中草药，2018，49（16）：3735-3741.

18.杨冰，宁汝曦，秦昆明等.中药材产地加工与炮制一体化技术探讨［J］.世界中医药，2020，（15）：2205-2215.

19.轩菲洋，姜丹，张佳雯等.中药材趁鲜加工现状及发展趋势［J］.中国现代中药，2022，（10）：1840-1849.

20.阳长明，陈霞，马秀璟等.从国家药品抽检探索性研究谈中药制剂质量控制［J］.中草药，2023，54（01）：1-7.

21.周建理.重提中药临方炮制［J］.医药经济报，2020，（03）05.

致谢

首先衷心感谢我的母校北京中医药大学对我的培养，使我成为一名专业的中药人士。衷心感谢国医大师金世元教授的悉心教诲，让我踏上了中医药传承之路。感谢金世元教授的首席弟子翟胜利教授，以及"善医行"公益项目创始人刘凤梅女士在传统中医思维方面的启发。结合长期的学习和实践体会，使我对传统中医药的理论体系和思维方式有了新的认识与感悟。

在撰写这本书时，涉及到大量中药材的炮制加工实践体会与经验，北京盛世龙中药饮片有限公司给予了大力的支持，除了直接参与编著此书的作者之外，厂里的许多工人师傅把各自多年的工作经验，通过研讨交流，无私地奉献出来，他们是黄艳芝、詹磊、史强、何苏皖、李珺、王小伟、王海亮、刘坤、王雨雨、颜丽、张峰、徐晓亮、黄鹤翔、王佳豪、张浩等，大家所做的一切努力，为的就是要传承中药炮制技术、守住中药炮制的根。在此向这些坚守在中药炮制一线的幕后英雄致敬！

最后，要感谢我的家人对我工作的支持与帮助。

中医药的传承道阻且长，中医药的创新发展任重道远！希望这本书能抛砖引玉，让更多的人了解传统中医药、了解中药炮制，热爱中医中药的传统文化，与先贤对话，让中医药发扬光大。

马 红

2023年3月

彩插

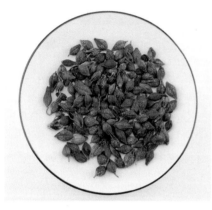

彩插图 6-1 青翘

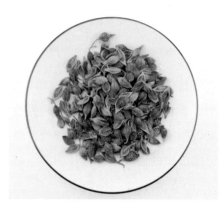

彩插图 6-2 老翘

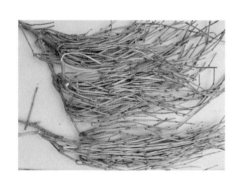

彩插图 6-3 麻黄

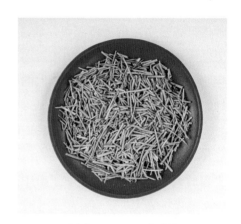

彩插图 6-4 麻黄饮片

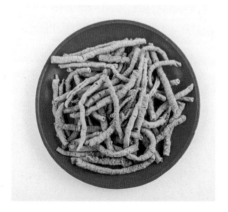

彩插图 6-5 远志饮片

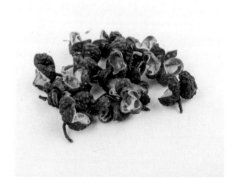

彩插图 6-6 花椒

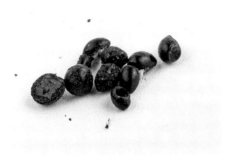

彩插图 6-7　椒目

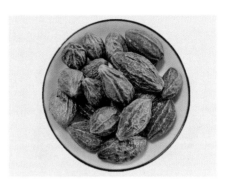

彩插图 6-8　诃子

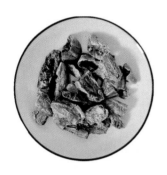

彩插图 6-9　诃子肉

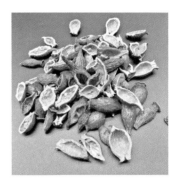

彩插图 6-10　金樱子肉

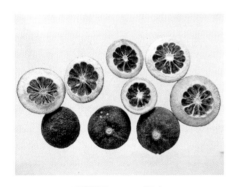

彩插图 7-1　枳壳

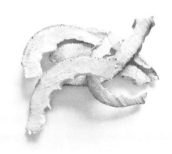

彩插图 7-2　枳壳饮片

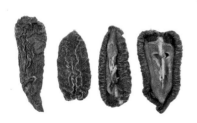

彩插图 7-3　木瓜

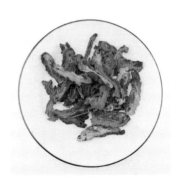

彩插图 7-4　木瓜饮片

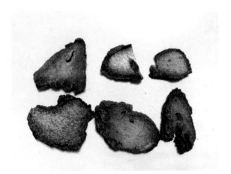

彩插图 7-5　管花肉苁蓉饮片

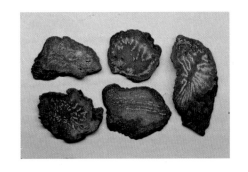

彩插图 7-6　肉苁蓉饮片

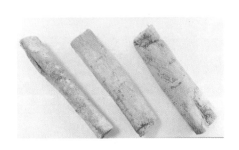

彩插图 7-7　桑白皮

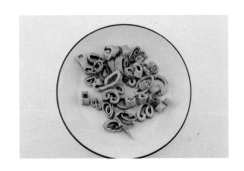

彩插图 7-8　桑白皮饮片

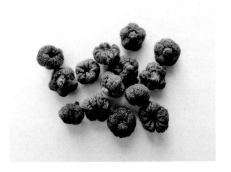

彩插图 8-1　吴茱萸

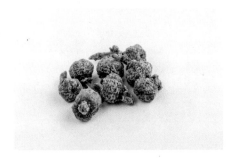

彩插图 8-2　制吴茱萸

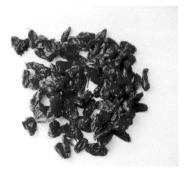

彩插图 8-3　山茱萸

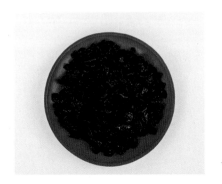

彩插图 8-4　酒萸肉

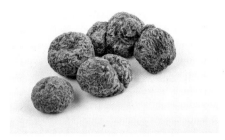

彩插图 8-5　延胡索

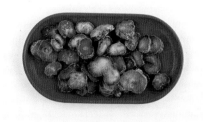

彩插图 8-6　醋延胡索

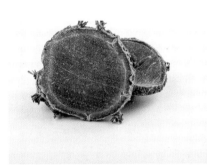

彩插图 8-7　莪术

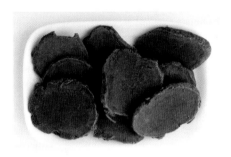

彩插图 8-8　醋莪术

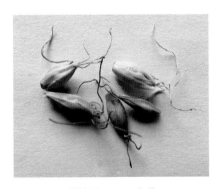

彩插图 9-1　麦芽

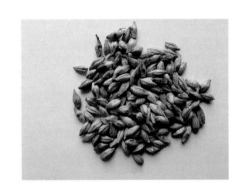

彩插图 9-2　炒麦芽

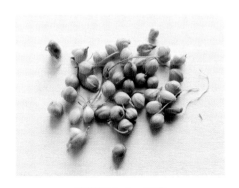

彩插图 9-3　谷芽

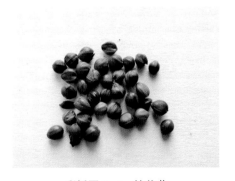

彩插图 9-4　炒谷芽

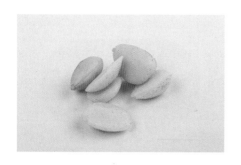

彩插图 9-5　苦杏仁

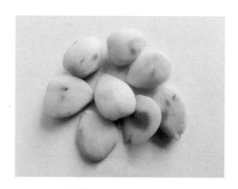

彩插图 9-6　炒苦杏仁

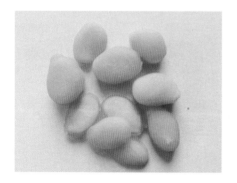

彩插图 9-7　白扁豆仁

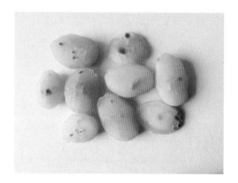

彩插图 9-8　炒白扁豆仁

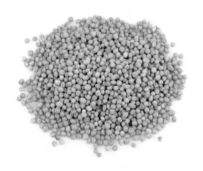

彩插图 9-9　白芥子

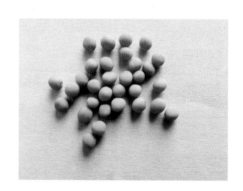

彩插图 9-10　炒芥子

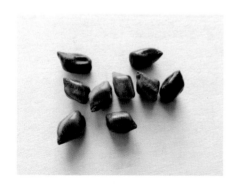

彩插图 9-11　决明子

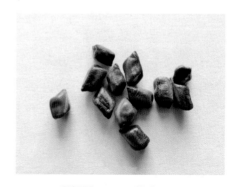

彩插图 9-12　炒决明子

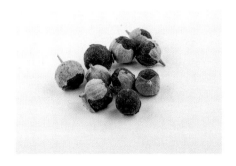

彩插图 9-13 蔓荆子

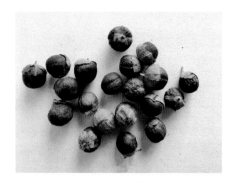

彩插图 9-14 炒蔓荆子

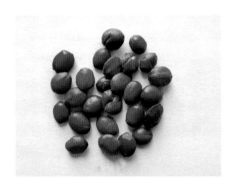

彩插图 9-15 酸枣仁

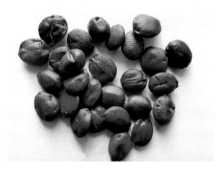

彩插图 9-16 炒酸枣仁

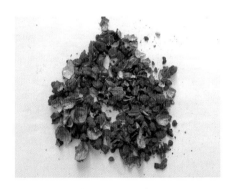

彩插图 9-17 栀子

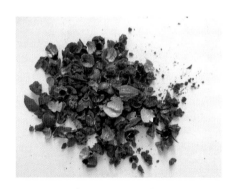

彩插图 9-18 炒栀子

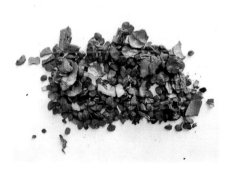

彩插图 9-19 焦栀子

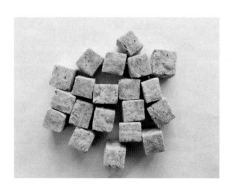

彩插图 9-20 六神曲

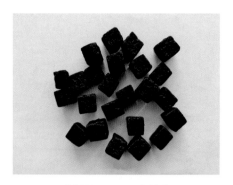

彩插图 9-21　焦神曲

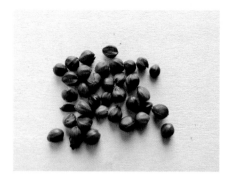

彩插图 9-22　焦谷芽

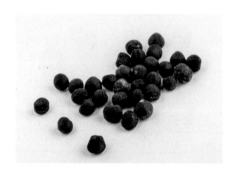

彩插图 9-23　王不留行

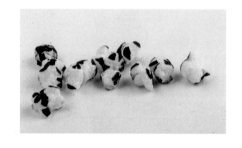

彩插图 9-24　炒王不留行

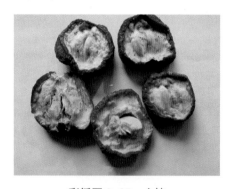

彩插图 9-25　山楂

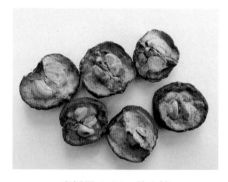

彩插图 9-26　炒山楂

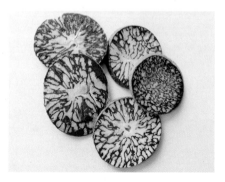

彩插图 9-27　槟榔

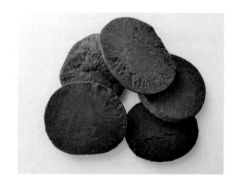

彩插图 9-28　焦槟榔

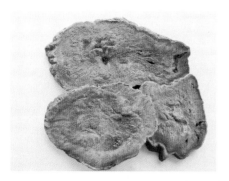

彩插图 9-29　大黄

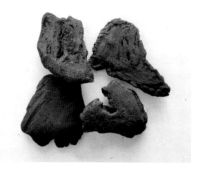

彩插图 9-30　大黄炭

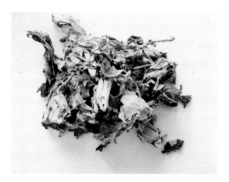

彩插图 9-31　艾叶

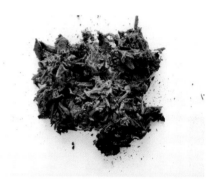

彩插图 9-32　醋艾炭

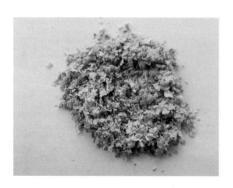

彩插图 9-33　麦麸

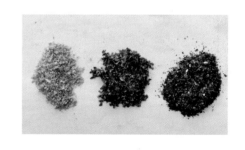

彩插图 9-34　炒后不同火候麦麸

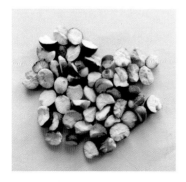

彩插图 9-35　芡实

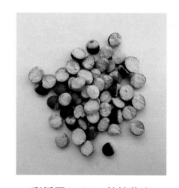

彩插图 9-36　麸炒芡实

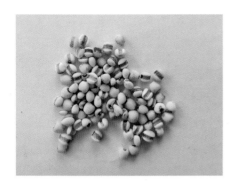

彩插图 9-37　薏苡仁

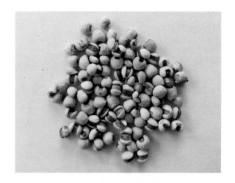

彩插图 9-38　麸炒薏苡仁

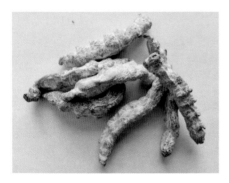

彩插图 9-39　僵蚕

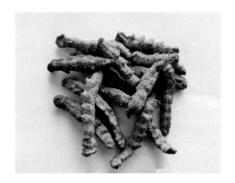

彩插图 9-40　麸炒僵蚕

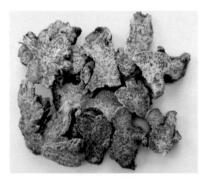

彩插图 9-41　苍术

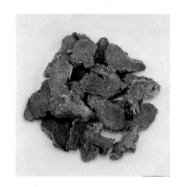

彩插图 9-42　麸炒苍术

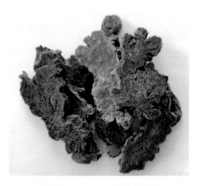

彩插图 9-43　炒苍术油片

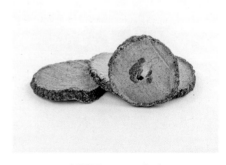

彩插图 9-44　枳实

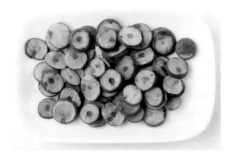

彩插图 9-45　麸炒枳实

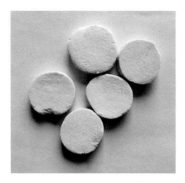

彩插图 9-46　山药

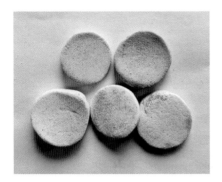

彩插图 9-47　麸炒山药

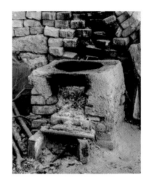

彩插图 9-48　土灶

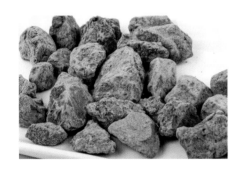

彩插图 9-49　伏龙肝

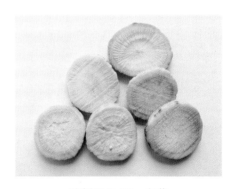

彩插图 9-50　白芍

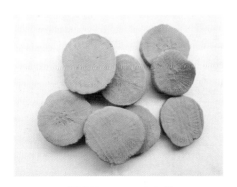

彩插图 9-51　土白芍

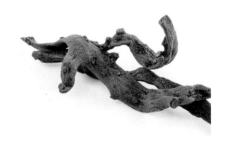

彩插图 9-52　骨碎补

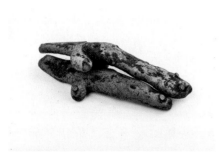

彩插图 9-53　烫骨碎补

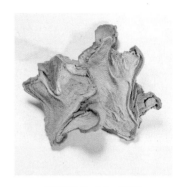

彩插图 9-54　狗脊

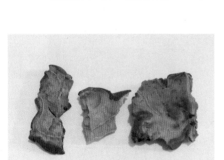

彩插图 9-55　烫狗脊

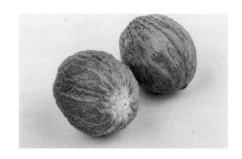

彩插图 9-56　肉豆蔻

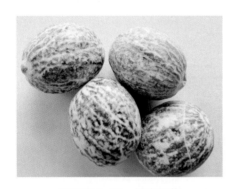

彩插图 9-57　煨肉豆蔻

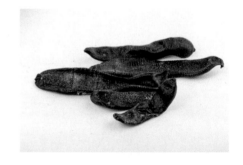

彩插图 9-58　水蛭

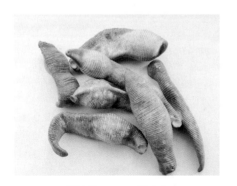

彩插图 9-59　烫水蛭

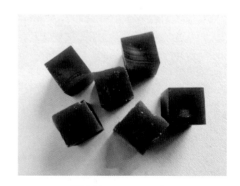

彩插图 9-60　阿胶丁

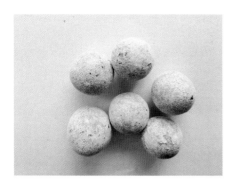

彩插图 9-61　阿胶珠

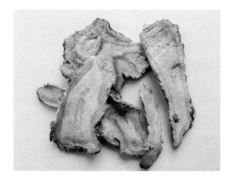

彩插图 10-1　当归

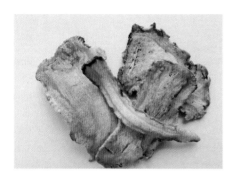

彩插图 10-2　酒当归

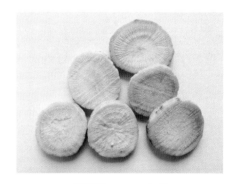

彩插图 10-3　白芍

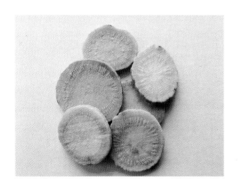

彩插图 10-4　酒白芍

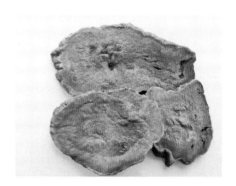

彩插图 10-5　大黄

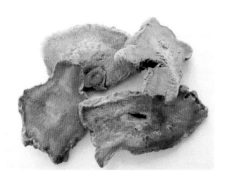

彩插图 10-6　酒大黄

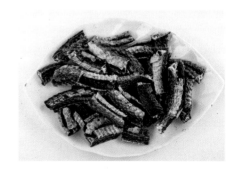

彩插图 10-7　乌梢蛇

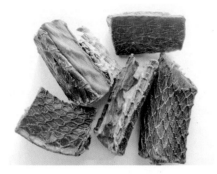

彩插图 10-8　酒乌梢蛇

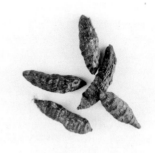

彩插图 10-9　香附

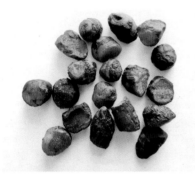

彩插图 10-10　醋香附

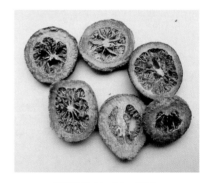

彩插图 10-11　青皮

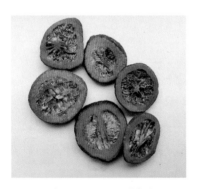

彩插图 10-12　醋青皮

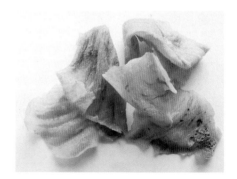

彩插图 10-13　鸡内金

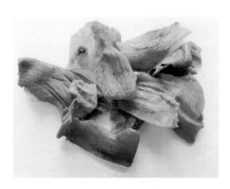

彩插图 10-14　醋鸡内金

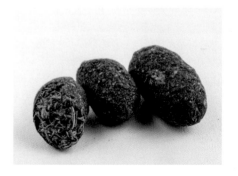

彩插图 10-15　五灵脂

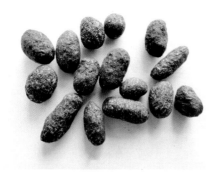

彩插图 10-16　醋五灵脂

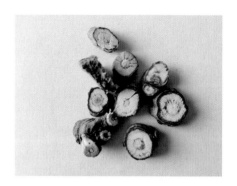

彩插图 10-17　北柴胡

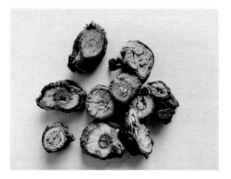

彩插图 10-18　醋北柴胡

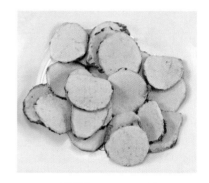

彩插图 10-19　三棱

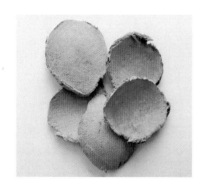

彩插图 10-20　醋三棱

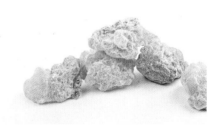

彩插图 10-21　乳香

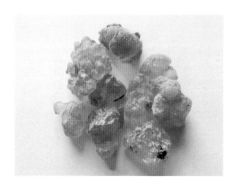

彩插图 10-22　醋乳香

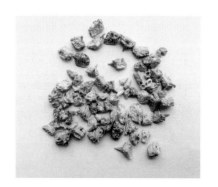

彩插图 10-23　蒺藜

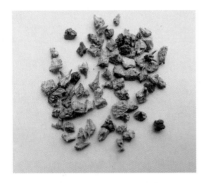

彩插图 10-24　盐蒺藜

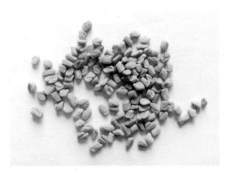

彩插图 10-25　芦巴子

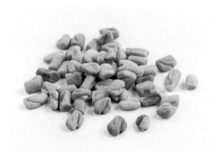

彩插图 10-26　盐芦巴子

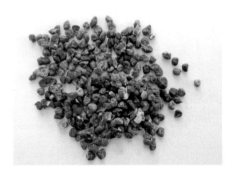

彩插图 10-27　益智仁

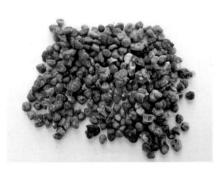

彩插图 10-28　盐益智仁

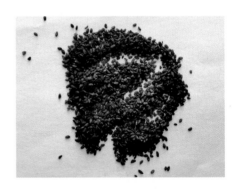

彩插图 10-29　盐车前子

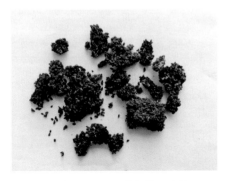

彩插图 10-30　盐车前子结块

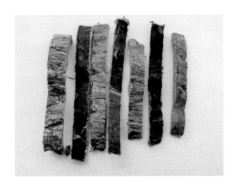

彩插图 10-31　杜仲

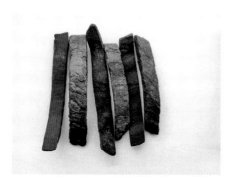

彩插图 10-32　盐杜仲

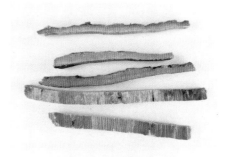

彩插图 10-33　关黄柏

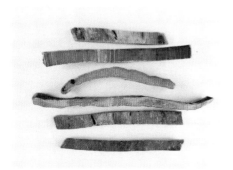

彩插图 10-34　盐关黄柏

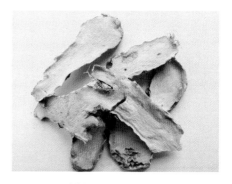

彩插图 10-35　知母

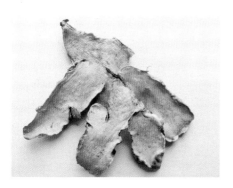

彩插图 10-36　盐知母

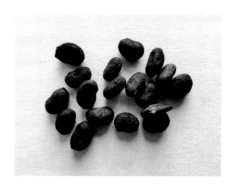

彩插图 10-37　盐补骨脂

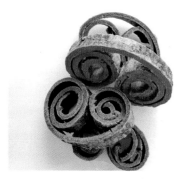

彩插图 10-38　厚朴

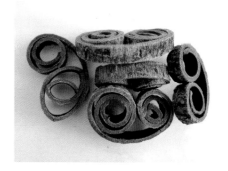

彩插图 10-39　姜厚朴

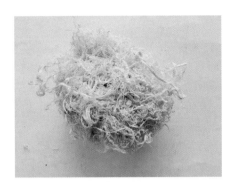

彩插图 10-40　竹茹

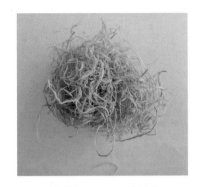

彩插图 10-41　姜竹茹

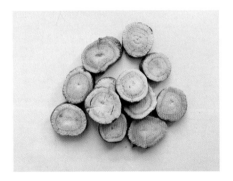

彩插图 10-42　甘草

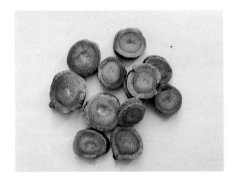

彩插图 10-43　炙甘草

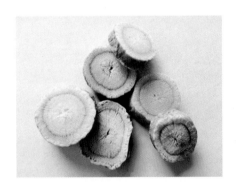

彩插图 10-44　黄芪

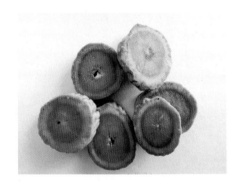

彩插图 10-45　炙黄芪

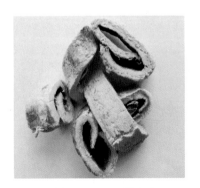

彩插图 10-46　桑白皮

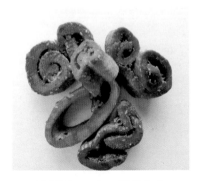

彩插图 10-47　蜜桑白皮

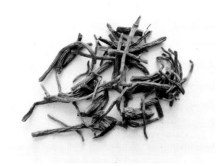

彩插图 10-48　紫菀

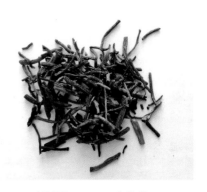

彩插图 10-49　蜜紫菀

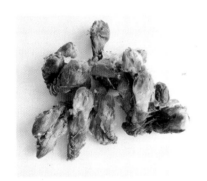

彩插图 10-50　款冬花

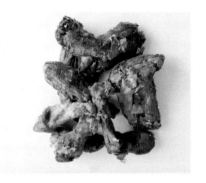

彩插图 10-51　蜜款冬花

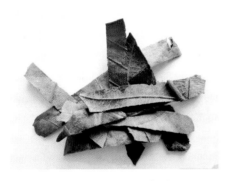

彩插图 10-52　枇杷叶

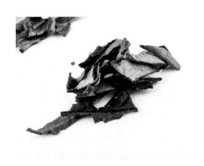

彩插图 10-53　蜜枇杷叶

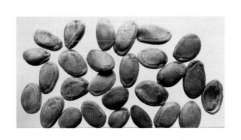

彩插图 10-54　瓜蒌子

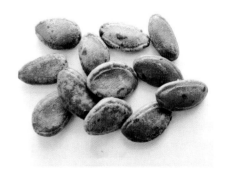

彩插图 10-55　蜜瓜蒌子

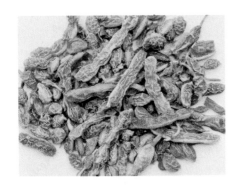

彩插图 10-56　槐角

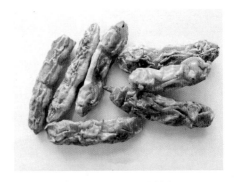

彩插图 10-57　蜜槐角

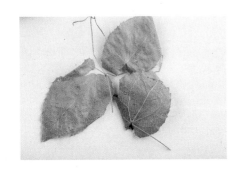

彩插图 10-58　淫羊藿

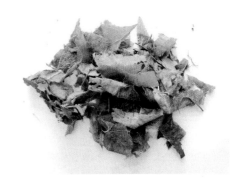

彩插图 10-59　炙淫羊藿

彩插图 11-1　白矾

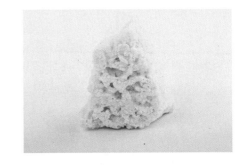

彩插图 11-2　枯矾

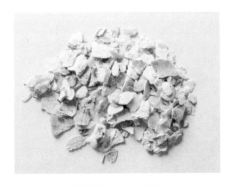

彩插图 11-3　牡蛎

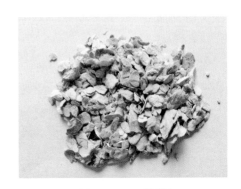

彩插图 11-4　煅牡蛎

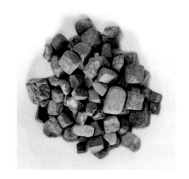

彩插图 11-5　自然铜

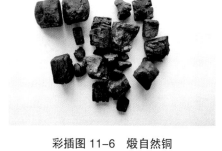

彩插图 11-6　煅自然铜

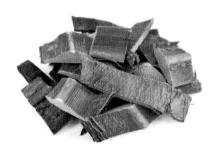

彩插图 11-7　棕榈

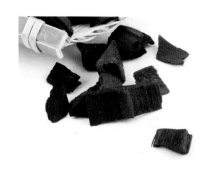

彩插图 11-8　棕榈炭

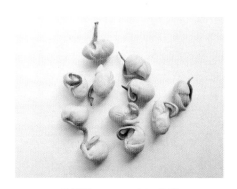

彩插图 12-1　大豆黄卷

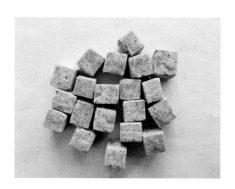

彩插图 12-2　六神曲

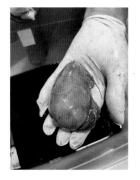

彩插图 12-3　猪胆

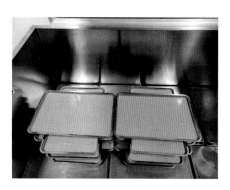

彩插图 12-4　发酵

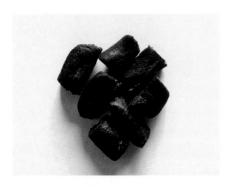

彩插图 12-5　胆南星

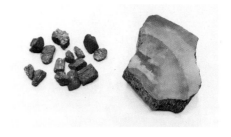

彩插图 12-6　朱砂

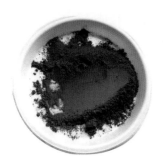

彩插图 12-7　朱砂粉

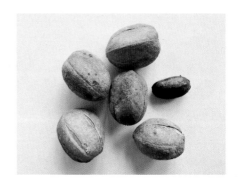

彩插图 12-8　巴豆

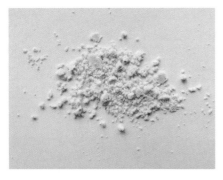

彩插图 12-9　巴豆霜